中國近代中醫藥期刊彙編
第一輯

14

紹興醫藥學報

上海辭書出版社

目録

中華民國郵政特准掛號認爲新聞紙類

原八十五期戊午五月出版

紹興醫藥學報

神州醫藥學會紹興分會發行

第八卷第五號

流通醫藥書籍有限公司進行事略（十二）

（公司章程及第一至第十一次佈告均載各期報首）

江西蔡星山君自南寧匯到增附股洋二十元計四股卽掣給暫行股單原班寄去○江蘇陸正齋君委代抄去王氏歸硯錄○無錫周小農君函云餺甫於甲寅年起徵得新驗方成集驗方二續又自著惜分陰軒醫案卷三均擬寄刋○何廉臣君交到杭州王香岩君去年寄刋白喉通考一卷○慈谿徐蓮塘寄到友人嚴癡孫君所藏京口何彥澄先生傷寒海底眼二卷付刋又函云友人馮少眉君有單南山先生胎產指南擬寄刋○汕頭何約明君寄到小兒臍風驚風合編南華醫院課藝秘傳痲科良方急救鼠疫良方鼠疫良方釋疑各一册○嵊縣竹芷熙君寄到治痧全書一册○國醫百家第二種琉球百問已出版每部定價四角凡醫會會員報社社友及本公司股東同購二部均加送一部其餘購買均無折扣

紹興醫藥學報第八卷第五號目次（原八十五期）

雜著

紀事

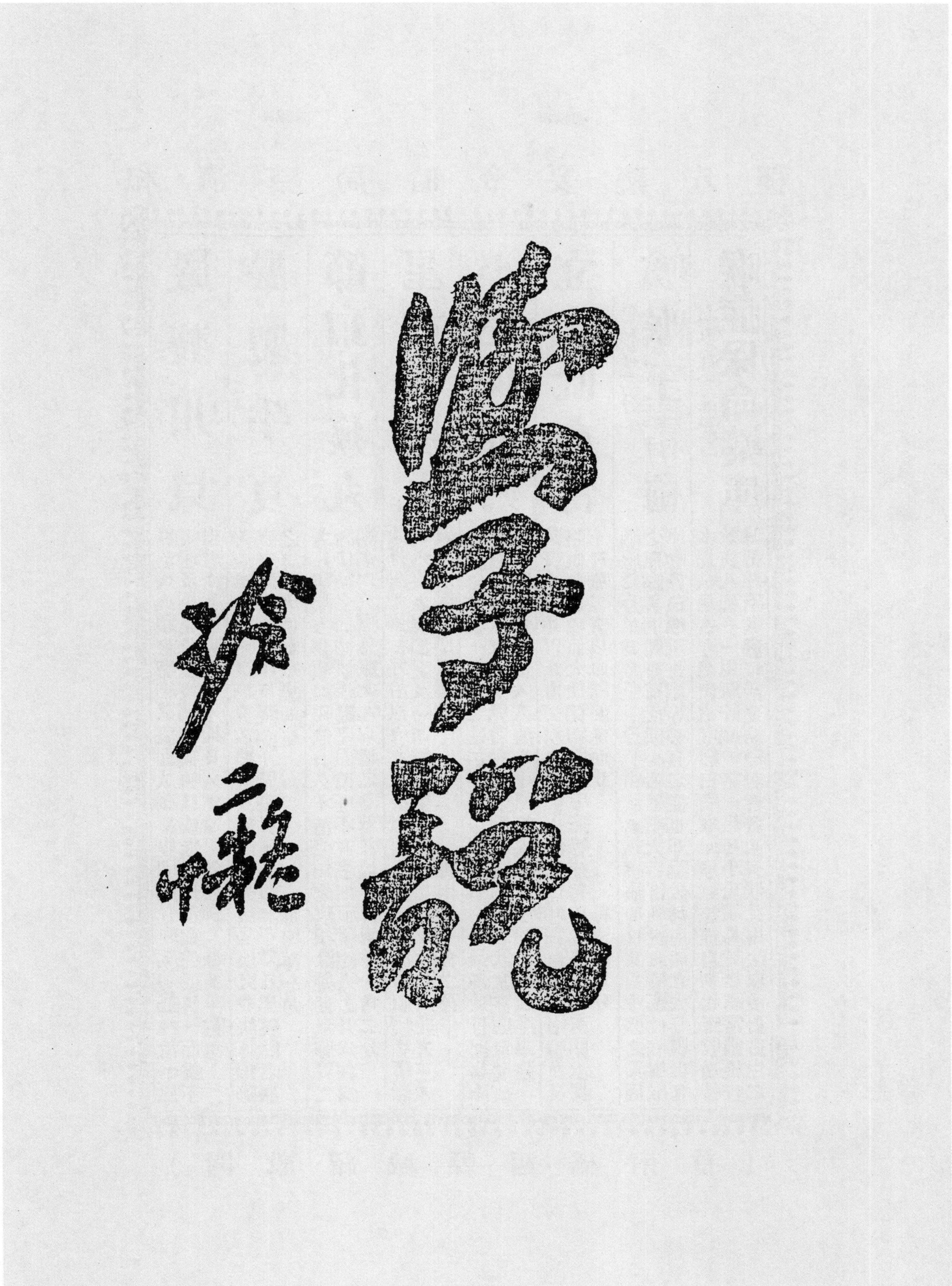

中之味。喜啖酸鹹。亦有不嘔不吐。思食厭食。臥床不起。或作寒熱。竟似重病纏身。

（治法）輕者過期卽愈。可不必治。重者嘔吐過甚。恐傷胎氣。宜急治之。其法須平肝木而兼滌痰。以廓淸中部。養胃陰而使納食。以保護胎元。至香散之品。破氣耗津。祇可暫用而不宜多服。

（方劑）

半夏茯苓湯

白朮　一錢枳殼五分拌炒　半夏　一錢　茯苓　二錢　砂仁　三分　陳皮　一錢　炙草　五分　烏梅肉　一個

右方加姜二片。棗二枚。水煎服。

橘皮竹茹湯

廣皮　麥冬　各一錢　淡竹肉　二錢　白朮　一錢枳殼五分拌炒　製川朴　五分　茯苓　一錢　炙甘草　三分

右方加薑三片。水煎溫服。或再加當歸一錢。香附五分。

加味溫膽湯

半夏泡　陳皮　茯苓　各一錢五分　枳殼　黃芩　各一錢　麥冬去心　二錢　竹茹一錢　川連　五分　炙草　五分

右方加薑二片。棗二枚。水煎服。

和中飲

茯苓　陳皮　半夏泡　白扁豆　各一錢五分　山查肉　厚朴姜製　各一錢　甘草　五分　砂仁　七分

右方加薑三片。水煎服。火鬱加山梔子錢半。

連蘇飲

川連　四分　蘇葉　三分

右二味。水煎服。

六君子湯加蘇梗枳殼砂仁香附

台黨參　白朮土炒　茯苓　甘草炙　各一錢　蘇梗　枳殼　砂仁　各五分

香附製　八分

右方水煎。溫服。嘔吐過多。致傷中氣。宜服此方。

子煩

(原因)受孕三四月之後。常有煩躁不安。心中焦灼。莫可言狀。名曰子煩。蓋因君相之火內動。腎水不克上濟。金被火刑。故有斯證。或中氣餒弱。升降不調。或平素痰盛阻遏胎氣。亦令中宮不舒。時形煩悶。

(症候)胸膈悶亂。消渴善飲。飲下輒嘔。遇事躁暴。夜熱不寐。心虛膽怯。聞聲則驚。

(治法)胎孕在身。必賴津液以養。火盛則津液日虧。故子煩一症。不善調攝。易致殞胎。且吐久氣逆。胃氣火虛。飲食不進。又恐產母氣脫。故此症初宜降火滌痰。繼卽宜安胃進食。此一定之治法也。

（方劑）　火盛內熱　淡竹葉湯

淡竹葉　三錢　靑子芩炒　知母　各一錢　麥冬去心　茯苓　各三錢

右方水煎食遠服。

氣滯痰凝　加味二陳湯

半夏泡　茯苓　陳皮　各一錢　甘草炙　五分　蘇梗　條芩　枳殼　各五分

右方水煎食遠服。

陰虛火熾　人參麥冬散

西洋參　麥冬去心　各三錢　知母　茯苓　各二錢　細生地　三錢　甘草七分　淡竹茹　二錢

右方水煎食遠服。

知母飲

知母　麥冬去心　各二錢　生黃耆　生甘草　各一錢　歸身　二錢　青子芩　赤苓　各一錢五分

右方水煎入竹瀝一杯服。內熱去黃耆歸身加地骨皮二錢。渴加花粉錢半

熱傷心神　柏子養心湯

北沙參　麥冬　棗仁　茯神　各三錢　柏子仁　川芎　遠志　各一錢　當歸二錢　炙草　五分　北五味　十粒

右方水煎。送吞安神丸一錢。

脾胃虛弱食少嘔吐　香砂六君湯

西黨參　一錢　茯苓　二錢　仙居朮米炒　五分　姜半夏　陳皮　各一錢

炙甘草　木香　砂仁　各四分

右方入紅棗三枚水煎。食前服

子嗽

（原因）妊娠數月而患咳嗽。謂之子嗽。有胎熱沖肺而嗽者。有陰虛火炎而嗽者。有痰飲上逆而嗽者。有腎水不能生木。肝火衝動而嗽者。有津液下蔭胎元。上焦乾燥而嗽者。亦有感受風寒風熱之邪而起。遂致久嗽不止者。

（症候）喉燥咽阻。兩頰發赤。胸脘滿悶。五心煩躁。或兩脇引痛。喘急汗出。甚則痰中帶紅。

（治法）胎前咳嗽。雖與尋常咳嗽不同。若審有風寒燥火之邪。宜表則表。宜清則清。亦不得拘泥安胎之法。但致嗽多端。總不外乎血燥氣熱。故治之必須清金滋水。潤燥化痰。辛溫剛烈之品。皆非所宜。此治胎前咳嗽之大法也。

（方劑）

養陰清肺湯

鮮生地　四錢　北沙參　川貝母　各三錢　元參　麥冬　各五錢　生白芍

生甘草 各二錢 薄荷 七分

右方水煎服。燥濁加天冬三錢。馬兜鈴一錢。小便短加澤瀉二錢。知母二錢。

麥門冬湯

大麥冬 五錢 仙露夏 三錢 潞黨參 二錢 炙甘草 一錢 生粳米 四錢 荷葉包

右方加紅棗四枚。水煎服。

加味瀉白散

桑白皮 二錢 地骨皮 三錢 生甘草 一錢 青子芩 一錢 川貝母 二錢 嫩蘇梗 一錢

右方水煎服。若感風熱加荊芥穗桔梗輕則五分。重則一錢。

菀杏湯

紫菀蜜炙 杏仁 各三錢 桑葉 川貝 各二錢 黑山梔 三錢 廣皮

一錢　茯苓　二錢　生甘草　八分

右方加鮮枇杷葉三片去毛凈水煎食後服

咳甚震動胎系　宜胎飲

鮮生地　四錢　歸身　二錢麥冬去心　三錢　白芍炒　一錢　淸阿膠

杜仲炒斷絲　川斷　各三錢　條芩　一錢五分　枳殼麸炒　八分

右藥水煎食遠服。

久嗽不止　加減炙甘草湯

甘草炙　一錢　鮮生地　麥冬　各三錢　大麻仁　一錢　阿膠烊化　二錢

生白芍　一錢五分

右藥水煎入青蔗漿一杯服。

加減救肺湯

霜桑葉　京杏仁　鮮生地　各三錢　黑芝麻　一錢　阿膠　八分　西洋參

第四十圖

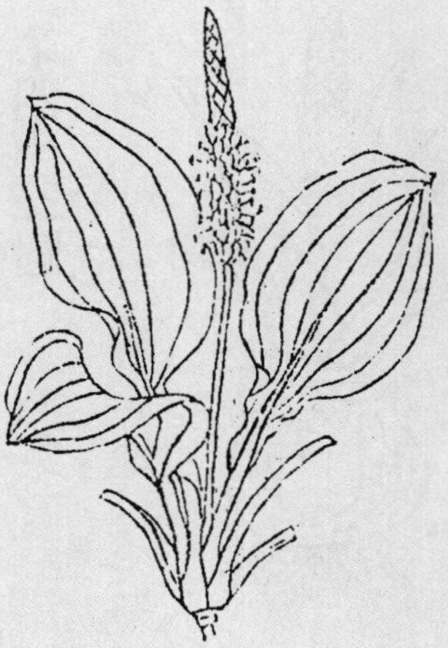

第四十一圖

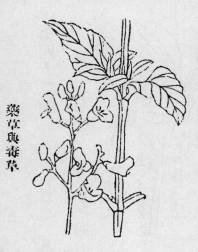

四〇　車前　　　車前科

學名　Plantago major Var asiatica

自生於路傍山野、多年生草、葉自縮莖叢生、形如匙、有長柄、葉叢中抽數本花莖、爲穗狀花序、其花冠雄蘂及蕚、由四個之小片合成、葉陰乾作健胃劑、嫩葉可供食用。

四一　オホヒナノウスツボ　　玄參科

學名　Serophularia Kakudensis

山野自生、莖高二三尺、葉對生長卵形、周邊有缺刻、花爲唇形、花冠濃紫色、種子治心臟病、其葉治瘰癧效、

第四十二圖

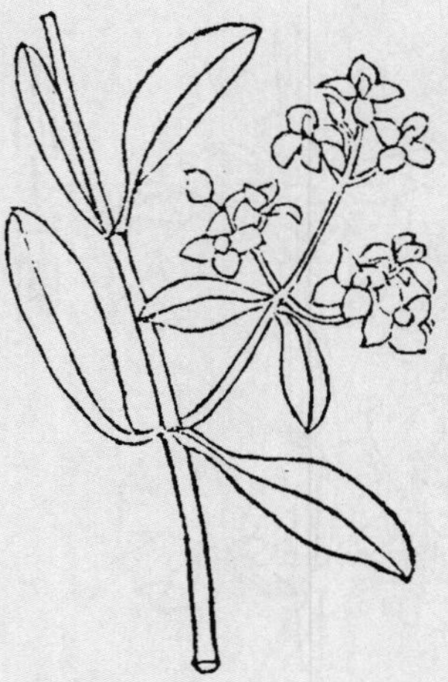

第四十三圖

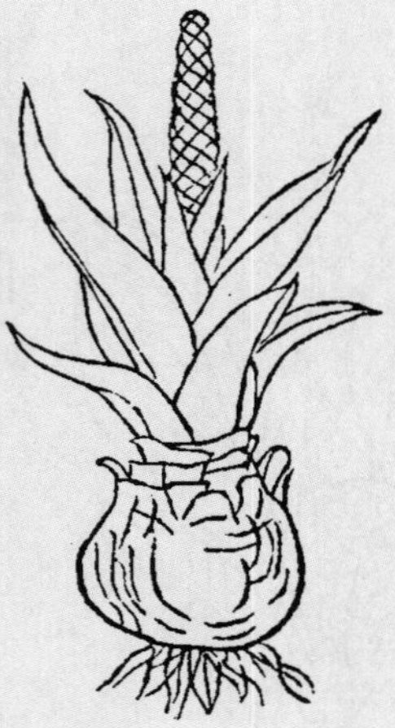

四二　阿列布　木犀科

學名　Olea europaea

歐洲原產之常綠樹、高達一丈五尺、葉長橢圓形、對生、淡綠色、開小形白花、

此實壓榨得油、名阿列布油、藥用爲灌腸料、乳劑料、甚著明、又可作石鹼之原料、

四三　海葱　百合科

學名　Scilla maritima

自生於海岸地方、高達四三尺、自地下之鱗莖叢生、有平行脈、自葉叢間抽出一花莖、開小形白色之花、

採地下之鱗莖、作利尿劑、

第四十四圖

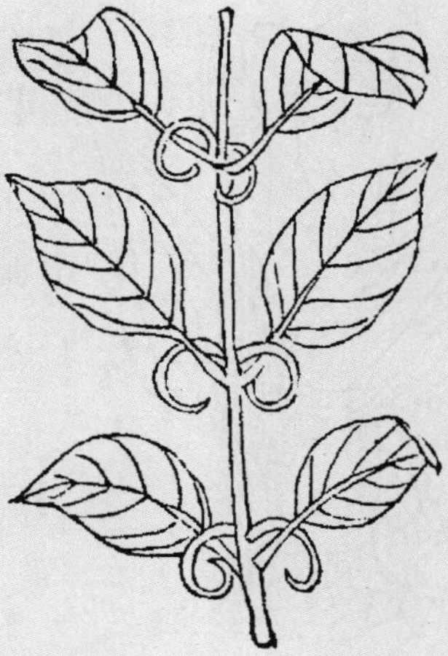

第四十五圖

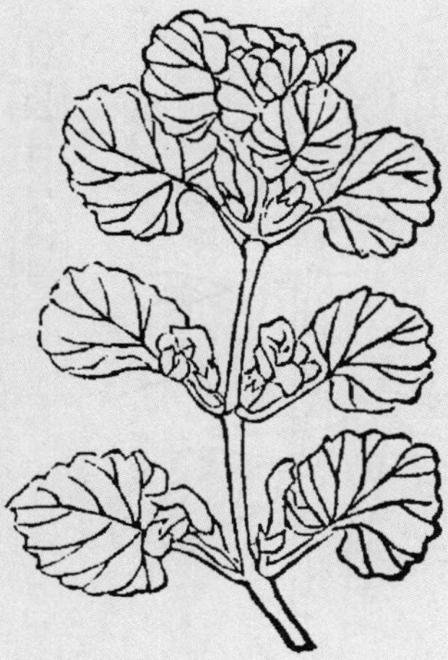

四四　カギカツラ　茜草科

學名　Uncaria rhynchophylla

生於暖地之山野、爲蔓生植物、葉腋生鈎、葉對生、卵形而尖、開球狀之花、呈黃褐色、

葉腋上所生之鈎、作收斂藥、

四五　カキドホシ　唇形科

學名　Nepeta glechoma

多生於路傍原野、爲多年生之蔓草、莖方形、葉對生、心臟形、周邊有鈍鋸齒、花淡紫色、爲唇形花冠、生於葉腋、

葉汁治小兒驚癇、又可作强壯劑、

第四十六圖

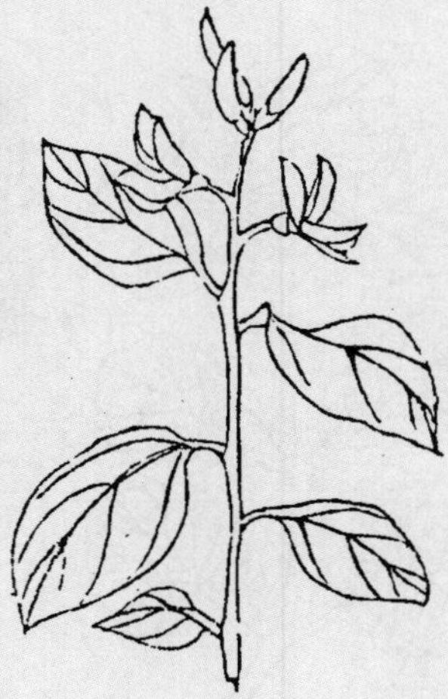

第四十七圖

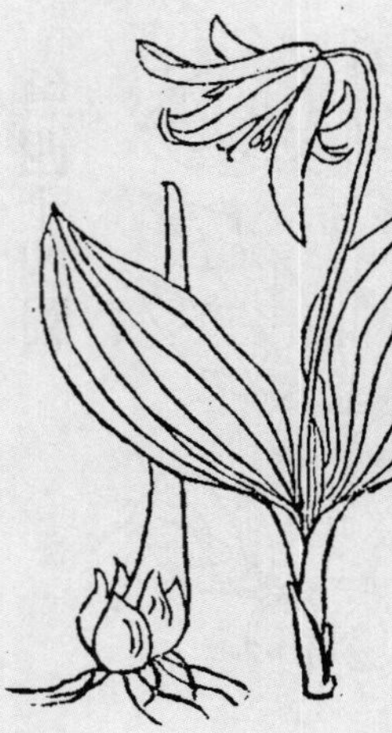

四六　カキノハグサ　遠志科

學名　Polygala Reinii

自生於山野、爲小形宿根草、高達一尺二三寸、葉互生、卵圓形、類柿葉、花開於莖之上部、黃色、根部供藥用、爲强壯藥與祛痰藥、

四七　カタクリ　百合科

學名　Erythronium dens-canis

自生於各地之山野、爲宿根草、多栽培庭園、供人觀賞、春生二葉、其間抽出花莖、頂部開淡紫色小形之花、葉平行脈、葉長卵圓形、其根可製澱粉、

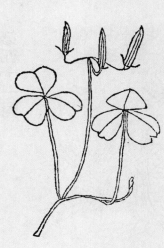

第四十八圖

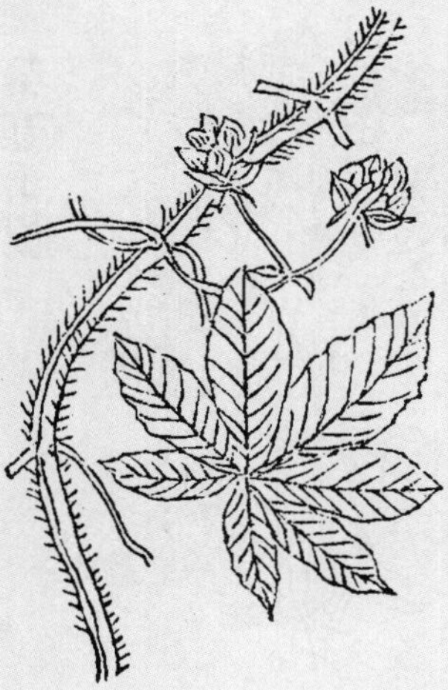

第四十九圖

四八　酸漿草　　酢漿草科

學名　Oxalis corniculata

庭園路傍原野、爲到處自生之雜草、莖平臥地上、長三四寸、葉長柄互生、大四五分、計爲三片小葉合成、春夏開黃色五瓣之小花、葉揉潰、治疥癬、消蛇毒、煎用治痳疾、

四九　葎草

學名　Humulusjaponica

繁茂於路傍山野之藪叢間、多年生蔓草、纏絡他物而生、葉掌狀、數裂、葉柄甚長、花單性、雌雄異株、果實作健胃劑、

第五十圖

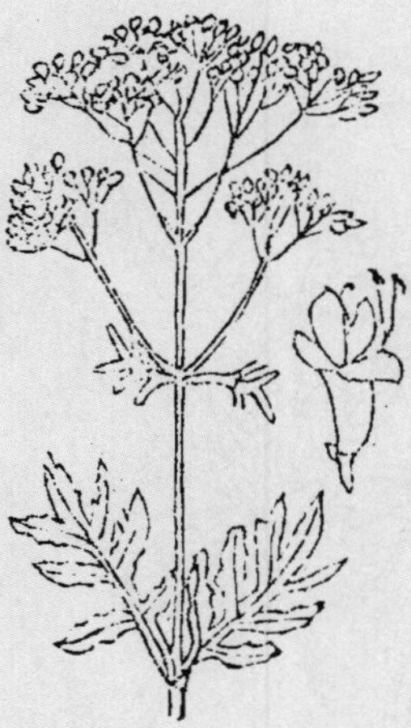

第五十一圖

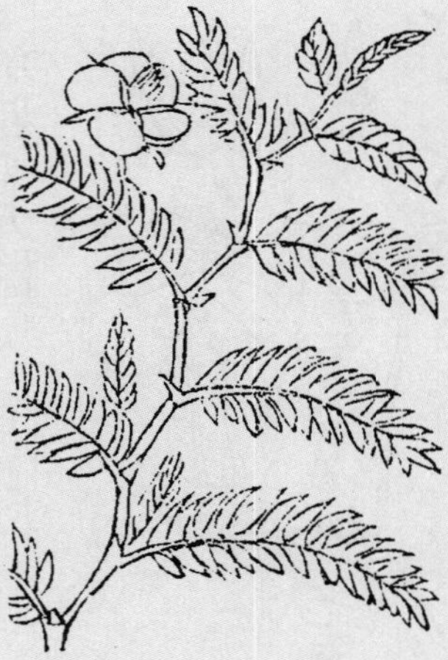

五〇 カノコサウ 敗漿科

學名 Valcriana officinalis

自生於山野、為多年生草、莖高二尺許、排列奇數葉、對生為羽狀複葉、花小形呈淡紅色、根莖作婦人鎮痙藥、有卓效、

五一 山扁豆 荳科

學名 Cassia mimosoides

多生於原野路傍、一年草、高達一二尺、葉為羽狀複葉、全體酷似合歡木、花黃色、五瓣、生於葉腋間、後結莢實、中藏數個種子、葉可代茶、治胃弱效、

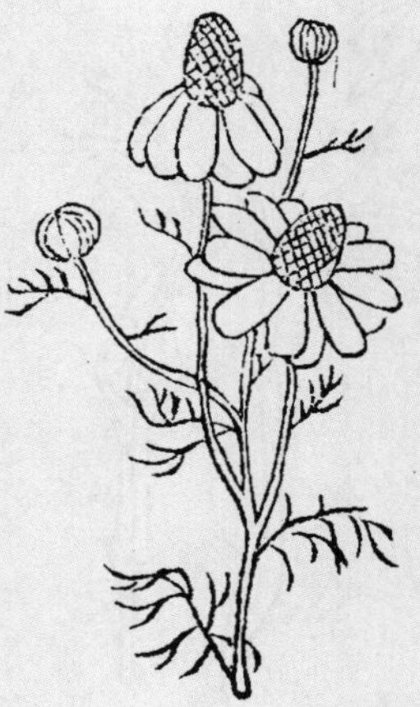

第五十二圖

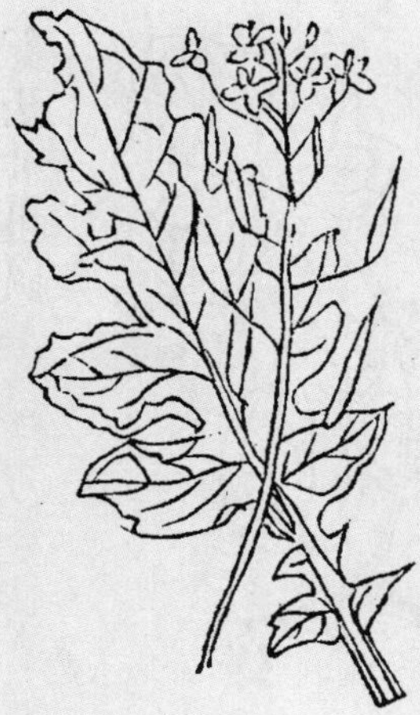

第五十三圖

五二　加密兒列　菊科

學名　Matricaria Chamomilla

歐洲全部均產、一年生草、高一尺許、葉有細裂、葉柄有一種香氣、花白色舌狀花冠、或黃色筒狀花冠、生於枝稍、

採花乾燥、煎服作發汗劑、與解熱劑、

五三　芥　十字花科

學名　Brassica Cernua

普通蔬菜、葉如芸薹而有缺刻鋸齒、花黃色、四瓣、果長莢中含種子、

莖葉供食用、種子研末、爲香辛料、內服作吐劑、外貼爲引炎藥、

第五十四圖

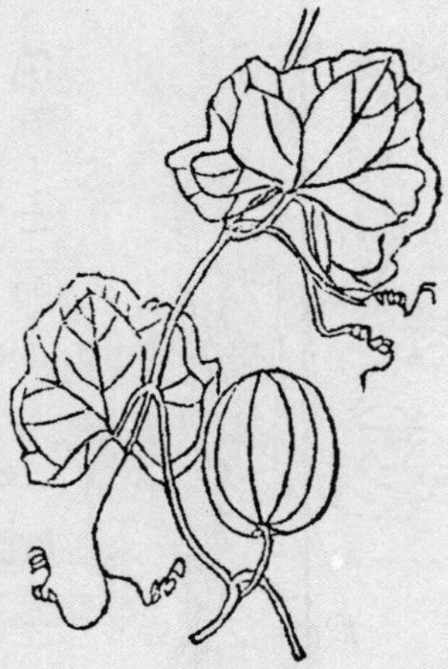

第五十五圖

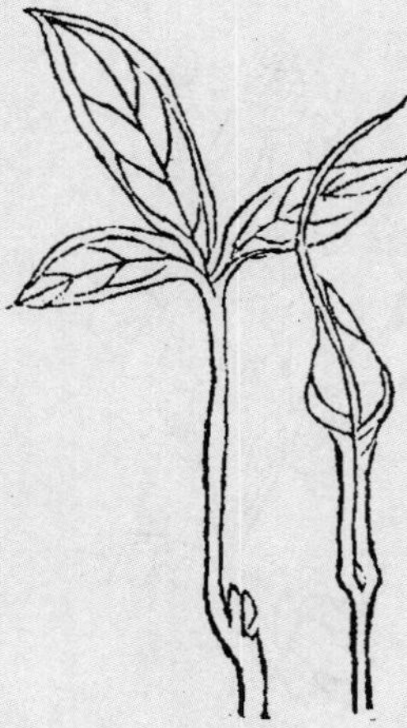

四五　王瓜　葫蘆科

學名　Trienosantnes cucumeloides

山野自生、多年生蔓草、花雌雄異株、白色、下部細長筒狀、上部五裂其先端絲狀、分裂果實、橢圓形、長二寸許、紅色、其根可製澱粉、煎用治婦人血之道病、果實洗皮膚病、效、

五五　半夏　天南星科

學名　Pinellia　tuberiferA

多年生草、地中之塊莖、抽出高七八寸、莖頂三個小葉而成複葉、花單性、雌下雄上、花軸上部細長、纖維狀、有佛焰苞、突出於外、採根莖漂作煎劑、主婦人嘔吐、甚效、

問會

素君題

大增刊第三目錄

大增刊第四目錄

問答

問七十九　李程九

敬啓者。竊鄙人於三十三四歲時。鼻準右側。發生一核。如黍粟狀。不癢不疼。皮色不變。質頗堅硬。初則視爲疣瘤。無足輕重。不甚介意。嗣見鏡花緣中列有烏梅肉一方。治之未見輕減。就教多人。皆莫名其妙。唐容川所著裹紮書中。曾有此圖。云係髓疽。未有治方。今已漸長如櫻桃狀。根平扁。而頂尖圓。有時用草芥刺破。僅見淡紅鮮血。口復合。而核日大。僻鄉醫藥簡陋。施治維艱。深恐遷延日久。一發莫遏。貴社羣賢萃聚。遇症研究宏深。惟祈高明鑑核。酌惠良方。俾得消除此累。則拜嘉良多矣。大君子一視同仁。幸垂教焉。

答六十九　福建古田西洋余禮和

施君下問。友素善飲。詳叙病形。乃酒後毛竅偶開。風從毛竅襲入。皮毛屬肺。故先患右足瘙癢。初必自以小恙無妨。恣食油膩之品。壅其氣機。繼則內服外塗苦寒解毒之藥。冰伏流行之道。致邪欲出不出。返內入於血分。故從右至左。值天氣驟寒。紅圈益大。足徵入血無疑。邪既入血。爍其津液。血爲之燥。搔之膚起白皮。非濕亦非癬也。其水脹頓消。兩足之患大減也。何也。蓋風邪鬱於膚表。阻其清肅之令。則脾氣所散之津。化血難而化水易。如寇猖狂。無善治之方。民亦化爲寇焉。夫水溢皮膚而爲脹。脹消而下行之邪乘水勢順流由溺道出也。足患大減宜矣。其餘邪旁趨四射。尙留膚表。無隙可乘。不知開關以導之。猶用西藥外塗。冀除其根。得乎。必也毛竅使鬆。或從微汗而出。或從盜汗而出。或從鼻衄而出。經云高者越之是也。而最妙患處頻流清水。此順途出也。然淹纏八載。庶服諸藥。逼之已甚。邪亦固壘堅壁。非久服莫除。又宜外愼風寒暑濕燥火。內宜清心淡食。俾轉運無礙。則餘邪盡出。無少羈留。而其根除矣。列方於後。湯酒各半燉服。引入血分而攻之。區區管見。當否乞裁。

威靈仙 一錢　紫浮萍 一撮　蛇床子 錢半　胡麻仁 二錢
川羌活 一錢　蘇薄荷 六分　小桑枝 六分　防風肉 一錢
荆芥穗 一錢　全虎腿 五分　直羌虫 一錢　地膚子 三錢
酉川芎 一錢　酒枯芩 一錢　蒼耳子 一錢　牡丹皮 錢半
水二大碗老酒二大碗燉服畏酒者水煎亦可

答七十二　前人

喉外左右忽生二瘤。不知痛癢。與好肉等。是症爲喉科專書所弗載。即張氏咽喉七十二圖說亦付闕如。僕祖傳此瘤名爲肉蛾。經云脾氣散津。上歸於肺。因中虛散津無力。致咽中乾燥。愛飲湯汁。喜食軟潤品物。肺冷受傷。肺傷皮毛鬆。外寒因之襲入。兩寒相搏。遂結此瘤。大便溏中虛。虫出胃寒。解後脫肛氣虛下陷。再證之以服丹皮牡蠣等藥。咳嗽益劇。更可悟其虛寒矣。病家現狀至夜臥鼾聲。呼吸氣阻。其病已甚。倘更肌瘦脈數。咳嗽血絲。法在不治。總由見

紹興醫藥學報　第八卷第五號

病治病。不究其源。源未清欲流潔得乎。僕曾治肉蛾十數人。特未至此極耳。並不用烙割吹洗。惟戒食冷物毒物。外愼起居。內勿勞神。投以加味六君湯。方雖平庸。法實固本。久服漸愈。且可壯體。特一痴至老不能全消其形耳。列方於后。請　高明裁之。

大潞參　錢半　野冬朮　二錢　天生苓　二錢　炙甘草　一錢
製半夏　一錢　鹽陳皮　七分　苦桔梗　三錢　軟防風　一錢
大砂員　一錢　煨生姜　一錢　清水三杯煎一杯服

答七十七　章壽芝

王君夏患痢疾。暑熱已伏於腸胃之間。愈後餘熱未淨。復感於風。因爲疎解。一再蹉跎。陰液已傷。此時餘熱乘虛傳入至深之地。但陰液既失內守。則衛陽自難外禦。是以輒現惡風之狀。後服溫補熱藥。徒傷營陰。反與衛陽無纖毫之益。所謂獨陽不長。於是相引而入。宜乎寒風刺骨。至今未已也。右手三部脈浮。而較大有力。可知衛氣幷未大虛。且時有陰虛發燥之病。病則服六味而愈。足見陰不斂陽。水不配火之徵。一得蓄水濟火。自然霍然而愈。鄙意先用犀角地黃。淸其至深之熱。後服金匱腎氣。救其欲亡之陰。陰液來復。水火配合。則衛陽不衛而自衛矣。

問八十　　湯方寶

鄙人素體水虧木旺。前曾吸烟。戒絕後。又得吐血。近年血症亦愈。惟食後脘中與左脇下。捺之漉漉有聲。似有停飲之狀。徧請中西醫療治無效。爲此開具病狀奉告。乞懇　先生懸擬一方。以俾遵服而起沉疴云云。

答八十　　曹炳章

淮安南門湯方寶君　年二十九歲

據述素體水虧木旺。前曾吸烟。戒絕後。又得吐血症。近年血症雖愈。食後脘中與左脇下。捺之漉漉有聲。此水飲日久停蓄。結成窠囊。水滿或嘔酸水出之。法當柔肝通絡。豁痰滌飲治之。

旋覆花包煎 三錢 生瓦楞子 三錢 廣鬱金 錢半

眞新絳 一錢 淡竹茹 錢半 當歸尾 錢半

杜橘絡 錢半 浙茯苓 三錢 苦杏仁 三錢

滌飲散（藥汁吞下分二次） 一錢 青葱管 四支

後或常服蒼附丸一錢。每早溫湯送下。

滌飲散方（此方製法須精用之必效勿可輕視）

野於朮 二兩（先用米泔水浸透刮去皮切片晒乾研末）

另用甘遂 八分 炒白芥子 眞大戟 各八分 炒枳實 一錢 煎水

去渣將汁拌入於朮末內晒乾 再加上沉香粉 一錢 同入乳缽內。研

至極細末。如鼻烟色。磁瓶貯。每用一錢。開水或藥汁送下。

按此方以於朮健脾胃。控涎湯。消積飲。枳實化痰調氣。沉香疏肝散鬱滯。

再以湯劑辛潤通絡。雖有飲囊。自必消散矣。

附七年二月廿六日來函續問答言

據云。服前藥六劑及滌飲散後。飲食漸進。飲積漸消。精神亦同平時。惟飲食後。心下仍有漉漉之聲。比前已瘥。近因爲掃墓下鄉。適途遇風雪暴寒。次日即大熱。三日因感受寒邪。傷風十餘日。且後四五日。在涕中帶血。日約三四次。每如小豆大長形三五點不等。有一日。涕中仍有血。更有黃色濃濁。涕凝結者四五塊。氣甚腥穢。旋即吐痰兩口。痰中亦有血點（長形）四五枚。或紅或紫不等云云。如上所述。皆由素禀陰虛絡熱。際此時在春令。陽氣正升。復受暴寒暴熱。遂致激動少陽之鬱熱。化火而上騰。乘擾肺胃清竅。則鼻出衄衊。或咳痰帶血。皆屬異病同源。宜清肺熱。熄肝風。宣氣滯。化痰涎。以輕劑去實。惟舌苔便溺。未詳難決。調理後方。

鮮生地　三錢　拌搗生錦紋　六分　冬桑葉　二錢

焦山梔　三錢　川貝母　三錢　醋妙竹茹　二錢
白薇　二錢　淨蟬衣　錢半　生石決明　一兩
連翹　二錢　杜兜鈴　錢半　苦杏仁　二錢
鮮茅草根　十四支　服四劑。如大便燥。或溏而不暢。加淡海蜇二兩。大荸薺五枚。劈開。

問八十一　裘吉生

鼠疫發生後。中醫之研究。不遺餘力。雖成績若何。未能斷定。要亦勝於專事嚴防。不思治療法者之消極主義。差勝一籌也。近日滬上發見腦脊髓炎症。西醫謂亦係一種急性傳染疫症。隔離消毒。對付一一如鼠疫。此腦脊髓炎症。究竟病狀若何。從前有無是症。抑已有而不名之曰腦脊髓炎。中醫界未見有研究及之者。僕故設問而求教焉。願
海內外諸同道。不吝金玉。以惠答。

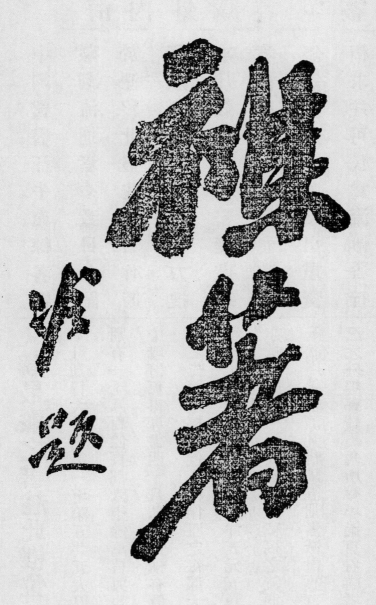

雜著

目病最急性之黃液上衝說附方

餘姚康維新

先賢不塵子曰。黃液之部。發在坎位。形如指甲之根。衛之瞳畔。凸患成矣。蒙則曰。由卦象而論。位固在坎。實則經屬陽明。位在風輪下際。其形也。宛如日球將晡。半月上升。距瞳雖遠。觸接甚易。其症之始。白睛純赤。瞼胞發熱。繼則頭眉俱痛。夜難安枕。黑珠之疼。入夜尤劇。星障黃液。隨之而生。甚或口渴便秘。頭痛如劈。此發黃液上衝之症狀也。世人不察。往往視爲風火眼。不甚注意。而抑知此症甚屬險惡。醫不得法。不數日而爲盲矣。是故今之易成盲疾者。一由病家不知早治。一由醫生不諳治法。以最險最惡之症。自有可以施治方法。蒙竊願與　諸君子。辨症而研究之也。自來瘡之有液。係潰肉所成。此症瘡液。在於如紙之風輪。其黃液發生雖緩。而一發之後。其性最急。蓋黃液不現則已。現則二三日內。勢必睛凸。醫者稍盲其心。十中難痊一二。病者疑爲祟。置醫藥於不顧。十中終不一治。言念及此。殊爲懍懍。凡爲醫生者。均有利濟之心。若有經驗之醫案。何忍秘而不宣乎。撰諸吾國學子。執有西醫畢業文憑。號稱醫學博士者。遇黃液之症。亦惟飲與蓖麻油。及白色藥粉等潤腸劑。點以痲醉性之口卡印。及硼酸水而已。其痛稍止。必曰此係眼球膿炎。含有傳染毒質。須剜去眼球。以鑲假眼。藉速短其病期。免交感其好眼。其所說理由。非不娓娓動聽。而救治此症之方法。其實猶未善也。蒙既研習眼科一門。對於此症。必先問其已治與未治。繼則切其脈。辨其苔。審視詳晰。然後予方。雖不能使社會上一一無瞽目。凡病是症而來者。莫不欲使其重見天日也。茲就一得之見。錄登報端。附以治療方三則。以乞　海內方家。糾正而賜敎之。鄙人幸甚。社會幸甚。

甲方　頭目腫痛。惡寒無汗。白睛純赤。黃液微現。宜先解表。須服是方。

軟柴胡　五分　粉葛根　八分　白芷　八分　酒炒淡子芩　錢半

東白芍　一錢半　玉桔梗　八分　生石膏　五錢　生甘草　六分

生薑一片　元棗三枚

右藥用河水兩茶杯。煎汁溫服。一劑或二劑。

乙方　投前方後。有黃液不下。大便秘結。眵淚如糊。夜不安眠者。卽服此方。

潤元參三錢　元明粉(冲)一錢半　肥知母(去毛鹽水炒)一錢半

茺蔚子三錢　車前子(包)二錢　漂淡天冬一錢半

原麥冬三錢　煆石膏六錢　西錦紋(酒洗)四錢半

防風二錢　淡子芩(酒炒)一錢半

河水煎服。二劑或三劑。

丙方　服過甲方後。見其黃液將下未盡。痛勢似輕非淸。卽接服此方三四劑。自然痊可。至服乙方之後。而黃液未盡。痛勢似淸者。照服自愈。

西當歸　一錢半　粉丹皮　二錢　肥知母（去毛鹽水炒）　一錢半

地骨皮　二錢　淡天冬　一錢半　潤元參　三錢　鮮地黃　五錢半

煅石膏　五錢　原麥冬　三錢　滁菊花　一錢半　仝炒東白芍　二錢

生甘草　六分

右藥河水煎服。

以上三方所定藥物。殊有斟酌。患目疾者。果能辨症用藥。或可補救。雖然服藥與點藥。相輔而行。庶可奏功。亦不可以驗方爲可恃。而不延醫診治也。

目閉不開治療一得

前人

本城候青門。朱姓。年近不惑。舉一子。愛如掌珠。一日兒患瞼胞赤腫。二目緊閉。一覩陽光。眵淚俱出。此兒生未彌月。家人惶急。延醫醫治。有用辛凉藥品者。有需甘寒藥餌者。有獨用羚羊角。及鮮石斛。冀取特效者。時達匝月。終不見開。朱姓當初以懷抱小兒。未便遠出。乃數醫無效。祗得買棹就予診治。予視之。二目白翳已現。驗其關紋。赤而兼紫。實係產母過食椒酒辛熱品所致。予用引火下行法。萬病土療法以施治之。處方以細生地三錢。川撫芎六錢。西當歸一錢。銀花一錢半。西赤芍一錢。天花粉一錢半。綠豆衣二錢。四寸長燈芯念莖。令服二劑。并點與清華膏合珠黃散。隔未及旬。又復來診。其母告予曰。兒病已見漸愈。適因更衣不慎。略受寒邪。鼻涕與淚。似乎較多。予乃視之。見其二目開朗。白翳雖未盡淨。亦屬細微。遂擬桑菊飲加減方一紙。囑服一二劑後。點以眼藥自愈。嗣據朱某報告。已獲全愈云。

溫病條辨辨

竹梅醫隱撰

或問曰。予何爲而辨溫病條辨一書。豈非欲駁倒前人。以炫己之能乎。余曰非也。蓋緣此書謬誤實甚。而世人崇奉甚多。若不明辨其非。恐將來流害無窮。是亦濟世之心。不容已耳。按此書仿仲景傷寒體例。意在論傷寒。則有仲景之書。論溫病則有吳氏。此書儼然相爲峙立。故令世人尊而重之。又其方藥。極爲輕淡。用之不致立見決裂。故人尤樂於仿效。以爲避過取巧之地。但仲景傷寒論。以六經分症。及所列方藥。俱爲千古不易之法。而此書以風溫瘟疫溫毒等症。列爲一例。概以一方治之。此最爲大錯。夫風溫係春時之淸邪。瘟疫溫毒。乃穢惡之濁邪。相隔天淵。豈可同方合治。至於三焦分治。立法尤爲謬誤。其意因前人有傷寒論。表裡溫病論。三焦之說。緣口鼻吸入之邪。是爲在裡而不在表。在裡則有上中下三焦之地位。此論明其每關於表。專論於裡則可。若謂諸溫病。皆是先犯上焦。然後傳入中下焦。此斷斷無此理也。若風溫輕邪。尙有僅在上焦之症。至瘟疫溫毒。重濁邪氣。何能只在上焦。而不及中下乎。況人之腹中。雖有上中下三焦之分。其實方寸之地。一氣相通。並無隔別。邪氣犯入。何能令其界限分明。不相連及。至溫邪首先犯肺。逆傳心胞之語。始自葉天士案中。然而葉氏雖聰明博學。究多纖巧穿鑿之談。細按其理。實有不然。人身之內。五臟爲重。六腑較輕。而肺爲淸肅嬌嫩之體。居心之上。

若華蓋然◎何堪爲諸溫邪首犯之病藪◎逆傳心胞一語◎理實難言◎至謂上焦肺與心胞之邪不已◎再傳中焦◎爲諸承氣之症◎是以臟爲輕而腑爲重◎顚倒實甚◎余嘗治如彼言邪犯心胞之症◎細察情形◎實是胃中邪甚◎薰灼上焦津液◎傷其清明之性◎故人事昏迷◎治以先去胃邪之根◎再清上焦熱氣◎清養清津◎漸爲甦醒而愈◎實非邪入心胞◎試思心胞可是容邪之物◎可能耐邪入而不即死之地乎◎傳入心胞一說◎實似是而實非也◎如此則牛黃至寶◎焉可妄施◎再究論人之口鼻◎入腹裡之道路◎惟有喉中氣食二管相通◎氣管爲清道◎是人之眞元生氣◎刻刻升降◎出入無一息之停◎最不容一粒之物◎若疫毒濁氣犯入◎必立見嗆逆喘咳◎決不能受之入肺◎惟食管爲濁道◎除痰外一切飲食◎皆是下嚥◎納多出少◎邪氣乘之而入◎其勢爲順爲易◎濁與濁合◎同氣相投◎故瘟疫溫毒之邪氣◎皆由食管而入◎皆乘飲食下嚥◎其勢入於胃中◎何有干及極清尊之肺心二臟哉◎則首先犯肺◎先在上焦之論◎眞同夢語耳◎由此推之◎所引吳又

紹興醫藥學報　第八卷第五號

可膜原之說。亦屬錯謬。豈有邪氣旣隨下嚥之氣。下咽喉後。不同其入胃。而中途走入夾道之膜原藏匿。乃待病發時。復又入於陽明之理耶。言之眞可發笑。要之人身受病。大端不過曰表曰裡二處。在裡惟胃爲出納用事之官。土爲萬物所歸。余臨症二十餘年。凡四時之病。皆在陽明。驗明舌苔。全賴下法。蕩去其邪而痊。因知人自有生受食後胃。中斷無空無渣滓之時。若無邪入。則淸升濁降。行所無事。若有邪穢吸入。則裹附渣滓而成有質之實邪。但邪氣初入。未見甚旺。病尙不現。待其蘊釀已成。如火之引炭。滿爐皆燃。則病現矣。病雖發於一時。實則蓄於多日。現病之日。不可謂爲得病之日。故起首卽宜蕩滌。下去實邪。則胃氣自和。其理甚爲明直。今乃造出邪先入肺入心胞。在氣分血分等等妄言。故視下法爲禁忌劑。皆由錯認邪入之道路不明。邪附渣滓爲實邪之故耳。試看傷寒由表入裡。尙屬卽歸陽明。而用承氣。仲景書中不言膜原心胞肺之說。而高出千古。而承氣症中。直書燥屎。何等切實。後人每每以辭害義。貽誤非淺。觀銀翹散之湯方。不但毫不能治溫疫等症。卽風溫亦不合宜。夫風溫者。卽傷風病之不寒而溫者言耳。然亦是陰精不足之人。方易感受在內之金。水之氣不足。又加外之溫風相感。肺合皮毛。則肺氣失其清宣。實非邪氣入於肺中也。初起理宜辛涼輕宣爲治。如薄前貝桔杏梔之類。若連翹之苦寒。銀花之解毒。以此爲君。實爲不解。誤人性命。與殺人者一間耳。桑菊飲之無謂。亦無庸再辨。至中焦病。彼亦言用下。但畏懼之甚。種種宜下之症。皆用增液涼陰之品。獨不思胃有實熱之邪。雖陰分素足之身。被火灼爍。亦立見陰傷。若不去胃中之實熱。而欲滋陰。是猶賊未滅而散賑。其何堪賊之擄奪耶。吾願世之治溫病者。務宜絕去此書。方不致誤人病症。若遇瘟毒症。一二日卽死者。能用瞑眩之藥庶可。在司命幸明眼正之。

集古閣重刊潛齋醫學叢書十四種序

曹炳章

王君孟英。系出安化。籍隸鹽官。自乾隆間。其曾祖秉衡公。携其眷屬。僑居於

集古閣重刊潛齋醫學叢書十四種序

杭之錢塘。治家嚴肅。門無雜賓。祖永嘉公。天性純孝。著於鄉里。父隸滄公。少有祖父風。俞桂庭先生慕其孝友。以四姊爲其室。踰年值秉衡公古稀。而隸滄公前舉之三男皆殤。至嘉慶十三年。三月五日。又舉一男。即孟英先生是也。時秉衡公喜曰。此兒與祖同甲子。必得錢祖之壽。因命其小字曰錢龍。即於是年著醫學隨筆一書。或抒心得。或採前言。書未脫稿。而公考終。永嘉公皓首居憂。孺慕猶切。輯注未竟。遂攖疾。服闋後兩載亦謝世。隸滄公校定遺稿。意欲授梓。詎天奪其年。以四十九歲即捐館舍。天之報施。不可問也。時道光紀元。孟英年甫十四。泣而告其母舅云。先人遺訓。期甥於世有所用。而曾王父於甥生之日。即著醫書一種。夫用於世者莫如醫。甥敢不專心致志以究其學。第義理淵深。欲埋頭十載。而以家事累吾舅可乎。其舅聞而喜曰。汝志如是。汝父不死矣。吾豈敢辭耶。遂諾之。併賜其齋曰潛。囑潛心學問。勿以內顧爲憂。憶先生天姿穎異。幼即超羣。於是足不出戶庭者十年。手不釋卷著永夜。不問外事。擯棄一切。人或以癡目之。因自號半癡山人。始終未展其志。而臨症頗肯用心。屢起大症無算。皆錄醫案。於是聲名鵲起。如先生者。可謂不負遺訓者矣。至道光十七年。江浙霍亂大行。先生遂著霍亂論。書成經海豐張柳吟先生閱定。十八年五月。王仲安先生梓而行之。道光三十年庚戌。張柳吟先生所註徐氏醫砭。亦加評付刊。又校刊沈堯封先生之女科輯要。書中附有發明處甚多。咸豐元年。先生刊行選評裴一中言醫一書。是年又輯正續名醫類案之魏氏按語及附方。先生增以評註。名曰柳州醫話。亦於十一月刊行。又刊史縉臣願體醫話。是書由先生舅父俞桂庭先生增補諸方。經先生發明。益見精確。咸豐二年。先生目擊時醫治溫熱之非。於是輯溫熱經緯五卷。復經楊氏素園。汪氏曰楨。發明評註。至五年五月刊行於世。咸豐三年春。金陵失守。杭城亦危。先生閉戶讀書。常歎俗醫治病之弊。復輯著潛齋醫話及簡效方以行世。又選俞氏古今醫案之按語。缺者補之。略者詳之。義理未明者發明之。

集古閣重刊潛齋醫學叢書十四種序　五〇

輯爲四卷。咸豐四年續集四科簡效方。及蓬窗錄驗方。以補前刊潛齋簡效方之缺略。咸豐五年。評註秉衡公遺著之重慶堂隨筆。校刊行世。是年冬攜眷回籍。息影梓鄉。賃屋而居。顏其草堂曰歸硯。先生自失怙後。即攜一硯而遊。荏苒三十餘年。僅載一硯歸籍。遊時偶有所錄。積成四卷。題曰歸硯錄。庚申春於杭省刻竣。而杭垣失守。杭人多遷避。有胡友棨甫者挈版寄先生。時亦未及脩校。至同治元年。始校竣印行。咸豐十一年秋。海昌勢日蹙。不克守先人邱壟。始別兩弟。攜妻孥移遷於濮院。値此亂離靡定之際。因自題所居曰隨息。且改字夢隱。是時草飲食譜兩卷。以寓憾慨。季冬杭垣復陷。海昌亦潰。同治元年夏間。避地中江。妻孥踵至。僦屋歇黃浦西。仍曰隨息居。適上海霍亂大行。司命者罔知所措。死亡實多。元和金君篚齋。惻然傷之。徧搜坊間霍亂論。而不能得。聞先生蹤跡在滬。即來與訂交。幷求先生重訂是書。以爲登高之呼。踰兩月。金君亦以此證遽逝。先生感此。則重訂之舉。益不容已。書成題曰重訂霍亂論。首病情。次治法。次醫案。次藥方。凡四篇。卽近刋王氏五種內之霍亂論是也。惟潛齋十種總目內。有未刋聖濟方選。無卷數。未識集於何時。炳章遍訪同志。皆未見是書。且未分卷數。或其未成書也。餘如先生醫案則仿編年之例。如醫案初編。采自道光甲申迄癸卯。僅分二卷。續編。自甲辰至庚戌。則分八卷。上二種。楊氏初刻於江西。繼刋於江浙。久已膾炙人口。惟三編。自庚戌至咸豐甲寅。則分三卷。其四編。自乙卯至丁巳。卽歸硯錄卷四是也。此二種除潛齋原刻本外。另無翻刻印本。又有蓬窻錄驗方二卷。據先生歸硯錄云。已由蔣生沐廣文。見而善之。梓入彙刋經驗方矣。惟余僅見雞鳴錄摘錄喉症方之一斑。惜未窺全豹耳。自先生著書行世。或已刋印。或未付印。至今未踰週甲。除王氏五種坊版流行海內外。而潛齋原刻十種。因疊遭兵燹。損失無存。民國紀元。李君鍾珏。在軍書旁午時。能校刋潛齋八種。付活字版印行。熱心可嘉。惜書印無多。不久售罄。後學索購者。仍不能應求。民國六年冬。余偶在舊書肆。復得潛齋十種。較李氏排印本。增醫案三編歸硯錄二種。炳章益增以古今醫案按選。併四科簡效方。及醫案正續編。合爲二十四種。校讐既竣。卽付石印。庶幾先生專心積學。埋首十年之苦志。得以廣流傳於萬世。此則炳章增刊先生遺書之微旨也夫。

中華民國七年三月日四明後學曹炳章赤電氏序於古越之養性廬

風咳乃微疾誤治則致危警告

鎭江韓緒臣

人處氣交之中。與天地直接交際者。乃肺藏也。肺爲諸藏之華蓋。吐濁氣。納清氣。生生無已。風居六淫之首。最易與肺抵觸。初感風邪。則頭昏鼻塞流涕咽癢咳嗽。甚則形寒。知預防者。即戒食滋膩生冷。堵其助痰之源。風邪不能久戀。病自霍然。欲求速解者。投以蘇杏荆防前胡牛子杷葉蟬衣。再合二陳爲法。量證採用。無不合機。竟有愚昧之徒。因服此反增咳嗽。殊不知乃風邪外達之象。自以爲肺陰大傷。妄服參蓍雞鴨官燕建蓮鮑魚牛乳豆漿果汁等等。

痰愈多風愈遏◎脘脇必增隱痛◎或痰中夾血◎或痰出味腥◎壯健之人◎肺癰因此◎虛弱之輩◎肺痿由來◎夫肺爲嬌藏◎絡脈最多◎風邪久釀化火◎火刼肺陰連藏◎必無生理◎雖延醫求治◎或斷爲損◎或斷爲癆◎已入危途◎挽回無術◎鄙見決之肺病◎強半表症◎雖有裡症◎由表而致危者◎十居七八◎由裡而致病者◎十居二三◎罹此疾者◎一歲以來◎不知凡幾◎故有以警告◎或可拯危於一二焉◎愼風寒◎節飲食◎乃衛生之至要◎豈可忽諸◎

爲申報陳潛武書商榷

姚揖君

利谷君所述肺炎病狀◎大致與前淸余師愚所論火疫相彷◎肺疫多發生於西北天寒之時◎余氏實驗◎亦係西北冬春之間◎陳潛武君以爲陽明首當其衝◎當以余氏普濟消毒飲爲主方◎立論尙有界限◎鄙人之所欲商榷者◎西北天寒少雨◎日則圍爐◎夜則火炕◎火氣鬱極◎發爲疫症◎故火疫肺疫◎ 每發於西北天冷之時◎然余氏所述見症◎與現今所謂肺疫◎其不同之點甚多◎查照原文自見◎ 以

爲中報陳濟武言商榷

我觀之肺疫病狀。與余氏所論悶證。頗多合處。較之尋常火疫。更重更險。余氏雖仍以清瘟敗毒散爲主。而王孟英氏則以爲宜添用紫雪芳香開透。（原文論悶證條及十二條後案）所以然者。清瘟敗毒。注重陽明胃經。而悶症（惟其悶而不透所以腦筋不清）則心肺熱毒。充斥閉塞。非但腸胃如焚也。消化器濁道。呼吸器清道。兩道俱閉。所以告危如此之速。一二三日即能致命。清瘟敗毒原方。有抑遏而無開透。火疫之發揚者宜之。其內伏沉悶者。恐有冰伏之虞。方中無開透之藥故也。前報登治疫學者。肺疫一方。全體大用。無閉不開。無毒不解。無火不消。平心論之。實出余氏之上。以治肺疫悶疫。昔賢成法。實無有能過之者。非阿私所好也。至方中有喉痧者。乃指喉痧洩瀉。江浙盛行之症。並不以治肺疫。（查照急救時疫三大險症原文）陳君想未細讀耳。急症急治。病來疾者。其去必疾。吾華治疫專家。向推吳又可氏。余師愚氏。然吳氏偏於濕。余氏偏於火。尚不知天地之厲氣。有非芳香不能解者。使當時二氏。能知清開並用之法。則治療手續。必不致如彼周折。誰謂今人不及古人耶。現今華醫之患。乃在知有溫熱治法。而不知有時疫治法。（溫熱輕時疫重溫熱緩時疫急相似而不同）每每指時疫爲溫熱。用藥太輕。不能救急。經此一大打擊。破除積習。急起直追。爲亡羊補牢之計。未爲晚也。

懷孕及男女胎預知之新法

古黟王壽芝錄誌

醫學士汪企張君。學術淵深。經驗宏富。曩歲曾任上海醫院院長。手術靈敏。活人無算。現任滬杭甬鐵路醫官。並設診所於小西門內勸學所前。及英大馬路貴州路口。熱心診治。大得各界信用。而所備藥品。尤多新劑。其中最奇者。爲「娠在靈」「娠喜得麟」「遂克信」「派拉遂克信」（均譯德文原音）四種。凡婦女懷孕。而尚未能確定。疑爲停經及他症者。或本爲停經及他症而疑爲懷孕者。皆可以溲溺化驗。加入藥品。立能決定胎之有無及男女。汪君自回國以來。曾實驗一百五十餘人。無一不效。茲將汪君口述新藥驗孕之學理。記其大要如左。

婦女腹中有孕。則凡一切飲食起居。便須注意。故小兒身體之强弱。與其母懷孕期間之衛生狀態。大有關係。惟預知之法極難。德國阿勃台兒哈登氏。取婦女血液化驗。便知有孕無孕。日本木內氏改良其法。祇須用尿化驗。凡婦女有孕七日。即可斷定。十日後更易化驗。又懷孕三個月後。用尿化驗。可立斷定胎爲男女。化驗之法。極爲簡便。祇須取受驗者之尿一杯。用血炭提淨尿中之蛋白質。(須提六七次。所費血炭甚多。)僅留膠素。乃入試驗玻璃管中。加適當分量之妊在靈。及妊喜得靈等藥。以管置酒精燈上燃燒數分鐘。視管內膠素之反應如何。凡現紫色或深藍色者爲有孕。現白色及淡黃色者爲無孕。而於受胎三個月後。同法用尿試驗。加遂克信及派拉遂克信等藥。亦視其反應之色。而分別男女。此等藥品雖新。其實學理并不深奧。因小兒在胎內。口與肺均無作用。僅賴其母之血液。自臍帶中輸入。以養其生。所排洩之白色液體。漸入其母之血液及尿中。而不能融和。所謂化驗者。即察別血液及尿中。有無小兒之排洩物。立可斷定是孕非孕也。其藥品之原料。即係小兒之胎衣。漂清血質。俟乾燥磨粉製成。惟化驗之法。頗費手續。若蛋白質提取未淨。則混濁不生反應。若提煉次數過多。膠素消失。亦屬無效。故同一方法。同一藥品。往往有靈有不靈。須由試驗者之程度及經驗而殊也。前年日本木內氏。發明驗尿斷孕之法公佈後。全國醫界。羣相效法。十之八九。皆不靈驗。於是大起風潮。投書質問。又經該氏在東京特開大會。請各醫生帶尿來驗。當衆分別有孕無孕及男胎女胎。竟無一人不合。衆始信服。公認爲大發明家。各醫校亦爭聘爲教授。其製造之藥品。不僅日本政府特許專賣。歐美各國。亦公認爲發明之新藥。風行全球。自得特許。迄今時僅三載。而木內氏已成巨富矣。

女科門類甚繁。如胚胎與停經介可疑之點。非富有經驗之醫。往往誤治。又必婦不含羞。將月事經過期中。盡情相告。醫者再細心按脈察證。如此誤事方鮮。否則指虎爲馬。藥餌誤投。珠胎暗滑而不覺。認賊作子以滋培。其胚胎與停經。旣黑白之莫分。其弄瓦與弄璋。尤戛戛乎雌雄莫辨矣。舊歲已將此種問題。求教

女科諸道長。裘葛已更。未承指示。以開茅塞。抑中醫僅以川芎散爲試胎之秘法。診脈即以滑如盤珠。左右實大。以別男女。爲此中金針玉律乎。餘則絕少發明新法、全賴爲醫者熟諳脈訣。胸中雪亮。指下瞭然而已。鄙人有親戚二婦。懷孕在疑似之間。就診於赫赫有名一時之婦科某醫誤。投行經通瘀品。致凝結之珠兒。由子宮而滑下。幸孕婦無恙。其中端的難明之苦情。非馬謖徒讀父書之過。實由於切脈之外。無他法以輔助醫家之診察。何西醫則不拘舊法。多方研求。有一日千里之勢。必明其眞相而後已。今讀德醫阿勃台兒哈登氏。日醫木內氏。發明懷孕及男女胎預知新法。不禁有無窮之羨慕及感慨繫之。仍乞我　同社有道經驗發明之新法而賜教焉。不讓西醫專美於前。是幸。

記事

一寒署

請觀名醫之閱歷及來函詳列於左

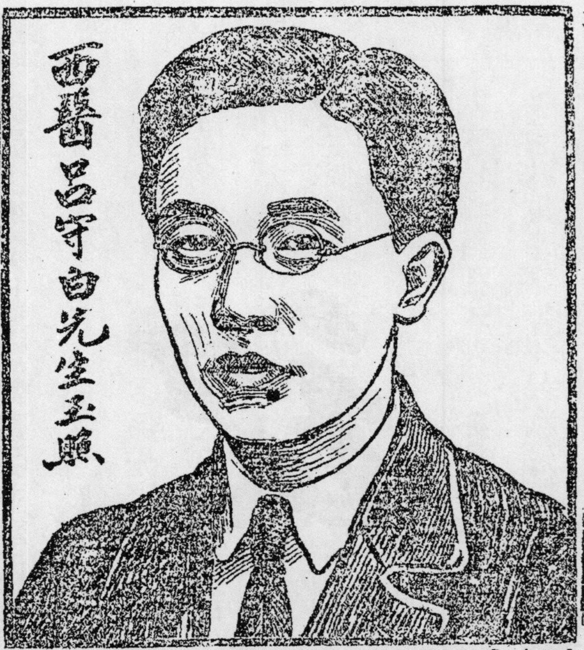

華人之習西醫者近來日見增多然而發達之速欲如呂守白者數不多覯也按呂君守白係浙江杭州廣濟醫科大學畢業生領有文憑係英國梅滕更醫生之高足閱歷深遠學問淵博光復時曾充南京陸軍病院醫官辭職後到滬創設廣育產科醫院於上海成都路其濟世活人之心概可想見且在滬行醫有年聲名早播海內去年赴京襄辦內務部衛生部頭等醫官茲特將其證書刊登中華各埠各大報中俾得證其實驗云余臨症嘗以韋廉士大醫生紅色補丸囑病家服用莫不得心應手其效如神蓋是丸之功能造血使血氣強健週身有力故對於婦女產後男子病後更有奇效韋廉士大醫生紅色補丸無論男女老幼如患血薄氣衰諸虛百損　少年斲傷　胃不消化　腦筋乏力　虛損各症均屬相宜即如瘋濕疼痛因血液不潔所起諸症莫不立見奇效余曾經閱歷確知爲婦科各症之聖藥產後調補尤爲獨一無二之妙品對於戒烟之後虛弱各症服用韋廉士大醫生紅色補丸獲益匪淺較之尋常補品適不相同戒烟諸君藉此丸得脫離烟癮者已不知凡幾矣故特作此證書爲虛弱者告如欲補血健腦舍此丸尚何求耶請爲記憶呂守白醫生所舉薦之韋廉士大醫生紅色補丸並非別種冒稱紅色補丸也須注意認明韋廉士醫生之紅色補丸爲要天下馳名韋廉士大醫生紅色補丸凡經售西藥者均有出售或直向上海四川路九十六號韋廉士醫生藥局函購每一瓶英洋一元五角每六瓶英洋八元郵力在內

紹興福林堂經理

神州醫藥會紹興分會第四次大會紀事

舊歷四月初一日神州醫藥會紹興分會假藥業會館開第四次大會先於數日由職員會議定日期登報召集並專函通知醫藥兩界是日到者五十七人開會順序爲先題名次振鈴入座次會長報告經過會務略謂去年會中除按期出報外刊行醫藥書籍七十餘種多係先賢遺稿近人名著發行亦廣未刊之稿尙有數十種亦皆極有價值之書亦可次第出版又吉生前在評議會中提議創設藥品陳列所與醫藥書報公閱處均經多數議決奈久未實行會員中且多有以未易辦理爲辭然吉生個人對於此二事仍不放棄特在自己醫寓製備藥物標本以作模範並將家藏書籍之關於醫藥學者檢出編列書目願公諸同道凡會員皆得以至寓按目取閱或抄錄雖孤本秘籍亦所不惜惟不得携借出外但願各會員各盡一己之力維持會務則事事無不易辦矧醫會機關淺視之似與各個人行醫無甚關係仔細一想有賴團體之事甚多而且要徵特互研學問已也如去年奉到警察事務所奉內

務部飭查醫生履歷照原頒表格須有畢業學校文憑者爲合格嗣會中復文陳述中醫素無學校故無文憑惟十年前同人等稟辦醫藥學研究社互相研究應請與學堂畢業者得以等其資格云云次會計報告一年收支次投票更選職員次開票裘君吉生四十六票當選爲正會長胡君瀛嶠卅六票當選爲醫界副會長張君若霞八票當選爲藥界副會長何君廉臣廿九票陳君心田廿三票包君越湖十五票周君越銘十三票高君愼生十一票史君愼之十一票高君德僧嚴君紹岐鈕君養安各十票曹君炳章孫君康侯各八票張君子光趙君仲友各六票吳君麗生朱君俊臣各五票十五人皆當選爲評議員陳君愼齋五票陳君仙士駱君保安王君行恕各四票錢君少堂徐君仙槎各三票徐君鑑槎何君幼廉潘君文藻葉君堯臣各二票十八人皆當選爲調查員再文牘員由周君越銘兼任會計員由孫君康侯兼任交際員由汪君竹安周君汝楫擔任庶務員由鈕君養安陳君愼齋擔任書記員由嚴君紹岐吳君麗生擔任次撮影次搖鈴散會聞裘君吉生以他務冗繁已提出辭

職書於會中照章當以次多數胡瀛嶠君遞補爲正會長何廉臣君遞補爲副會長

新會員題名

陶君連榮 紹興人 介紹者胡瀛嶠君 通訊處 紹興平水乾豐茶食號

陶君鳳慶 紹興人 介紹者胡瀛嶠君 通訊處 紹興平水福泰茶漆號

陳君近三 紹興人 介紹者張若霞君 通訊處 紹興漓渚中市

陳君仙士 紹興人 介紹者胡瀛嶠君 通訊處 紹城水溝營

楊君幼卿 紹興人 介紹者裘吉生君 通訊處 紹興東浦全美衕

史君久鏞 紹興人 介紹者裘吉生君 通訊處 紹城史大昌磚灰店

劉君海颿 紹興人 介紹者孫康侯君 通訊處 紹城香橋孫侯康醫寓

賈君玉衡 紹興人 介紹者裘吉生君 通訊處 紹城北海橋裘氏醫院

陳君士美 紹興人 介紹者裘吉生君 通訊處 紹城北海橋裘氏醫院

王君竹亭 紹興人 介紹者鈕養安君 通訊處 紹興城中

本分會紀事

神州醫藥會總會臨時機關消息

鄔天恩君來函

(上略)弟近已到杭而友人中研究醫學者常有願入貴會以資聯絡務祈將貴會章程寄下以便分送(下略)

徐友丞君來函兩則

(上略)各處來函命弟轉索貴會章程者甚多希卽惠寄多份俾可分寄入會費與常年會費亦乞示明(下略)

(上略)讀三號貴報忻悉上海紹興設立臨時機關以維持上海總會無任欽佩茲特捐洋二元以助一切設備之用(下略)

徐相宸君來函

(上略)總會事包識生君有他處之行弟令其將所有會員通訊地址及卷宗檢存敝處因會事既無形消滅而卷宗等倘亦失去豈不更難交代(下略)

報價表

新報	全年	半年	一月
册數	十二册	六册	一册
定價	一元	五角半	一角

代派或一人獨定十份者八折五十份七折郵票抵洋九扣算空函恕復

舊報	一至十三期	十四至十七期	十八至四十四期	四十五至六十八期
定價	五角	三角	八角	二元

郵費	中國	日本台灣	南洋各埠
	加一成	加二成	加三成

廣告價表

等第	地位	一期	六期	十二期
特等	底面全頁	八元	四十四元	八十元
上等	社論前全頁	六元	三十三元	六十元
普通	各襯紙全頁	四元	二十二元	四十元

注意

所稱全頁即中國式之一單面外國式之一配奇如登半頁照表減半算

本社出版醫藥書籍七十餘種皆世所罕見之孤本及名家未刊之精稿又代售各處社友手著最新醫書二十餘種定價皆廉因宗旨不爲謀利專爲流通也凡醫藥爲業者固宜爭先購閱以輸進學術於臨證治病大得裨益卽普通人民購閱此種書籍稍備醫藥常識未病時得明保衞之法已病時勿爲醫藥所誤費小功宏較之購他種書籍其損益不待贅述印有書目奉送不取分文函索卽寄

添聘代派

本報出版已至八十餘期無論醫界藥界卽不業醫藥者亦多愿購閱因內有問答一門不啻人人之顧問有病卽可函詢今爲各處來函訂閱者便利起見不拘前已設有代派處否再當廣爲聘訂凡愿担任者請示一明片卽當奉約至酬勞格外從豐

紹城紹興醫藥學報社啓

中華民國郵政特准掛號認爲新聞紙類

紹興醫藥學報

原八十六期戊午六月出版

神州醫藥學會紹興分會發行

第八卷第六號

本社發行部廣告

前荷函定本報半年之閱者
諸公自本期寄到
台端後請即　來函續訂併惠
寄報資以便繼相寄上預定全
年而未寄足報資者亦祈從速
惠下至代派處未繳餘找照章
亦請於本期報到即行寄清否
則概行截止特此奉告

發行名著

隨山宇方鈔一卷爲烏程汪謝城先
生曰楨所手輯所收皆有用之方先
生別號荔牆蹇士爲海甯王孟英先
生論醫之友王書多經先生評批人
所共見獨是書皆欲覔而不可得荔
牆叢書中雖附刊之乃因版毀書無
流行本社主任裘君吉生知先生司
鐸吾邑時曾有副刻訪求多年今果
爲其購得原版歸社發行本國紙精
印一大册定價二角不折不扣又寄
售虛勞要旨每部二册定價三角五
分　紹城北海橋醫藥學報社啓

紹興醫藥學報第八卷第六號目次（原八十六期）

古籍選刊

社論

大增刊第一目錄

大增刊第二目錄

社論

中醫宜用看護婦及養成看護婦學識之法說

張汝偉

人之不死於病而死於醫之手藥之謬已爲吾國民所公認者矣寒症而用硝黃入口即斃熱症而用桂附含藥而亡此乃庸醫認證不確妄投湯藥所致無怪世人之切齒痛恨於庸醫也雖然庸有未盡然者倘吾國而有看護婦也其禍即不至此惟無看護婦病至亟危雖遇良醫而多不救者皆服侍之不得其法煎藥之不得其當有以致之也或者曰吾中國人病其看護而服侍者非父母子女夫婦兄弟即至親姻戚其父母子女夫婦兄弟至親姻戚孰有人不求其愈不小心而謹愼不服侍而周到者豈有特別看護之法可以助醫藥之不逮者哉子之所言毋乃過乎余曰不然看護婦之所以異於常人者有醫生之資格能識病之變遷有多見之閱歷能知藥之去取用以煎藥則炮製得宜氣味㕮咀能得其全若遇外症則手術一切尤爲完備蓋吾國既無中法醫院醫生診病僅以一方塞責其他一任看護人之手續看護之人若有偏見畏虛議補畏熱思清信口雌黃道旁築室醫生來診苔脈既以忽

略而看護人之所告又復不倫如是定方而欲其起沈痾也難矣如有看護婦在則病人此一日中之變態若何服藥後之所見若何瞭如指掌醫者來卽告之以原委再參之以舌脈自然方多中肯而得其萬全此我中醫宜用看護婦之說又一也且一家中人各有事牽既不能專心致志又不能苦坐一室聞呻吟而覷噓見叫號而心亂復暇能察其是虛是實是寒是熱也惟有看護婦在則凝神定志以究其因按部就班以侍病人安家屬之心無荒張之態此我中醫宜用看護婦之又一說也至於養成看護婦之學識必須創立中西合法醫院使其日漸觀摩以資閱歷而醫院之創設包戰生何廉臣諸君屢經提議每苦經費難籌而未果謂以爲中醫院之設不必盡建西式洋房鋪張許多器具只須中式平房但求高爽清潔空氣滿足場地寬暢多種花木合宜病者之氣體而已每於縣城市鄉都會聚集之區均可設一二所以便病人而診病醫士不妨中西兼設復於院中特設女子練習看護所一面盡義務以資學識一面編講義以訓模範畢業之後備人敦請如貧病之家送入院中

取費宜低廉民心自然欣悅如是則家中有病家屬既不須惶且得其益醫生立方用藥亦可無掣肘之虞如遇時疫盛行家屬卽可稍避亦可稍釋皋魚之感以盡親親之心此醫院之不可不設看護婦之不可不用其利害得失尤屬彰明較著者也謬故不辭謭陋爲無形之提倡於前尙祈好善之士竭力圖成於後則余心滋慰矣

中國醫學保存說

周逢儒

世界文化最早之國非吾中國乎中國文字語言之奧學術思想之富均非他國所可及者卽醫學一道其發明乃在四千年前始創自伏羲繼於神農至黃帝岐伯扁鵲倉公張仲景等而斯道大備矣唐宋元明等朝代不乏人及至今日人人皆棄舊而學西法以爲中國之醫學紕繆極矣不若西法之見病用藥直截了當也嗟乎是何言耶而古來醫學家治病其法之奧妙非庸夫俗子所能知遑論外人今乃輕視至斯何也亦有因由在焉

一由於古醫書之輾轉相鈔謬誤字句也　內難傷寒金匱諸經書乃醫籍中之五

經也。然數千年來。輾轉鈔讀。能保無一字錯誤者鮮矣。而錯誤字句其害直與殺人等。譬如治痧氣腹痛者用礬石研末和水吞服苟誤爲礜石則其弊何如也。故釐訂古籍。乃屬要圖。

二由於醫士未能博通醫籍也。醫乃仁術。若視爲牟利之藪者謬矣。而今之醫生。僅讀湯頭歌訣脈法藥性賦數書。卽可行醫。不知此數書者。乃粗淺之書也。初學入門。便於熟讀。若以爲治病之寶筏。而不於古大名家經方學說。加意研究。鮮不誤事。

三由於醫士得一治法。守秘密而不欲流傳也。吾國醫士之心理。凡得一法。遂秘而不宣。雖知友不傳。蓋恐一經流布。被人攘奪權利也。若歐洲則不然。凡得一新法。立卽登之報章。或著一書。通國醫士。咸虛心而學其法焉。

以上三端。雖不能盡其弊於萬一。而其大略固如斯也。然則保存之法奈何。一讀經但取其精義。而闕其謬誤之語也。今世醫士。以爲古書之謬誤。而置之高閣。不知內難傷寒金匱諸經。雖有一二錯誤之處。而究屬諸聖精心結撰而成。其中精義。在在皆是。學者但取其精華。舍其謬誤之語則可。若廢而不讀。則猶學文之人。未讀經史。及欲作文。則一無根柢矣。

二流通醫學書籍。使價低廉而易備也。　吾國醫書適用者。浩如烟海。然書價昂貴多。而低廉者少。寒素之士。心欲備而苦無資。亦有雖出重價。而不能得者。不使流通故也。（昔粤中劉筱雲、曾郵滙書欵至錫。託代購本經疏證一書。蓋粤中雖知其名、而實難購也）　流通醫書之法。當勸各邑醫會。廣備難覓之書。則有志之士。毋慮購致之難。而學術湛深矣。

三宜自求保存。切勿依賴公家也。　共和國家。責在人民。人人有保存國粹之責。若當國者心理。或主永久廢棄。或主嚴行取締。係屬酷例矣。若欲求其保存。詎非夢囈乎。倘限制著述。即非推廣吾國醫學之道。反自窒其生機耳。

四廣開醫學會。以交換知識也。　蓋人學問雖博。安能無一二疑義者乎。夫一人之知識有限。誠能實行其事。既可以聯絡感情。又能交換知識。其益非淺鮮也。

五融會各學派。但求其是。不可生門戶之見也。　吾國醫學。大約有數派。或主溫補。或主攻伐。或主滋陰。或主輕淸。皆因各地氣候而異。學者但融會各派學說。對症下藥。惟求其是。不生妒嫉之心。則中國醫學。庶幾永久保存也。

六診視後必須錄存。以便審察得失也。　醫案云者。診視病情之得失也。古人治病。必有醫案。亦猶倉公之診籍也。自有錄驗。故能流傳至今。不然吾國醫學。早已失傳矣。斯亦著書之功也。若各懷秘訣。默而不宣。學術之純疵。既無從知。而於保存醫學之道愈遠矣。

七聯絡藥業。使藥料愼選純正也。　醫藥之不振。藥業亦居其多數焉。蓋方未誤。營藥業者。或因價貴而作弊。則其害不在醫士。而在於藥矣。服藥之家。咸歸咎於醫。不知藥之假也。故欲保存國粹者。當聯絡藥業。使藥求純正。愼毋自誤也。

綜上七則。雖太覺簡陋。然能實行此數者。吾國醫學。或可保存萬一。乃今之醫家皆廢中醫。崇西醫。而西醫反譯吾國之古醫書。研究藥物。抑何故也。世人其醒悟乎。

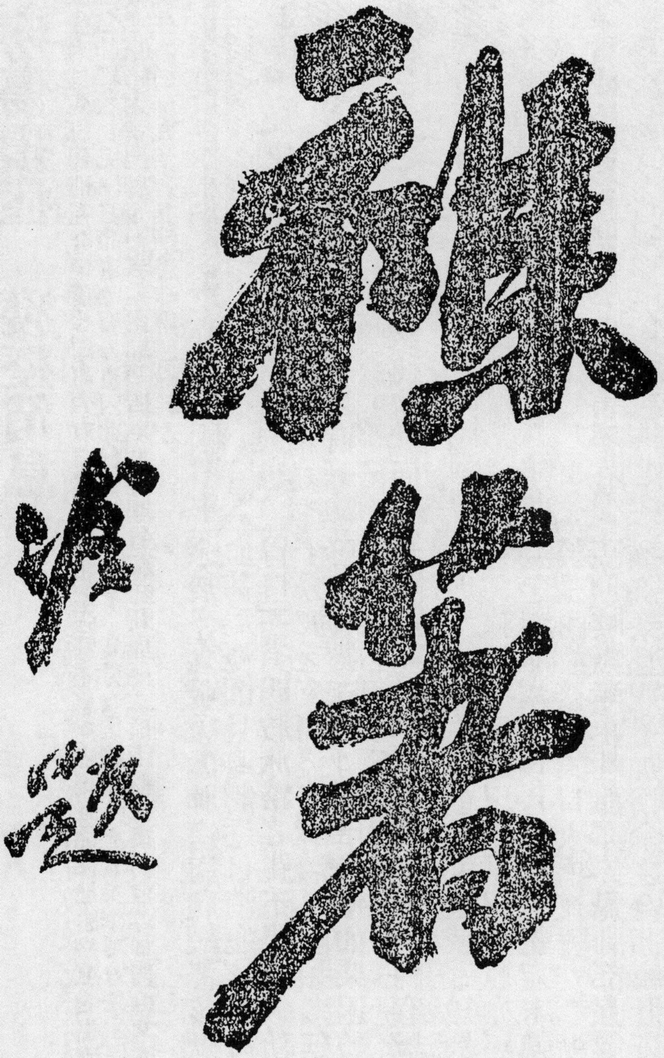

重刊四科簡效方序

曹炳章

世人常謂有一病必有一藥可治。有一證必有一方可療。雖然亦有有其病而難遇其方。有其方而不遇其病。通都大邑有如此。若僻居鄉曲。或旅行舟車。病發倉卒。何以處之。轉不如將已試驗之方。積錄成書。以公諸世。俾病家不及延醫之處。得以按症選用。其利益爲尤普。王君孟英。邃於醫者也。有見於斯。爰集是編。或得於見聞所及。或曾經親手試驗。擇其平易可用之方。編爲四卷。曰內科。曰外科。曰婦科。曰兒科。題曰四科簡效方。書成。未及刊印。烏程汪謝城先生。手錄副本藏之。先生歸道山。藏書散布人間。是編爲田杏村舍人所得。閱其方。抉擇精審。簡明且備。讀孟英歸硯錄有云。余近采簡妙單方一帙。名曰蓬窗錄驗方。多醫家宜備之藥。可以應世。可以濟貧。吾鄉蔣生沐廣文。見而耆之。已梓彙刊經驗方矣云云。此編所采較多。而仍不失簡妙。且易於購辦。誠仁人之用心也。余謂天下奇方之有經驗者。原不恃藥之珍貴。在用方者之對證耳。用得其當。雖牛溲馬勃。亦足以起危疴。用失其宜。雖犀羚冰麝。或反至於僨事。彙集秘方。苟能對證檢用。未始非拯人疾痛之一助。無如近來市井之徒。得一驗方。往往秘而不露。或留作家藏鴻寶。觀爲奇貨可居。忍使良方湮沒。奇病危亡。昧理喪心。莫踰於此。在富貴尚可求生。而貧病祇堪待斃。撫心自問。罪可逃乎。余近爲孟英刊遺書。而四科簡效方。紹興徐氏雖有刻本。在遠方仍無流傳。爰取汪氏手校本。重爲校訂。加以圈點。列於叢書之內。同付石印。與其秘藏於一人。不如公布於天下。徧利於一偶。何如共利天下後世之爲愈乎。

中華民國七年二月四明後學曹炳章赤電氏序於紹興之和濟藥局

重刊王氏醫案三編序

曹炳章

嘗聞有是病。卽有是藥。但些小之病。臟氣固有抵抗病菌之能力。雖不藥亦能自愈。若偶遇疑難危症。認爲寒者必投熱。認爲熱者必投寒。認爲虛者必投補。認爲實者必投瀉。雖廣延諸醫於一堂。其主見必各是其是。際此吉凶反掌之時。反令人茫無適從。甚至日易多醫。不問寒凉補瀉。遇藥即投。直至氣絕人亡。病家亦竟委之於壽命。聽之於大數。嗚呼。興言及此。不勝扼腕。詎知皆由後人學識未精。審證不確之誤耳。苟能推尋奧妙。研究精微。博覽前人醫案。參察脈理。一思百慮。感而遂通。鮮有不能取效者。俞桂庭先生云。醫理深微。非上智不能討究。以百人習醫。無十人成就。成就之中。無一人精通。得一明醫。談何容易。然事在人爲。貴乎自立。如王甥孟英之銳志於醫也。足不出戶者十年。手不釋卷者永夜。邇年在婺屢起沈疴。余每聞而喜躍。所有歷年治驗。曾令其須存底稿。史縉臣先生亦云。無論內外大小。一年之中。豈無一二奇證。若懷之於胸臆。則近於秘道之傳。何不將所治何病。現何證。服何藥。如何療。如何愈。以爲醫案。使後人有跡可循。而無識認不眞之憾。俞氏又云。縉臣先生亦有此話。可謂先得我心。世之爲醫者。遵史氏之格言。效吾甥之苦志。出而問世。必可加人一等也。孟英之留存案。可謂承舅氏之遺訓。遺史氏之格言。久而行之。漸積成卷。迨癸卯冬。周君光遠。選刊自道光甲午迄癸卯醫案兩卷。曰回春錄。張君柳吟等。復集甲辰至庚戌醫案七卷。題曰仁術志。咸豐丁亥春。楊大令素園。重爲刪定。詳加評點。附霍亂論於後。合梓於江西。改題曰王氏醫案正續編。繼刊於江浙。久已膾炙人口。後如徐君亞枝等。續采自辛亥至咸豐甲寅之驗案。亦名王氏醫案三編。然仍仿編年例之。以期遞增無已也。又如乙卯至丁巳醫案由先生自編。即歸硯錄之卷四是也。其餘驗案。散見於古今醫案按選。及洄溪醫案。名醫類案者亦不少。惟醫案三編及歸硯錄。刻於潛齋十種之末。原版已遭兵燹。且無翻印行世。故流傳甚稀。民國元年。李氏校刊潛齋八種。亦未采此二種。余於丁巳秋。偶在舊書肆。得潛齋十種。備重價購歸。恐再散軼。爲此即謀石印。併增王案正續編。冠於三編前。俾相接續而成全璧。余嘗讀先生案。益佩先生敏而好學。嘗寢饋於醫學。更能參究性理諸書以格物窮理。故審病辨證。能探虛實。察淺深。權緩急。每多創闢之處。然仍根據古書。其裁方用藥。無論用補用瀉。皆不離運樞機。通經絡。能以輕藥愈重證。爲自古名家所未達者。更有自始至終。一法到底。不更方而愈者。良由讀書多。而能融會貫通。悟超象外。故楊氏有云。王氏醫案。議論精透。前無古人。周氏謂其治病若天授。皆不易之定評也。

中華民國七年二月日四明後學曹炳章赤霞氏序於古越之養性廬

重刊歸硯錄序

曹炳章

歸硯錄四卷。乃王君孟英壯遊時。偶有聞見所錄。漸積成卷。其間議病論症。或表著前徵。或獨攄心得。或采前賢未刊醫案。或錄平時自治議案。如譎評魏氏名醫類案。及溫病條辨。雖不分體例。然皆能發前人所未發。悟前人所未悟。弗拘於古。弗拘於今。其著論以淸。燭理以明。抉摘搜剔。匡然能去其非而存其是。千古流弊。一旦冰釋。萬世疑竇。一朝道破。奇情妙緒。層見疊出。

重刊歸硯錄序

楊素園有云。苟能勤學。不患無術研窮。久而聰明出。閱歷多。則機智亦生。第苦於世醫之不讀書以禍世。及不善讀書以悞世也等云。吾謂先生敏而好學。能一思百慮。所以能興此完美之學理。成有清一代醫中之偉人。炳章素慕先生學。恨未能徧讀其書。如潛齋叢書者。前購覓十餘年不得見。渴望可謂至矣。民國四年。始見李氏排印之八種。民國六年夏末。得見抄本歸硯錄。是書由南京張君樹筠手錄。贈余友裘君吉生。當時余亦見而過錄一部。不期於是年秋。閱市中復購得潛齋叢書十種。較李印增醫案三編。歸硯錄。兩種。余復將抄印二種歸硯錄。互相校勘。計校出張抄本訛誤三十七字。故仍照木刻本付印。惟張氏抄本。驢羸辨下。有樹筠先生評一條。語多經驗閱歷。故亦增入。冠以筠按二字。以期識別。余不文。校刊既竣。爰誌其得書付印之緣起如此是爲序。

中華民國七年三月四明後學曹炳章序於和濟藥局

雜著

辨黃液上衝之虛實

胡瀛嶠

目之爲病。症類不一。黃液上衝。症之最急者也。觀本社八十五期醫藥學報內。載有康維新君目疾最急性之黃液上衝說。治療得法。解說詳明。欽佩之餘。竊願進言虛實。補助康君所不逮者。藉資交換經驗而已。蓋康君卓著黃液之實症也。實症治法。除康君甲乙丙三方外。宜投通脾瀉胃湯。芍藥淸肝飲。白虎湯瀉黃湯之類。惟近來人心愈巧。心血愈衰。嗜好傷其神。色慾損其身。故黃液爲患。虛症最多。形象雖與實症相同。而風輪上起有陷星。或時痛時止。六脈無力。治宜養陰淸胃。略表微寒。萬弗過瀉。過瀉則痼疾成矣。瀛承愼齋夫子諄諄訓誨。行道數十年。每遇是症加意研究。不無奏效。法當玉女煎。十珍湯。生熟地黃湯。(三方附後)診脈加減。外用吿明丹。賽空靑丹。珊瑚紫金丹。(見應驗良方瀛嶠編輯)隨形配點。致免膠柱鼓瑟。十中間有一虛寒症入手。須參蓍附桂溫散之捨症從脈。審愼精詳。要不可不細心研究者也。

玉女煎

大熟地八錢 鹽水炒懷牛膝三錢 破麥冬三錢 鹽水炒知母二錢 煆石羔四錢

十珍湯

秋石二錢同炒 大生地八錢 炒當歸二錢 炒白芍三錢 丹皮三錢 潤元參三錢 地骨皮三錢 鹽水炒知母二錢 生甘草八分 天冬三錢 麥冬三錢

生熟地黃湯

秋石二錢同炒 大熟地八錢 青鹽八分同炒 大生地八錢 煨防風一錢五分 鹽水炒懷牛膝三錢 羌活一錢五分 炒枳殼一錢 杏仁三錢 川石斛三錢 甘菊花二錢

雜著

更正表

餘姚康維新

醫藥一道動關生命差之毫厘謬以千里茲特將第八卷第五號之誤點一一錄出乞卽更正

(頁數)	(行數)	(正)	(誤)
三九	二	衝	衛
三九	九	病者疑爲邪祟	病者疑爲祟
四一	八	西錦紋(酒洗)四錢	四錢半
四一	六	半煆石膏	煆石膏
四二	二	鮮地黃五錢	五錢半
四二	三	半煆石膏	煆石膏
四三	二	川撫芎六分	六錢

土耳其浴(錄中華小說界補白)

半儂

土耳其浴

洗浴之法。各國不同。華人洗浴。以帶水之磨擦爲主。日本以沈浸於水中爲主。西人則先以布蘸水。擠乾之。周身四擦。後用溫水或涼水。冲其全身。法雖不同。去垢之道則一。獨醫家及衛生家所盛稱之土耳其浴。方法大異。二年前。余偶有感冒。就診於某德醫。醫言無須服藥。僅一土耳其浴。卽可去病。余從之。入虹口某西人所設之土耳其浴室。納價一元。侍者先爲余去衣。然後導余入一熱度極高之小室中。緊閉其門。不通氣息。余坐未片刻。覺周身汗流如注。腦筋瞀亂欲暈。駭而狂呌。侍者始啓門入。用一已蘸水而又擠乾之布。徧擦余身。卽以汗爲浴水。擦去其垢。擦已。問余用溫水冲。或用涼水冲。余言溫水。乃導余入他室。用溫水冲之。冲畢。用毛布拭乾。又導余入一溫度極低之室中。余冷極而抖。大號。約過三數分鐘。始導余出。爲余穿衣。此種浴法。時而熱如火坑。時而冷如雪窖。吾國醫家聞之。不特斥爲荒謬。抑且不肯深信。然而余疾竟從此瘳矣。

水之消毒方法（錄上海中華新報）

无咎

水爲人類生活之要素。而中多含足以致人疾病之原質。微生虫無論巳。火山支脈之所在。其水必有硫素參雜其中。潦澤之所在。其水必多酸素。泮冰之際。及時雨過度。其水亦濁混不堪。若不設法消毒。卽可釀疾病於人身。今西人多貯水於缸。缸底敷淨沙尺許。鑿缸底一孔。鑲以極細密之銅鋼漏綱。幷裹以夏布。使水中之微生物及其他濁穢。皆爲細沙所吸收。卽消毒之一法也。然此法雖善。僅能澄清參雜於水中之微生物及其濁穢。若爲澈底澄清之計。則當並置白礬於水中。以消毒性。礬宜細碾。（礬入水火之中。皆能自淡。本無須細碾。恐投之不勻。故以碾爲合）其量視水之多寡而分配。大略每白礬二錢可爲一石水消毒之用。多寡類推。如不用白礬。置最良之木炭亦得。惟置炭水中。一日至少須更易一次。隔日卽無驗。

編輯中西生理學之研究及體例說（錄課卷）

編輯中西生理學之研究及體例說

鎮江劉吉人稿

中國生理。詳於內難及針灸銅人諸書。其內景臟腑經絡穴道諸圖。彼時以因無顯微照像石印各法。故無精細詳圖。學者苦之。而內經素靈之法。神氣貫通之理。則出於新學之上。今西人剖驗之法愈精。顯微索隱之論愈密。而又加以照像石印之工。古時之論說。向苦不知其解者。今則迎刃破竹矣。惜名詞不同。說法亦異。在初學尙有隔膜之弊。雖有中西滙通等書亦中自爲中。西自爲西。實毫無融會之處。此編輯中西生理學之體例。不可不研究者也。人生學年之光陰易過。卷帙浩繁。又恐學者之腦力有限。眞理無窮之變化。言辭太簡。又恐不足賅括而無遺。鄙意以爲當分二類。一類便於初學。始終於畢業之年。一類集爲大成。參考爲檢查之便。體例則皆以中爲體。以西爲註。以中爲綱。以西爲目。圖則中西並存。說則中西全備。學堂用品。則仿教科體裁。編爲百課類書。參考則仿時珍綱目。加以發明。辱承明問。敢具管見以對。

腫脹與咳嗽之關係論

前人

腫脹者。病形於外者也。咳嗽者。病根於內者也若問其關係。無論何邪爲病。以及本於七情者。皆有連帶之關係焉。古時則有濕腫之說。雖有氣血痰食水之分。皆本於脾肺二臟。以先腫後嗽屬脾。先咳後腫屬肺。治法則不外培土生金。健脾肅肺。今則漸知氣復爲腫。腎不納氣之咳。近則多患熱腫燥咳之病。更有因戒烟丸藥之毒。發腫脹咳嗽者。則其病根。全在於胃。上犯肺絡。下耗腎陰。二便秘結。甚屬難治。甚有腸胃癰膿。潰於不內不外夾縫之間。變爲腫脹咳嗽者。則更屬難治。非有剖解妙手。取去瘀塞。不能救也。近有一婦人脇下有一熱痞。因服熱藥燒針。而致腫脹咳嗽者。已待斃矣。吾令其服方諸水。及蚌囊。消去四肢之腫。僅餘腹脹矣。欲再服。苦無購處。而其婦又極貧苦。吾所傳之方。不服者多。甚矣貧苦之病更可憐。不知其將來效果何如。容俟探明。再爲報告。今敢同道勿拘泥諸腫皆溼之一語。諸凝結痞塊。皆屬於寒。則病者。受患多矣。大抵先腫脹。後咳嗽者。由外而內。由肌肉而達於臟腑。是謂逆傳。勿作吉論。醫之過也。先咳嗽而後腫脹者。由內而外。由臟而腑。由內臟而達於肌肉。是謂順傳。可作吉看。有不愈者。皆醫之過也。此外猶有分別者在焉。但腫而不脹。其病輕。但嗽而不咳。病亦易愈。脹甚於腫。咳甚於嗽。脹而不腫。咳而不嗽。雖輕病。亦當愼防其重。其致命者。必增一喘急。則其關係之理。全在由內而逆傳。由深入於至深元氣之府。受病邪所攻也。可不懼哉。

毒藥治病之釋疑

前人

經云。大毒治病。十衰其六。小毒治病。十衰其七。無毒治病。十衰八九。其餘以食養盡之。毒藥非不可用也。惟用之者。辨症成績如何。則當於平昔考察之。苟平昔成績優美。非盜名者。則信之服之。不必疑也。蓋醫之用藥。非好爲駭人聽聞者。亦有不得巳之苦心耳。而後出此下策。拚自己之名譽。救病人之垂危。此良醫之胸襟。非市醫牟利之術也。此等醫士。多不合於富貴。惟貧窶終身者多。其食報多在於子孫。後世名士。斷不肯爲也。況六神丸方。并無毒者乎。豈可與仁丹相提并論哉。六神丸有毒一語。係造自敵國。以制住外貨。不許輸入之政策。仁丹準其外運出口。行消別國。以賺人之錢。以利己。則其心尚可問乎。救命丹不準入口。送命藥準其輸入。歲進馬非二十兆。製成別藥。害人上癮。仍是販賣鴉片之故智。其國其民。天將假手敵人。使無多遺矣。

發明螟蟲功用（錄七年三月廿一日新華報）　伯峯

自楓涇儒醫陳容甫君。發明螟蟲治病功用。而該鎭諸名醫。組織之醫學會中。亦邀集全體會員。共同研究。並將螟蟲當場剖驗。確爲唯一之滋補品。故又印發傳單云。螟蟲形如春蠶。伏稻之根。下首上尾性善動。爲陰中之陽。味甘淡。如燕窩。又如蘆根湯。色白微黃。得土氣之正。剖驗腹中。用鏡顯之。脂液頗多。並無毒質。蓋螟蟲食穀之精。得土氣最厚。有滋補人生之功。能除虛勞膨脹熱痢等症。藏法將螟蟲用文火焙乾。去嘴。服時或研粉吞服。已化蛹者不用。

鎮江現行時症說（附防疫救急法）

劉吉人稿

吾鄉現行時症。暴病暴死者。初起不過頭痛。略有寒熱。或嘔吐。或不嘔吐。不過二三點鐘。卽行斃命。死後亦不傳染他人。鄉人並不知衛生。亦不知離隔趨避。常見有一人死。而合家男婦老幼。聚室而處。安然無恙。已過月餘者。有兩處茶館主婦。皆患此而死。家屬無恙。茶客亦無恙。 其餘有吐血便血而死者。有患喉痧而死者。大率經云。暴病暴死。多屬於熱。苟內無蘊熱。 卽無傳染之媒。彼防疫之石灰臭素等類。皆防濕邪爲疫之法。施於今年之疫。竊以爲非但無益而且有害也。轉瞬三氣交來。火氣更旺。防疫症者。當另求善法。 不可襲西醫之舊矣。

調查死者身體。率皆紫色。雖吐血便血二三日。其色仍紫。其爲血熱可知。血中炭養氣之成分太多。身中輕氣淡氣。不足以排泄之。故有此變象。防之之法。與急救之法。亦惟有用富於淡氣。及水素之物。以補其缺乏耳。

青菜　蘿蔔　茨菇　荸薺　木耳　青果　宜常嚼食之

蛋廠所用淡輕三水。可以救急。但將此水瓶口去塞。近病人鼻孔。病人被此水氣味上沖。即可眼珠活動。得保生命矣。樂善之家。宜多備小瓶密封。以備救疫。則功德莫大焉。此水以純清如水。無雜色者爲佳。貴社亦可製小瓶發售。化學藥房有大瓶發售。瓶口有螺紋木塞。因輕淡二氣。皆善非散也。小瓶宜臨時裝入。以免折耗。

郭瞎子

竹芷熙

郭瞎子。善卜。人咸以瞎子稱。而遂沒其名。瞎子之父晉臣。老學究也。稍知醫。未嘗爲人治病。生瞎子。幼而慧。名曰慧兒。過目成誦。至十餘歲。目遂盲。

晉臣無奈。轉使學卜。而于五星子評等書。雖口授。若已讀。故其卜甚精。問卜者。日數十人。而家以小康。初晉臣之教瞎子曰。爾學卜。稍知醫尤佳。凡問卜者。病占多數。必須問病原而爲之卜。卜後。謂之曰。是病寒。課中可用附子干姜。是病熱。課中可用銀花連翹。是病風。課中可用荊芥防風。是病濕。課中可用茯苓蒼朮。是病暑。課中可用西瓜翠衣六一散。是病燥。課中可用生地麥冬。是病大便不潤。少用大黄芒硝以潤之。是病小便不通。卽用茯苓通草以通之。通常之病。必記一二味通用之藥。以安病者之心。藥味宜少。分量宜輕。若中病。必問愈。不中病。亦無害。如是則爾卜之名。必大噪也。瞎子記之熟。問病者。奉若良醫。非若尋常之卜。或云犯鬼忌。或云家宅不安。求神不靈。求醫罔效。或過五日。或過七日。可保無恙。病家信卜言。不延醫調治。過五七日。病竟無可如何。曰此卜者之靈。果符日數也。卽有將信將疑。强延醫服藥。過五七日。而病勢已退。不曰醫之良。必曰卜之驗。郭瞎子竟若與

雜著

相反者。則誠善卜也。晧子有子十五歲。亦慧。已入中學。諫父去卜。曰。此欺世術。非久常計。晧子不能聽。秋八月。晧子病欬。喉燥無痰。口渴畏寒。召同村王醫。王曰。是秋燥症。宜淸肺生津。晧子曰。非也。我日卜數十人。口談數萬言。精神疲倦。乃爲虛寒之衆。爾之方。非我所宜服也。又易一醫亦然。鄰家延商醫至。其子告之曰。商某在彼。曷召之。晧子曰唯。商醫者。固醫中之矯矯也。至則診脈。見其畏寒。卽云此爲虛寒症。非溫補不可。立方而去。其子疑之。謂父曰。何不問卜。晧子曰商先生之方。實獲我心。無疑也。卜以決疑。不疑何卜。然則課中之藥。何不卜而嘗之。晧子曰。課中之藥。只可以治人。不可以瘳我。其子尤不信。竊就他卜者而卜焉。曰。吾父有疾。三醫至。各是其說。立方亦不同。不知何方良。請卜之。卜之。得明夷。卜者曰。明夷乃箕子之象。箕子。商人也。以我占之。商醫良。遂服商醫方。一劑尤可。二劑而病加。竟至遷延月餘。喉燥痰滯。不可救藥而逝。後其子以中學畢業。遊學德國。入

郭晧子

專門醫學校。十餘年。得博士歸。

枕石主人曰。卜以決疑。不疑何卜。瞎子固爲人卜疑也。課中之藥。宜其爲人治病。非爲己治病耳。其子就他卜而卜之。竟以商醫之藥進。是所謂不死于醫。而死于卜。

益母草　前人

益母草。味辛性微寒。先君子恆謂熙曰。婦人血崩。非益母草不爲功。鮮者尤佳。熙思血崩者。氣將脫。古人云。血脫益氣。益母究非補氣。且專消瘀。若血崩腹痛。手不可按。益母猶可用之。亦須佐以棱莪。餘則非所宜也。去年六月初旬。同邑李氏婦。適患此。延熙診治。診其脈。兩手全伏。四肢厥逆。口不能言。目不能視。氣息奄奄。危在旦夕。下部之血。猶若泉湧。牀下灰。已積有尺餘。皆爲血所沾濡。熙問其因。李曰。昨日予家刈穀。濕穀登場。必晒換一二次。以防萌芽。予婦經水適來。入場晒穀。烈日中。收換過勞。至申刻。昏撲于地。血瀉不止。家人扶至牀上。昏迷不省人事。已七八時矣。熙以爲經水適來。暑熱內逼。血海若空。熱將從空而入。所謂最虛之處。便是容邪之處也。此雖血崩。當防熱入血室。症無熱入血室之形。而其因必宜從此治。脈之。不現暑熱內鬱。再三思維。竟書一方。鮮生地乙兩。鮮菖蒲三錢。鮮石斛四錢。黑山梔三錢。生白芍五錢。生甘草一錢。嫩竹葉二錢。鮮荷葉半片。書方將成。擱筆搓額。有不敢擅專之意。一老婦柱旁。睨視之。曰。病急矣。何不速成乃方。熙見之。初以此婦何知。傲不爲禮。老婦曰。爾非某某之子耶。何不記憶爾秘傳焉。熙聞此言。神呆目眩。莫知所答。老婦曰。爾隨我至道旁。自知之。熙隨之。見道旁幹方而勁。葉細而青者數株。指之曰。近非療血崩之要藥乎。爾家秘傳。何竟忘却。熙迫不及待。李又摧之急。遂拾數株付李。命貨藥。加鮮益母草兩餘。煎飲一劑。兩脈出。厥回。越一宿。又服一劑。血亦頓亡。始訊李。老婦何如人。李曰。此予鄰舍。已七旬有七。通文墨。亦稍達醫理。熙詣之。老婦命坐。通音好。謂熙曰。乃祖乃父。過我。必通訪問。爾後生輩。少親匿。故不知也。昔妾少時。母五旬餘。亦患崩。爾祖適在吾家。先煎鮮益母草飲之而止。繼用歸脾湯調理而愈。妾查女科書。崩漏諸條。立法無所不備。而益母之神效若此。全無道及。故妾記之。不敢忘。爾之立方。非無法。不加此味。終難告厥成功。熙曰。然。先父仍爲熙言之。因其長于消瘀。必動血分。是以不敢用。且李婦之崩。乃暑熱內逼。恐其熱入血室。此物尤非所宜。老婦曰。瘀不去。新不生。當歸澤蘭丹參。產後皆用之。產後大虛。尙可用消血之物乎。以瘀去則新血自生也。今爾防李氏爲熱入血室。益母尤宜急用。爾不讀徐忠可之書乎。黃癉之偏於陰者。令服鮮益母數觔而愈。黃癉豈有瘀血宜消哉。金匱云諸病黃家。但利其小便益母能消水行血。一莖直上。無風能搖。有風不動。其爲入厥陰經。息血中之風。通二便。解癰毒可知。黃之屬陰者。濕鬱血分。用之固當。而崩之屬暑熱者。熱逼胞宮厥陰風動。用之不其然乎。熙恍然而悟。起立謝

中國近代中醫藥期刊彙編　第一輯

曰。熙不敏。味於物理今聆教言。歸當記之。不敢忘。遂鞠躬伸謝而返。

餘姚康維新

釋彩蛋（俗呼皮蛋）

皮蛋係食物中之一品。世人誤傳爲童便製成。每遇疾病。食之者衆往往引病沉痼。要知皮蛋係超等鹹鹼。及石灰。桑柴灰所醃熟。其色黑。其性烈。病人服之不宜。且蛋外之泥可洗衣服。功與肥皂相等。此昭若列眉之徵也。

袁氏容庵服玉法

龍泉夔臣

取古玉純白無瑕者。雜地榆根而煎之。則玉爛如芋。和以糖屑。以充補品。據云其味不減於清燉百合也。

按先清和珅。嘗服珍珠。一粒之費。不止十萬。時人稱爲宰相食珠。昔年項城。可謂皇帝食玉矣項城所費。雖不及和珅之巨。然亦其爲食法之奇。姑特誌之。

醫話五則

李程九

醫話五則

予質秉孱孱。飲食不節。十餘歲時。貪食江米粽子。及豆粉涼索等物。積或痞疾。經時醫投以攻伐之劑。正氣虛弱飲食減少。盜汗遺精等症時作。先君憂之。命半日讀書。半日運動。二十歲後。淼讀醫藥等書。兼習易筋經衛生等法。夙疾漸次痊愈。前清光緒丙申丁酉年間。服官畿疆。需次津門。往來城關。見小兒染患瘟疹者甚夥。津醫率以表散寒涼等劑妄投。殤亡日多。予方供差北洋機器製造局。工人家有患是症者。令其達知同往診視。用以解肌化毒之劑。疹即發現。再以養陰清解之品。三二日內即占勿藥。此症係風濕浸入皮膚。爲半表半裏症。初起時發燒多嚏。眼胞浮腫。兩目合淚。前後心隱有紅點。若用發表之藥。汗出血虛。疹難透發。施以寒涼之劑。激疹入內。毒難宣洩。曾見有患瘟疹。誤服寒涼等藥。致毒內攻而殤者。被犬剖食。抛棄心肺。攢攻白刺如豆芽狀。情實可慘。故術不可不愼也。

自庚子變後。家居奉親。閉門不出者數年。戊已之交。不避馮婦之誚。重到直

雜著

垣。民國肇造。宛方一帶烽煙遍地。辭差歸豫。適友人挽留。邀入省立第二中校。於是脫離政界。降爲醫士。不敢希冀知事矣。二年秋該校學生。某託其同班校友前來求方。予詳問病症。據云。昨日甲生與乙生對賭。乙生若將壁上蝸牛生食數個。甲生情甘備席作東道主。乙生冒然取食。次日陽物已縮入不復出矣。同校關繫願請教焉。予想蝸牛乃濕化之類。陰寒之性。縱令以溫熱之藥熯其丹田。而濕寒之毒不化。恐難復其原狀。因悟以解食荔枝之方。用荔殼煎服。遂令其購黑錫丹一錢。用蝸牛殼煎湯送下。次早玉莖卽現。不復蠖屈也。

小孫德保。年十三歲。去夏因在地內看麥熱甚。赴菜園井池邊納涼。旋用井水濯足。迫火上攻。咽喉腫爛。水米不入用吹喉散兼服清鼎潤下之劑。七日後方痊。飲食照常。精神疲困。兩足微腫漸過腿膝延及腎囊日見膨脹壯如羊脬。光似水晶。用消腫除濕等藥煎水薰洗。腫脹更甚。玉莖雖亦見腫。而小便順利。尙未壅阻。闔家惶恐。 逢醫便問。皆無以應。予力持不亂投醫主意。 家慈頗不爲然。後用皂心土爲末炒熱。 以花椒末少許撒上。蓋以布單。 令患者坐定。置於腎囊下薰蒸三次。腫卽全消。病亦脫然。鄰村有患是症者。水洗增劇。用是方無不應手。予按腫屬脾濕從水。腎囊爲水會歸之區。脾土不能制水。水濕醞結而作腫。以水濟水。故無效。以塗敷塗。則有功也。

產科一門。吾國多忽焉不講。試產一說。多茫然不知。穩婆抱金錢主意。 大半鹵莽從事。或傷子。或傷母。或子母俱傷者。比比皆是。慘惜殊深。查試產多係男胎。男屬陽主動。故在胞中常形跳動。偶一感觸若臨產然。如計算月數尙未圓滿。縱覺腹疼難忍。甚至胞漿已破。不大轉動。 切勿驚忙。仍令端坐調氣定神。兒胎復部卽適然矣。或遲十數日。或遲一月餘。 定卜弄璋之喜。且無險阻之厄。若徒事驚荒。或展轉牀第。或搥揉腹背。 甚或令穩婆用手探索。强用橫力。致兒不能還歸本位。橫阻產門。母力竭。而兒斃。危險立至。其害有不可勝言者。人處逆境。要忍性順受以待時來。婦人臨產。要忍疼待時。方能順利。俗語瓜熟自落。私生無難產之厄。以其能忍能待也。有婦人者。詎可忽諸。

近鄰宋姓之媳。懷孕八九月。偶經勞動。腹疼欲墮。急延穩婆接生。幸該穩婆年老經驗頗多。入室查看囑令少安勿躁。計算月數。定有試產。令該媳端坐調息。頃刻卽安。並囑其善於保衛。屆時定生男子。且卜順利。月餘後。公婆方夢醒。聞呱呱聲問已弄璋矣。今已十餘歲。弟兄數人。母子强健。其祖父含飴撫孫。津津樂道也。

驗案三則

鎮江袁綠野

曾姓女。年二旬。病十日。延余診視脉象滑急。舌苔焦黃。面目煩赤。咳嗽多痰。頭痛骨痛。便秘溲赤。渴不引飲。有時譫語。熱甚於夜汗出不解。三日前。曾經魏醫診治。伊以爲風寒積滯。用柴葛羌防朴實檳榔神曲姜葱等。服之神煩欲厥矣。余斷以溫邪。傷於手太陰。熱漸入營。半及陽明。溫病最易化燥。

最喜傷陰。留得一分陰氣。卽有一線生機。原爲辛溫剛燥。尅伐太過。刲傷津液所致。宜乎神煩欲厥也。余以知母三錢。川貝三錢。潛心整瓜蔞一兩。杏仁三錢。川鬱金三錢。丹皮二錢。元明粉一錢。連喬二錢。銀花二錢。炒山梔三錢。燈心二分。鮮枇杷葉刷毛布包三片。蘆根去节二兩。服一劑。證勢減半。大便仍秘。又將瓜蔞加重。參入硝黃草等。服後便通熱除。病已霍然矣。

村婦盧姓年四十。今歲二月適病春溫。醫者。或表。或裏。或溫。或凉。服藥罔效。延至半月。已化熱傷陰。舉家甚憂。友人薦余診之。觀其唇齒焦燥。口舌無津。舌絳無苔。神糊譫語。便結洩赤。汗出津津。暮夜增劇。脈來小數。余曰。始因表裏亂投。溫凉雜進。以致邪入心胞。營液耗損。險症也。姑以吳鞠通先生清宮湯。如鮮石斛五錢。蒸熟加入鮮生地汁二兩。蔗漿二兩化服。牛黃清心丸一粒。服後神清。熱已。便解。津生。接服增液益胃法。不一星期。卽獲全功矣。

田家子年八歲初起寒熱嘔泄◎既而神糊不語◎呼吸氣粗◎目珠斜盼◎手足搐搦◎面色青晦◎舌苔淡黃◎脈左弦勁◎右位緩而滑數◎余曰◎此殆俗謂之驚風歟◎古人謂之痓◎或謂之厥痓◎厥者華岫雲先生◎論之最詳◎茲不再贅◎方春肝木司升之際◎此外邪乘虛深入厥陰◎引動內風◎陽升莫制◎火煎津液成痰◎越人云會痰即有形之火◎火卽無形之痰◎故現痰阻竅閉◎恐一厥不振◎有燎原之勢◎余急用薄荷一錢◎全蝎尾四條◎天蔴一錢◎胆星一錢五分◎羚洋片一錢◎鈎籐三錢◎九節菖一錢◎先煎天竹黃三錢◎川鬱金二錢◎茯神三錢◎杭橘菊一錢五分◎連喬二錢◎石决明二兩◎竹瀝一兩（姜汁少許和入）沖服一劑病輕◎再劑病已◎

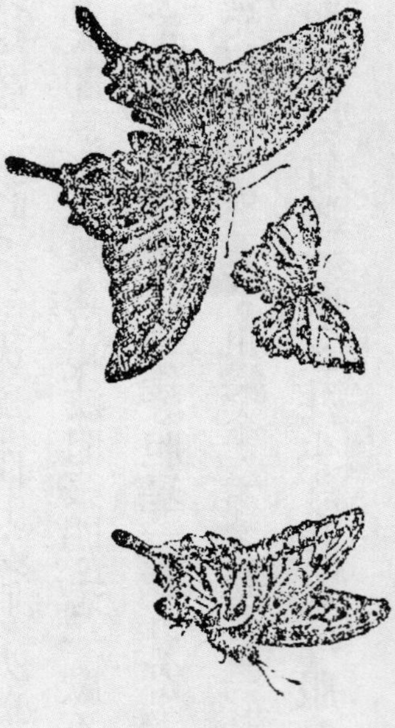

醫藥雜著四集終

古籍選刊

周氏芸執

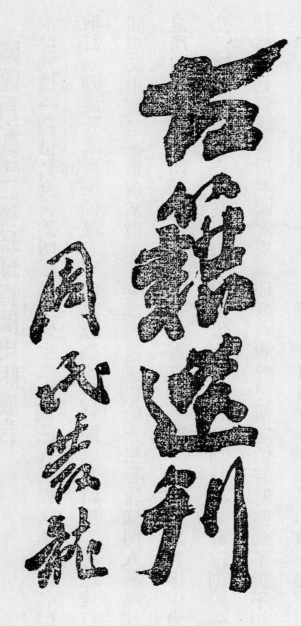

國醫百家第二種琉球百問出版廣告

本叢刊第一種傷暑全書爲明張鳳逵先生原書版已久佚經清葉子雨名醫增訂未刊遺著蒙哲嗣仲經君寄印出版後不數月即已售罄第二種琉球百問現又出版是書爲前清道光間吳郡名醫曹仁伯先生答琉球門人呂鳳儀之所問江陰柳寶詒評選四家醫案中之繼志堂醫案亦即曹氏之作序中曾及是書惜未得見今社友張汝偉君由舊肆中購寄付刊且加之評按則論症設治愈見精詳書用本國連史紙印成大版一厚册定價每册四角不折不扣凡屬社友及各地圖書館閱報社暨醫會會員同時幷購二部加贈一部書印無多售完爲止惟爲流通起見准人翻刻如上百部可委本社代印祇取料工

第三種薛案辨疏不日出版特此附告

紹興城內紹興醫藥學報社啓

也。大抵陽虛者中氣不足。宜補脾以培其土。土强則肝木無所侵陵。陰虛者下元必虧。宜補腎以益其水。水足而肝木得所滋養。如此則肝患自息。諸症悉平。古人所謂隔一隔二隔三治法蓋如此。

古人治氣分之病。如四磨飲。四七湯。丁香柿蒂湯。橘皮竹茹湯。皆用參。治血分之病。如歸脾湯。養榮湯。當歸補血湯。龍腦雞蘇丸。皆用參者。又如治風之消風散。獨活湯小續命湯。治寒之理中湯。四逆湯。吳茱萸湯。治暑之清暑益氣湯。治濕之中滿分消湯。治燥之麥門冬湯。瓊玉膏。治火之升陽散火湯。蓮子清心飲。亦無不用參。以及袪痰消積之劑。用參朮者尤多。且仲景著傷寒論。爲醫家立方之祖。而治六經病。用參者幾居其半。益可知扶正之卽以驅邪也。然此豈時醫之所識哉。

内經云。木鬱達之。言當條達也。火鬱發之。言當發散也。土鬱奪之。言當攻導也。金鬱折之。言當制伏也。水鬱泄之。言當泄瀉也。此五句實治百病之總綱。

除水火兩端而外。木鬱所以治風。土鬱所以治食。金鬱所以治氣。而其治法。又有正治從治。隔一隔二。上取下取之不同。神而明之。變化無方。不可勝用矣。

人之不足。由虛而損。由損而勞。由勞而極。損有五。一損肺。皮毛槁落。二損心。血液衰少。三損脾。飲食不爲肌膚。四損肝。筋緩不收。五損腎。骨痿不起。勞有五。一勞形。二勞氣。三勞思。四勞精。五勞神。極有六。一氣極。二血極。三精極。四肌極。五筋極。六骨極。又有七傷。過飽傷脾。盛怒傷肝。憂思傷心。强力傷腎。寒冷傷肺。風雨寒暑傷形。哀樂恐懼傷神。凡悉此者。修德爲上。製藥次之。治心爲上。治身次之。

五行六氣論。分別年歲。如太陽寒水司天。太陰濕土在泉之類。又有四時八節。主氣客氣等說。何氣受邪。似有定例。而按之每年時症。實不相符。蓋天時有寒暑燥濕之不同。而人之受病因之。人性有陰陽强弱之不同。而病之變症因之。此非可以執一論也。

讀仲景書。而不讀東垣書。知外感發熱。而不知內傷之亦有發熱。則殺人多矣。讀東垣書。而不讀丹溪書。知陽虛發熱。而不知陰虛之尤易發熱。則殺人多矣。讀丹溪書。而不讀景岳書。知氣有餘便是大。而不知氣不足卽是寒。尤當扶陽。則殺人多矣。仲景每用麻桂黃硝。而東垣易以參耆升柴。此外感與內傷之辨也。丹溪專用知柏歸地。而景岳易以參附薑桂。此補陰與補陽之辨也。此相反而實以相成。皆不可以偏廢者也。然泥於景岳補陽之說。而陽亢陰消。亦復不無後患。又當參用河間丹溪之法以濟之。則醫之爲道。庶乎備矣。是在善學者之會而通之耳。

大凡太極之理。分爲陰陽。故立法不能無所偏。而流極卽不能無所弊。其大者。如殷周之質文。齊魯之强弱。洛蜀之主客。朱陸之異同。遺患且流及數世以後。而要惟醫道之偏。其害爲尤甚。蓋惟仲景之書。支著超超無法不備此外各名醫有偏長處。亦有偏短處。故不能無弊。然諸說具在。良方甚多。參而用之。取其長而去其短。救其弊而補其偏。則生乎其後者。亦不可謂非幸也。

仲景書名曰傷寒。而實兼六淫治法在內。後人得其一訣。便可出奇無窮。如千金以續命湯用麻桂治中風。以炙甘草湯治虛勞。外臺又以炙甘草湯治肺痿。機要以桂枝羌活湯。麻黃防風湯。分有汗無汗治瘧疾之類。不可枚舉。陶節庵出而盡變其法。別製其方。不復分經論治。實爲長沙叛臣。後人畏難就易。故多祖述節庵。然亦開無數變化法門。且如再造散用參耆桂附。同羌防細辛。治陽虛不能作汗。實爲東垣丹溪景岳之所自出。要亦從仲景法中變化而來。

近人吳鞠通著溫病條辨。發明四時之病。如春曰風溫。夏曰濕溫。曰暑濕。秋曰伏暑。曰秋燥。冬曰冬溫。其症多從手太陰肺經受病。(按此卽從上焦入說見下條）與傷寒邪從足太陽入者迥矣。忌大汗大下。多用加減銀翹散之類。此與明季吳又可著溫疫論。謂疫邪率在膜原。專用達原飲及重劑大黃。俱爲一得之論。間亦中病。而未可盡奉爲圭臬也。

自件景以來。論治病者。皆知宜分表裏。謂足太陽膀胱。爲表中之表。足陽明胃。爲表中之裡。足少陽膽。爲半表半裡。自是而三陰脾腎肝。皆爲裡。幾成千古不易之論矣。

補中土者。四君子湯。補中益氣湯之類。補腎水者。六味地黃湯。大補陰丸之類。要莫善於局方之逍遙散。用柴胡薄荷。溫散肝木。以達其鬱。而加以歸芍滋陰。甘朮助陽。茯苓利濕。煨薑和中。兼脾腎心肝而治之。實爲肝病第一良方。有他病者以意消息。自無不效。近見續名醫類案中創製一方。用沙參。麥冬。生地。歸身。杞子。川楝。六味。出方加減。名一貫煎。自矜爲治肝妙劑。此等和平之品。雖無大害。而斷不足以治病。非篤論也。

翻墉醫話

婦人以血爲主。薛立齋良方治婦科。專以肝脾兩經爲主。 以肝藏血脾統血故也。立方多用加味歸脾湯。補中益氣湯。大旨亦頗得法。 但婦人善懷而多鬱。又性喜褊隘。故肝病尤多。肝經一病。則月事不調。艱於產育。氣滯血燥。浸成勞瘵。婦科之症。强半由此。則逍遙散最爲要藥。隨症加減。自無不宜。

易經損卦象辭曰。懲忿窒慾。忿慾二字。致損之本。不惟損德。亦且損身。蓋忿則心火上炎。慾則腎水下竭。此受病之由。卽取死之道也。愼疾之君子。 當切戒之。能懲能窒。勝於服藥百顆。又何患於肝病耶。

參耆白朮。陽分藥也。而古人多以之治血。陽生則陰藉以長也。 地黃歸芍。陰分藥也。而古人多以之治氣。陰滋則陽得所養也。人生陰陽二氣。 不可偏重。陽虛者陰無所統攝。必隨之而涸。陰虛者陽無所依附。亦隨之而亡。故治陽盛陰衰之人。但補其陰。毋伐其陽。治陰盛陽衰之人。但補其陽。毋虧其陰。總不可執於一偏。而使藏氣有偏勝耳。（毋伐其陽。謂補陰劑中兼用氣分藥。毋虧其陰。謂補陽劑中兼用陰分藥。）

體質强盛之人。不易受邪。故常無病。病發必重。治之者切勿因循輕視。體質羸弱之人。最易感邪。故常有病。病發則輕。治之者不可過用重劑。宜隨其人之本質。而異其方法。然亦須察看其症而斟酌之。未可執泥以致誤人。

凡氣虛體弱之人。夏則易受暑熱。冬則易受風寒。稍有不謹。則頭痛身熱咳嗽喘渴之症。相隨而作。古人云。服藥當於未病之先。宜於夏至前後。每日服生脈散。人參。麥冬。五味各等分。冬至前後。每日服玉屏風散。炙黃耆。防風。白朮各等分。此二方藥祗三味。而扶正氣以固表。不使感受外邪。最爲得力。然尤須恪遵月令。禁嗜慾。薄滋味。以培其元。則邪自無從而入。不可徒恃藥力也。若自覺已受微邪。則此二方亦不可服。以五味收斂。白朮壅滿。非所宜也。

虛人感冒。本係輕症。不必服藥。但當避風寒。節飲食。靜養數日。或汗或下。

自能解散而愈。倘遇事張皇。誤投藥餌。輕者變重。速者變遲。甚至纏綿日久。轉生他症。醫藥雜投。浸至不救。世間此種抱屈而斃者極多。而在富貴之家及少年人爲尤甚。余數十年來。所見所聞。不可勝計。眞堪悼歎。願病者與治病者。各各愼之。毋負鄙人之婆心苦口也。

何謂誤投藥餌。如病在表而攻其裡。則乘虛而邪必陷。邪在裡而散其表。則泄陽而氣愈傷。邪在上焦而用中焦藥。則反致中滿而作脹。邪在中焦而用下焦藥。則引入陰分而難痊。其尤甚者。本係內傷。微感時邪。症似傷寒。而服麻桂羗防。重虛其表。本係外感。兼傷中氣。症似勞怯。而服參朮地黃重錮其邪。此等治法。愈醫愈劇。即遇明眼人改弦易轍。別用良方。而受困多日。已瀕於死矣。

余嘗著肝氣論。謂內傷發熱。用逍遙散主之。外感寒熱。用小柴胡去參主之。隨症加減。無不立愈。乃又有人謂柴胡一味。極易殺人。吁。何其愚也。張景岳

報價表

新報	全年	半年	一月
冊數	十二冊	六冊	一冊
定價	一元	五角半	一角

代派或一人獨定十份者八折五十份七折郵票抵洋九扣算空函恕復

舊報	一至十三期	十四至十七期	十八至四十四期	四十五至六十八期
定價	五角	三角	八角	二元

郵費	中國	日本台灣	南洋各埠
	加一成	加二成	加三成

廣告價表

等第	地位	一期	六期	十二期
特等	底面全頁	八元	四十四元	八十元
上等	社論前全頁	六元	三十三元	六十元
普通	各襯紙全頁	四元	二十二元	四十元

注意　一所稱全頁即中國式之一單面外國式之一配奇如登半頁照表減半算

時令常備要藥及醫書總目

消暑七液丹	每方三分四
立消痱子粉	每袋二分
滲濕四苓丹	每方二分
萬應午時茶	每方一分
查麯平胃散	每方分六
痧氣開關散	每瓶五分
急救雷公散	每瓶一角
霍亂定中酒	每瓶一角
回陽救急丹	每瓶二角
急痧眞寶丹	每瓶一角
瘧疾五神丹	每瓶一角
痢疾萬應散	每服四分

喉症保命藥庫	每具一元
沉香百消麯	每方分四
樟腦精酒	每瓶二角
葉氏神犀丹	每顆三角
太乙紫金丹	每顆二角四
犀珀紫寶丹	每顆六角四
開閉煉雄丹	每兩八角
立效止痛丸	每瓶三角
厥症返魂丹	每粒二角四
萬應保赤散	每瓶四分
金箔鎮心丹	每瓶三角
肝胃氣痛丸	每瓶二角

鴉片癮戒除法	二册三角
增訂醫醫病書	二册五角
痰症膏丸說明	一册一角
喉痧證治要略	一册六分
瘟痧證治要略	一册三角
醫界新智囊	一册二角
藥學報彙編	一册二角五
規定藥品商榷	上册三角
三世醫驗	四册五角
張註傷寒	四册三角
幼幼集成	六册三角
包氏女科	一册三角

潛齋醫學叢書十四種出版

是書係王孟英先生所著為曹炳章君所搜藏經曹君悉心校勘增以圈點付石印行世茲將其總目錄下○重慶堂隨筆○徐氏醫砭○言醫選評○願體醫話○潛齋醫話附簡效方○四科簡效方○霍亂論○女科輯要○古今醫案按選○王氏醫案初編○續編○又三編○歸硯錄等皆察病辨症制方用藥能創闢新論悟超象外實為有志研究中西醫藥衛生者不可不讀之書也每部十六厚册分裝二函特定實價英洋一元八角郵費在內

以上皆和濟藥局發行

（紹城縣西橋南首和濟藥局發行）

中華民國郵政特准掛號認為新聞紙類

紹興醫藥學報

原八十七期戊午七月出版

神州醫藥學會紹興分會發行

第八卷第七號

時令要書

濕溫時疫治療法　紹興醫學會同人編　一册二角

囊秘喉書　楊龍九先生原著張汝偉君增訂　一册三角

通俗傷寒論　俞根初先生遺稿何廉臣君校勘　四册一元六角

通俗喉科學　社友張若霞君著　一册一角

瘟痧證治要畧　社友曹炳章君編　一册三角

增訂傷暑全書　張鳳逵先生著葉子雨君增訂　二册六角

喉痧證治要略　社友曹炳章君著　一册一角

感證寶筏　吳坤安先生原著何廉臣君校勘　八册一元二角

廣溫熱論　戴北山先生原著何廉臣君重訂　六册八角

投函本社者注意

各處如有函件寄交本社務祈書明（紹城北海橋紹興醫藥學報社收）倘寫個人姓字郵局投遞不轉本社而無論銀洋書籍出入交涉均與本社無涉特此佈告

本社啓

紹興醫藥學報第八卷第七號目次（原八十七期）

雜著五集

社論

時令常備要藥及醫書總目

消暑七液丹	每方三分四
立消痱子粉	每袋二分
滲濕四苓丹	每方二分
萬應午時茶	每方一分
查麯平胃散	每方分六
痧氣開關散	每瓶五分
急救雷公散	每瓶一角
霍亂定中酒	每瓶一角
回陽救急丹	每瓶二角
急痧眞寶丹	每瓶一角
瘧疾五神丹	每瓶一角
痢疾萬應散	每服四分

喉症保命藥庫	每具一元
沉香百消麯	每方分四
樟腦精酒	每瓶二角
葉氏神犀丹	每顆三角
太乙紫金丹	每顆三角四
犀珀紫寶丹	每顆六角四
開閉煉雄丹	每兩八角
立效止痛丸	每瓶三角
厥症返魂丹	每粒三角四
萬應保赤散	每瓶四分
金箔鎮心丹	每瓶三角
肝胃氣痛丸	每瓶二角

鴉片癮戒除法	二冊三角
增訂醫醫病書	二冊五角
痰症膏丸說明	一冊一角
喉痧證治要略	一冊六分
瘟痧證治要略	一冊三角
醫界新智囊	一冊二角
藥學報彙編	一冊三角五
規定藥品商榷	上冊三角
三世醫驗	四冊五角
張註傷寒	四冊三角
幼幼集成	六冊三角
包氏女科	一冊三角

潛齋醫學叢書十四種出版

是書係王孟英先生所著爲曹炳章君所搜藏經曹君悉心校勘增以圈點付石印行世茲將其總目錄下○重慶堂隨筆○徐氏醫砭○言醫選評○願體醫話○潛齋醫話附簡效方○四科簡效方○霍亂論○女科輯要○古今醫案按選○王氏醫案初編○續編○又三編○歸硯錄等皆察病辨症制方用藥能創闢新論悟超象外實爲有志研究中西醫藥衛生者不可不讀之書也每部十六厚册分裝二函特定實價英洋一元八角郵費在內以上皆和濟藥局發行

（紹城縣西橋南首和濟藥局發行）

預言公認國粹不在亞東而在泰西

周小農

戊午清和某日。顧君藹人之孫彌月。賀客麕集。中有孫君襄丁氏牙慧曰。中醫內經。實周秦間書。醫學失傳久矣。末復鋪張東西醫之治法。揚西抑中。不遺餘力。余曰。噫。中醫治病。豈僅一內經哉。今假定內經出於周秦。不無紕繆。而精言微義。彌覺可貴。外瘍之學。如華佗絕學。失傳可惜。第後人於各科。精探造詣。成效俱有書可按。不可磨沒也。今西醫院之器具新奇。物質文明。固覺可法。所杞憂者。日人襲用埃及財政滅亡之法。席捲朝鮮。今且如法泡製。以財貸我。浸假要求鑛山鐵路電信地稅爲保證。又覘我人口之蕃庶也。欲多設醫學堂醫院於吾國。實行其殖民之策。暢銷毒藥。如嗎啡等。滅種亡國。其計毒矣。然日人舊醫學。初固得自我邦。雖不甚深、觀彼維新。後漢學猶有存者。中國之醫籍。汗牛充棟。其治病確有實驗。各科學成績均在。我國有志之士。窮年矻矻。日求進步。且欲立學校。謀永久保存。其機已動。不可侮也。即內經傷寒。歷久凌亂脫漏、如禮記經二戴及鄭孔所刪益。謂爲非原本可也。不能指定漢人著述。昧者以此觖視。謬擬廢棄。偵矣。茲假孔氏舊學言之。廢孔祀。廢讀經。教部入主出奴。罔敢堅持者。以學界青年。入耶教者多耳。庸詎知泰西已繙譯之。今且有入課程之舉。我國充學務者。惟西人馬首是瞻。閱之當爲赧然。（七年夏月新聞報云。英國拖倫拖大學。深知華人遊學者。習臘丁文無益。特將四書五經。加入課程表中。以代之。以其於華生爲尤便也。下略）吾不知華生讀此。感想何如。其着魔墨學者。必作十日惡。吾固知舊學之必藉西人承認而保存。又如捉牙虫。末技也。毀之者。曰齦無虫。然此輩確爲西人歡迎。亦以其有愈病之能力而已。矧中醫書經泰西繙譯者不少。默揣機倪。余敢預言。謂予不信。俟之異日。

警告吾國藥商

前人

優勝劣敗。天演新理。弱者魚肉。強者刀砧。二十世紀之世界。一競爭權利之世界也。彼長袖木屐之儔。處心積慮。日思攘奪。亦既無所不至。即忮我藥業。暗中毀壞。陰謀詭計。中傷華藥。觀於（中華藥報所著六神丸與迷信一篇。）信口雌黃。無中生有。非嘗中藥。昭然若揭。其所稱萬病皆最效驗之六神丸。萬病不知何指。且誣爲相傳和生人之胆而秘製。無知愚民。乃好以此爲奇寶。其鄙衷嫉妒。此丸信服者多。不能推廣彼藥。司馬昭之心。路人皆知。終謂實則六神丸之原料。多含嗎啡。此四字狠惡已極。且冠以實字以證之。吁。異族藥販明目張胆毀壞之詞如此。足爲寒心。吾國藥商蒙此嗎啡入丸之加謗。亦思名譽信用被毀。爲行銷華藥之一大障礙耶。凡我聯業。請共抒讜謀一洗雪之。

激聲君曾謂現成便賣藥。如日本仁丹。祇能行銷我國。而本國不准售賣。此明知有害人民。故日政府厲禁之。嗎啡惟日本銷售爲最多數。今反云六神丸有毒物。毀譽易置。堪爲髮指。語云。非我族類。其心必異。不信諸國民。信其親善之詞而不一察。其何藥耶。若國仇稠疊。更當別論。

（錄六神丸與迷信原文）六年十月一號中華藥報

世所稱傳云。萬病皆最効驗之六神丸。相傳爲和生人之胆而秘製者。此種迷信。於人道上實所不容。而無知愚民乃每好以此爲奇寶。誠可慨也。世風日漸。趨於文明。蠻野之風。亦日以去。此種不祥之語。當漸淪滅淨盡也。實則六神丸之原料。多含嗎啡。其所以云和生人之胆而製者。蓋欲鼓勵愚民以之爲寶。而不計此種浮說。實大傷天道也。（中華藥報館上海法界白爾路三百八十九號）

醫與道德必相副而行說

周逢儒

道德爲立身之根本。根本不立。而欲建驚天動地之功。傳空前絕後之詣。望重於當時。名留於靑史。蓋戛戛乎其難之。此道德之所以足重也。道德爲人人所必需。他不具論。卽醫爲學術之一。亦必有道德以爲之基礎。如患疾之人。無資就診。則更宜爲之詳治。甚或贈以藥物。方爲仁術。因醫之責任最重。宜熱誠。戒規避。宜任怨。戒模稜。苟不實行道德。心術殘刻。雖學術精深。皆足以貽害於人。爲君子所不取。歷數古今名醫。皆以智仁勇三德爲主。故能宏利濟於當時。爲後世之圭臬。今醫學墮落至斯者。亦無道德心之故也。

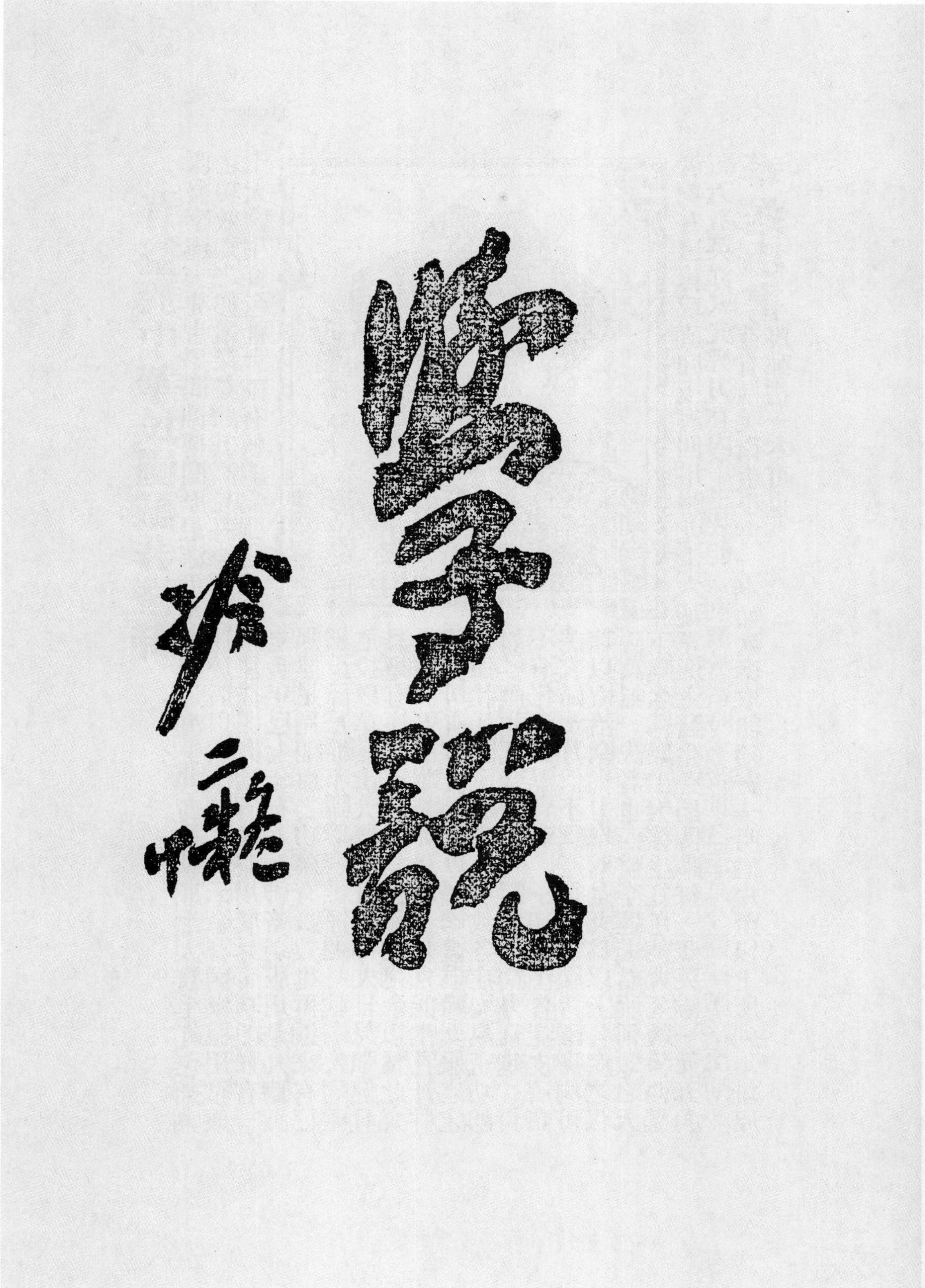
醫學說

有益於中華民國誠非淺鮮

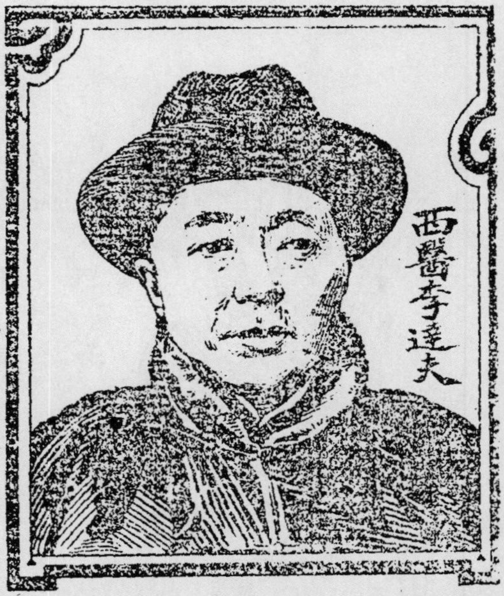

西醫李達夫先生學問淵博閱歷最深近年來行道海上其對於韋廉士大醫生紅色補丸之功效知之亦最深茲將其高見幷來信略述於后以供衆覽其函云余囑病家服用韋廉士大醫生紅色補丸確有轉弱爲強之功故余往往開方給病家服用屢見奇功即如有一老翁年已七十有九精神倍弱服用是丸藉獲強健足見補虛之功確有實效也再近來有已婚少婦月經不調形容憔悴週身軟弱疾病垂危投以韋廉士大醫生紅色補丸日見強健且月事有序及至十分全愈而後已余以爲此丸於益於吾中華誠非淺鮮蓋是丸能生乳汁幷使乳母有力乳汁濃厚一切虛弱婦女服之定必強壯凡因血虧腦疲所致各症均見奇功即如　血薄氣衰　少年斲傷　精力衰殘　胃不消化　瘋濕骨痛　一切瘋濕各症皮膚諸恙或婦女月信不調產後虛弱腰背酸痛均可藉以療治余竭力舉薦是丸爲以上各症之保障萬無一失者也西醫李達夫君所稱頌之天下馳名韋廉士大醫生紅色補丸凡經售西藥者均有出售或直向上海四川路九十六號韋廉士醫生藥局函購每一瓶英洋一元五角每六瓶英洋八元郵力在內

奉送小書　茲有精美衛生小書一本如欲索取即須寄一明信片至以上所列地址原班郵送一本可也

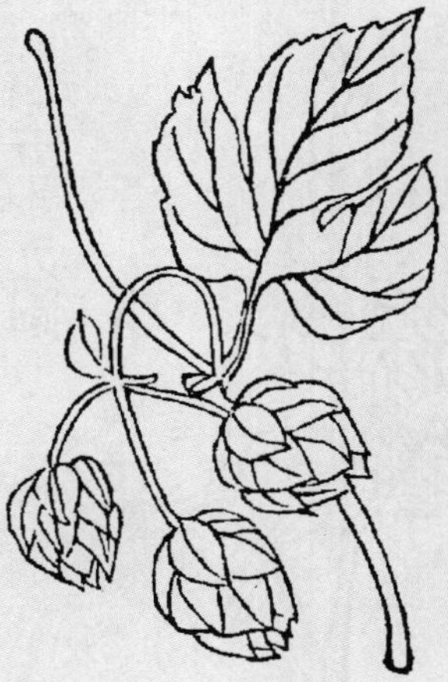

第五十六圖

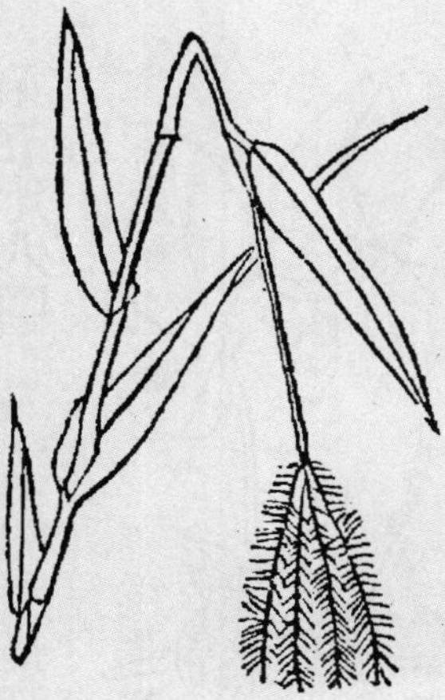

第五十七圖

五六 カラハナサウ 桑科

學名 Humulus Lupulusvarcordifolius

自生於山野蔓草、莖及葉柄均有刺、葉普通心臟形、有三裂周邊有鋸、花單性、如葎草相類、果實爲爲葎草代用、作健胃劑、

五七 青茅 禾本科

學名 Miscanthus tinctorus

山地自生、宿根草、高三尺許、夏日抽穗開花、其葉形與花形、與蘆相類、惟一體稍細、花穗少數而已、

莖葉刈取乾賛作染料、並洗惡瘡、效

藥草與毒草

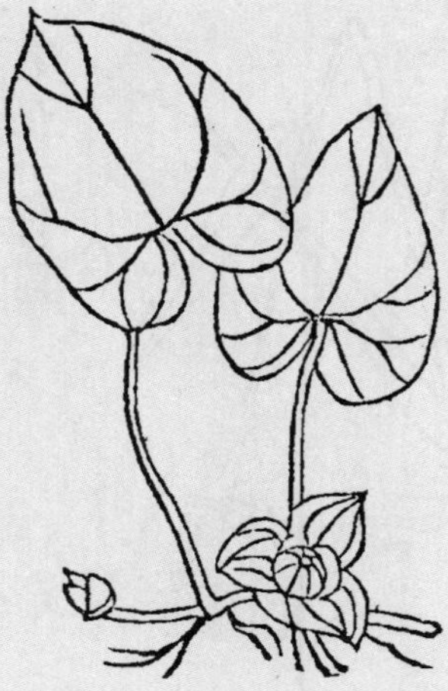

第五十八圖

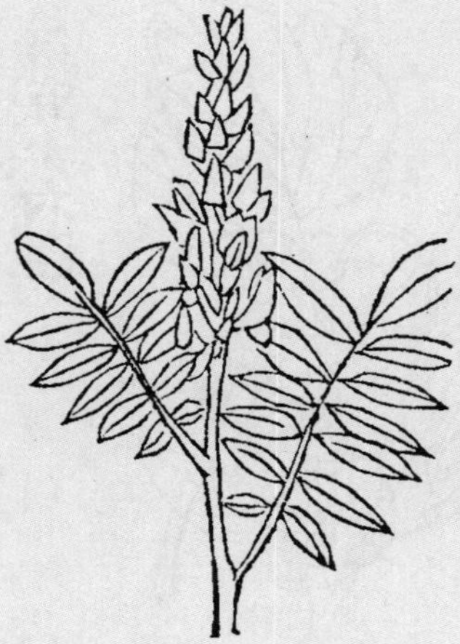

第五十九圖

五八　杜衡

學名　Asarum Brumei

山地自生有多年生之根莖、葉心臟形、大二三寸、有五稜銳尖葉柄甚長互生、花於春夏之候、生於葉腋間呈暗紫色、根莖作芳香劑、子實有分泌乳汁之效、

五九　甘草　　荳科

學名　Glycyrrhiza glabra

多年生草、亞洲出產甚多、葉由數十個長卵圓形之小葉合成、為羽狀複葉、花由莖自葉腋抽出、花開淡紅色、為蝶形花冠、

根莖味甘、為緩和藥、

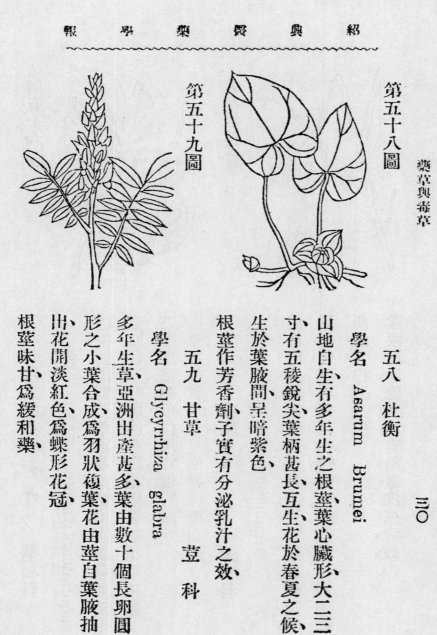

第六十圖

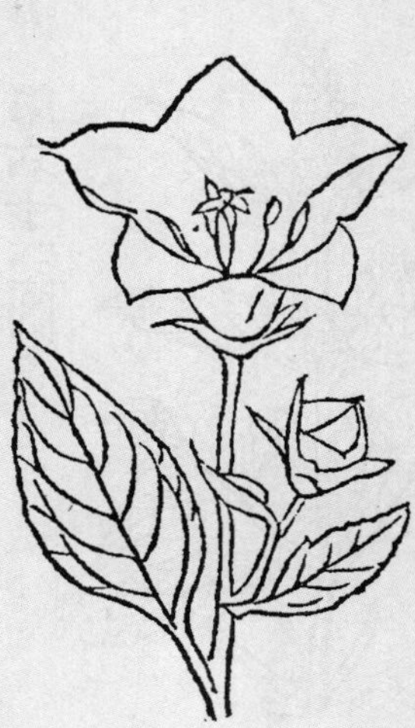

第六十一圖

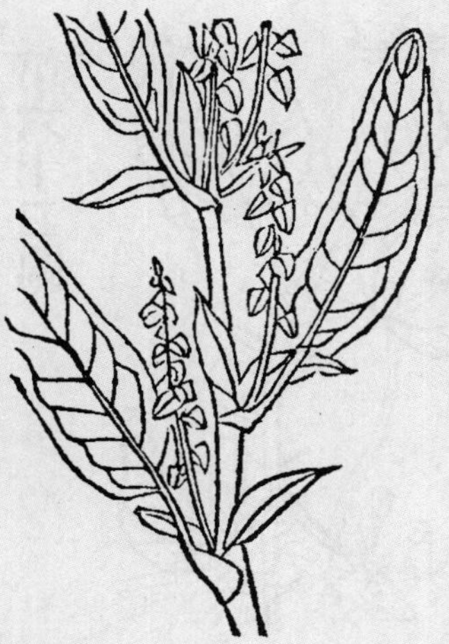

六〇　桔梗　　桔梗科

學名　Platycodon grandiforus

秋之七草之一、栽培庭園、能添風致、多年草、莖高二三尺、葉披針形、周邊有鋸齒、互生、花青紫色、鐘形、花冠上部有五裂、

嫩葉可供食用、根莖爲呼吸器病藥、

六一　羊蹄　　蓼科

學名　Rumexjaponica

生於稍濕潤之原野、莖高二三尺、葉長橢圓形、互生、大葉下有鞘狀托葉、花淡紫色、簇開、花軸甚長、大根呈黃色、

採根搗汁、治疥癬、消腫毒、

藥草與毒草

第六十二圖

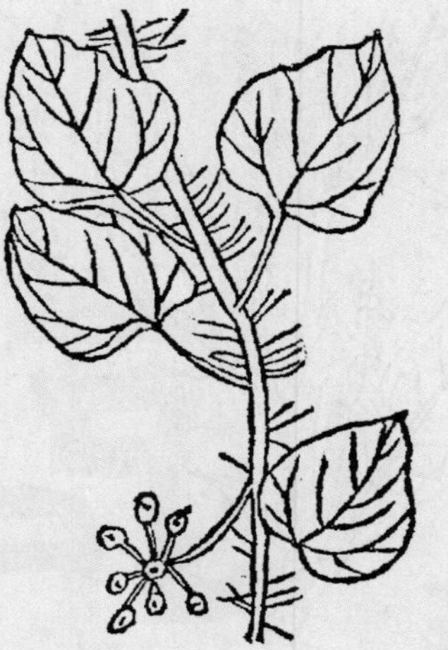

第六十三圖

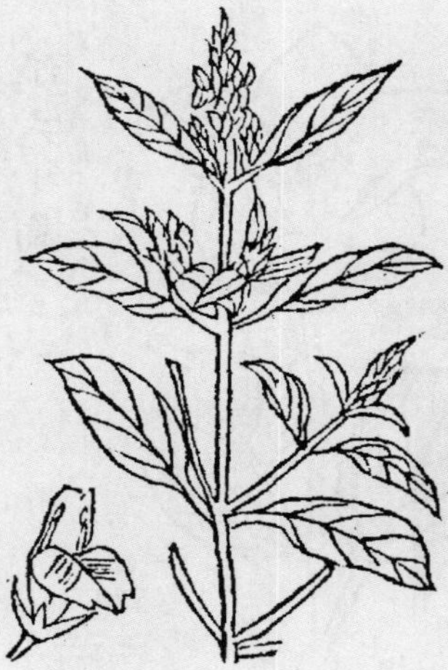

六二　常春藤　三二　五加科

學名　Hedera Helix

山野自生、爲常綠蔓生植物、葉互生、葉柄甚長、卵形花小形黃綠色、散開於莖頂、

莖葉煎用、作發汗劑、

六三　爵牀　爵牀科

學名　Justica procumbens

山野自生、莖長一尺、葉長橢圓形、對生披針、花小具唇形花冠、淡紫花、集生穗形、

莖葉搗汁、治充血症、能爽神氣、

問答

裘吉生題

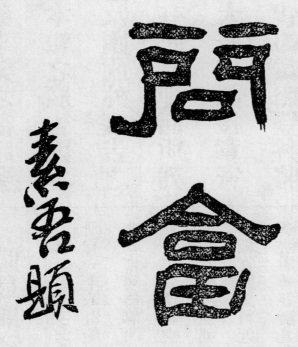

問答

問八十二　　徐毓春

友人俞某。年二十七。五年前因勞力過度。遂患遺精。嘗服馬鬃鬚根椶栢樹子鮮臭椿皮等草藥。症雖向愈。而天癸告竭。陽莖仍能舉動。體質漸形羸瘦。　去歲正月間增潮熱便溏等症。醫藥屢更。終難獲效。　有用脾腎兼顧法。　未見進退。有用甘寒養陰法。反生乾嘔。卽服胡廣朮丁香柹蒂。乾嘔已除。　又擬補氣升陽法。仍無效。近日病情脈波微弱。舌苔燥烈。漸熱時則尤甚。口渴引飲。指甲赤色。糞色淡紅或紫色不一。病勢日甚。已成虛勞之象。　貴社名醫萃聚。懇速賜良方。以濟燃眉之急。實感德之至。

問八十三　　趙仲友

少年白髮。甚爲憾事。按內經男子。八歲腎氣實。齒髮更長。五八腎氣衰。髮墮齒枯。六八陽氣衰極於上。面焦。髮鬢頒白。是髮之變白。　必至六八腎氣精血衰弱而後致。何鄙人年方弱冠。腦後卽見白髮。去今二年。益加增多。　一片白色。引鏡堪驚。豈鄙人氣血已衰極乎。抑血分別有原因乎。甚爲不解。若謂氣血衰極。何目下一無貧血病狀。如飲食大小便夜寐氣色精神等。均一切如常。不稍有異。雖去年曾患吐血遺精等症。亦何至如此。且少年之患吐血遺精者。亦比比然也。其病劇成癆。氣血衰極而致不治者有之。亦未見有白髮也。此其中大有可研究之處。鄙人不才。不究醫理。考方書。又無專方。是以謹述報端。望海內諸醫學家。詳以教我。並賜根本治療。無任盼禱。

問八十四　　餘姚康維新

敬啓者。自歐風東播以來。電機之爲用日廣。因觸電而喪厥軀命者。亦日益加增。都邑衢路。電車電燈。種種通電之線。縱橫交織。密如蛛網。行人之經其下者。頗爲危險。終歲之間。而以夏秋陰雨時爲尤甚。蓋電之流行。因濕氣或熱力而飛越。中之者。頃刻卽斃。救治莫及。伏叩海內諸君子。懷德存仁。迅究預防觸電之良法。不吝珠玉。卽假報端而賜教。

問

問八十五　李廷緒

謹啓者。鄙人素患肝症。延至去春。漸致單腹膨脹。腹中如有痞塊。時時攻觸。兼之漉漉有聲。頻頻嘔吐。不能進食。完谷不化。徧求中西醫術。療治無效。纏綿一載。爲此開具病狀奉告。乞懇　高明先生懸擬一方。俾得遵服。而起沉疴。感恩不忘。

答

答二十二　金彥之

昨讀六十期報載。問答第二十二。內經平人氣象論。寸口脈中手足上擊者曰肩背痛一則。愚意以寸口之脈中手促而上擊者爲肩背痛。金鑑四診要訣云。六至曰數。又數止曰促。又曰促爲陽鬱。因脈爲陽盛。而鬱之脈而又上擊於指。決爲陽盛而上鬱於諸陽之部分。卽肩背處痛也。愚意是否謬言。尙希　正之是禱。此請　同志道安。　貴會諸君鑑。

答七十六　周小農

裘君下問六神丸。以前滬上會審公廨涉訟。謂爲有毒。究竟此丸發明何時。其方何藥。按此方曩固選入集驗方瘡毒門三十二頁疔瘡方下。乃西黄麝香雄精硃砂珍珠百草霜。此旅滬時調查藥業而得。以外科書多不載。然方實肇自前清。考歸安凌曉五飼鶴亭集方諸火暑濕門載此。惟多一蟾酥。專治外科大症各種喉症。鄙意此方有蟾酥及高粱酒泛丸。喉症中白喉爛喉等。疑未盡當。則藥單中各種二字太混。此宜請　會長與藥業一商榷改定。竊意燒酒性烈。亦可更改長流水也。

答七十七　劉吉人

王君畏風之症。每日必着厚衣大帽。密室而處。是非特惡風。且畏寒矣。今六脈如常。飲食無異。但畏風未愈。其蓋因境遇不如意。中懷鬱抑。陽氣不宣之故耳。可用製香附五分。玫瑰花三朶。泡飲。若評茶然。多聞少飲。緩緩取效。椒香可聞。用花椒爲枕爲香囊。手中玩之。

問　　答

答七十八　　前　人

外力甚大。內力不强。排外斷不可稍露端倪。自保亦宜力求進步。取其所長。以補我之短。略其所短。以使彼從我之長。各泯自矜之心。但期互相交換知識。方能有濟於世也。現今防疫。已萬國通行政策。但研求助濟之法可耳。硫磺薰法。固是一法。今年疫症。勢來更急。似宜改用大黃。燒煙薰之。作香業者。可用大黃。加入香料。而將香料中之蒼朮等。燥烈品。減去。以爲辟疫香發售。即尋常香市。所售之賤値門信香料中。稍加大黃末。即可發售。取其價廉。便於貧戶也。 汞綠二水。 及汞綠二末。 亦可洗洒衣服。汞綠二末。可合香薰衣。 但不可令人嗅之。薰時。 需用有蓋罨之物。 勿使泄氣。傷人。 或將汞綠二末。放盃中。放蒸籠蒸之。皆有消毒殺蟲殺病菌之功。請登載各報以備防疫有專任者采擇施行。 石灰消毒法。傳聞美國蓋月梅女士。即不甚贊成。 女士現爲赫德女校院長。 院中被寧省警局催迫。購買石灰防疫。獨女士所居之臥室書室中不肯用。女士之卓見。蓋有超於泱泱西醫之上者。

答八十一　　鴛湖徐石生

嘗憶赫胥黎氏有曰。優勝劣敗。天演公理。今東省之鼠疫未罷。而滬江之瘞瘟何生。此無他。蓋亦社會疑慮使然也。吾人爲軒轅後裔。 岐伯的傳。積數千年之研究。耗億兆人之腦汁。藉藥石針砭。與病魔決勝負於臟腑肌骨之間。往往有效有不效。而近世同胞。被病魔疾捲而去者。不知夭札億兆人。 自海禁大開。歐亞輪舶交通。疫厲傳染尤爲迅疾。有防不勝防之嗟。近日滬上發見腦脊髓炎症。西醫謂亦係一種急性傳染病。其防範隔離消毒治法。亦同夫鼠疫也。考此病已發現於一千九百八十七年。 懷衣氏所闡明腦脊髓膜炎。 細胞內球菌矣。其時每當春夏之交。偶亦發現。於青年幼稚。尤易感受。在無疫之時。亦隨現隨消。故無人防範耳。 今當東省鼠疫漫延之際。人心恐惶。 故駭聽聞者也。研究發病之形狀。驟發寒熱戰慄。檢察溫度。 每上騰達三十九度。四十度以上。頭必振痛。眩暈嘔吐。知覺過敏。脊椎疼痛。必牽連頸項强直。甚則頭難轉側。漸次由屈於後。脊柱亦稍强直不遂。而腹部陷凹。 全身諸筋起痙攣。腹壁緊張。視神經。聽神經。皆障礙。痲痺刺戟。 皮膚發赤色之斑。 歷久而不消散。（篤爾束氏現象）。口唇發疱疹者多。結核性腦髓炎。多徐徐發生。 依昆氏之腰椎穿刺法。檢查證明結核菌於腦脊髓液中。 本病則反之。而發見懷衣氏菌。亦急性傳染病之一端也。 西醫每用甘永下之。輕者效。重者不應。鄙意研究中國病理。 此屬陽明胃熱。 胃主肌肉。今胃熱蘊蓄。 濁道壅閉。濁氣上蒸於腦。則腦脈亦因之不通。況腦爲一身主宰。豈可任其受胃熱之侵。而不亟爲滌清乎。然則。必泄胃熱。使清升而濁降矣。 妄擬彷梁特巖氏治瘟疫方法。以邪蘊輕重爲準則。用苦寒十全救補湯。急下存陰。廓清宇內。 隨症變遷。而定方劑之多寡。亦未嘗非消患於無形。蕩掃疫邪傳染之捷法。何必挨戶檢查。徒起衝突驚疑之患也。是否有當。尚乞 斧削教正是幸。

答八十一 徐相宸

吉生先生大鑒。敬啓者。腦脊炎症狀。見陽歷四月初上海公立醫院張紹修君報告。核其病狀。與吾國所謂痧脹相彷。治之以飛龍奪命丹。（宜挾寒苔白者）諸葛行軍散。（宜挾熱苔黃者）八寶紅靈丹。（不拘寒熱功力較上二種稍遜）皆可見效。普通常用蟾酥丸。不宜於挾熱者。又服之太少。所以往往無效。藥未及病而遽變劑。誤人不成。（下略）

問八十六 趙仲友

同里有朱姓婦。年約二旬。忽患吐症。每餐膈間哽哽作嘔。輕則吐數口。甚則所食之物。傾囊而出。醫以溫中調氣。清火解鬱。安胃制肝法治之。諸多不效。嗣非藥不用。終如投水。惟病已數載。而肌皮不瘦。產育如常。此其中必有病理。望海內醫學賢豪。不吝珠玉。明以教我。

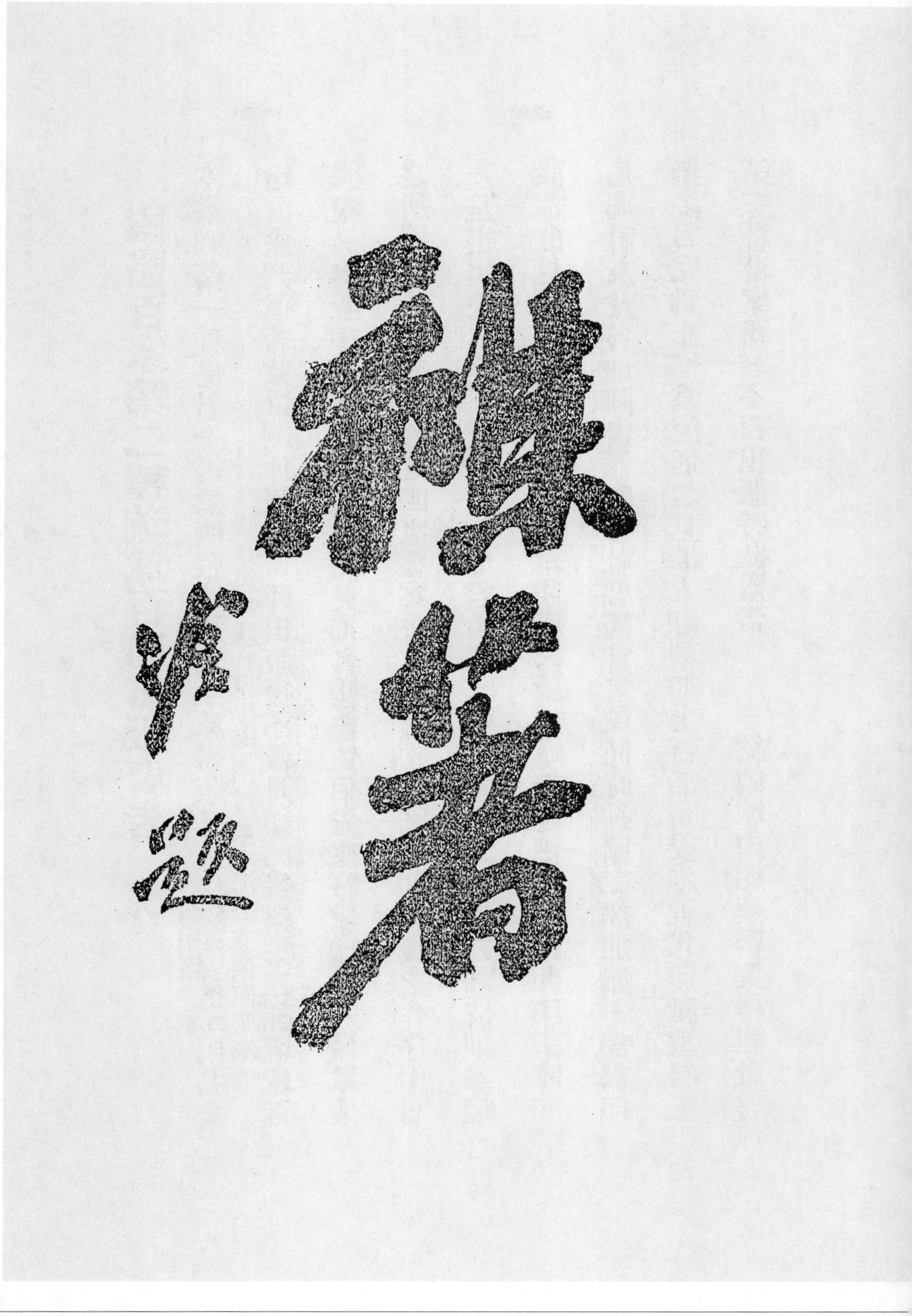

國醫百家第二種琉球百問出版廣告

本叢刊第一種傷暑全書爲明張鳳逵先生原書版已久佚經淸葉子雨名醫增訂未刊遺著蒙哲嗣仲經君寄印出版後不數月即已售罄第二種琉球百問現又出版是書爲前淸道光間吳郡名醫曹仁伯先生答琉球門人呂鳳儀之所問江陰柳寶貽評選四家醫案中之繼志堂醫案亦即曹氏之作序中曾及是書惜未得見今社友張汝偉君由舊肆中購寄付刊且加之評按則論症設治愈見精詳書用本國連史紙印成大版一厚册定價每册四角不折不扣凡屬社友及各地圖書館閱報社暨醫會會員同時幷購二部加贈一部書印無多售完爲止惟爲流通起見准人翻刻如上百部可委本社代印祗取料工第三種薛案辨疏不日出版特此附告

紹興城內紹興醫藥學報社啓

醫藥雜著五集

復汕頭何約明書

徐相宸

約明同志青鑒。手示及鈔件均悉。適滬上流行病大作。未暇握管。稽遲作答。想能見諒。生理學一冊。已於陰曆四月十二日付郵。倘已收到。望於復示提及。不佞因近年疫症勢力日見膨脹。已不啻奪溫熱而代之。潛心研究十餘年之久。思欲著一專書。以餉來學。有志未逮。今年略有不完全之意見。供獻於社會。已俱發表於紹興醫報之中。合之前作訂正鼠疫良方。但祇數端而已。仍未能達完全之目的也。暇日尚擬從事。厥名爲中國時疫病理學及其治法。或簡稱之曰危險之時疫。其子目則爲（一）時疫之原因（二）時疫之種類（三）時疫與天時之關係（四）時疫與地氣之關係（五）時疫與體質之關係（六）時疫之預兆（七）時疫之預防（八）時疫危險及轉機之定期（九）時疫之治法方藥（十）中西治疫之得失（十一）時疫之禁忌（十二）時疫之善後　蓋因中國治疫專書

復汕頭何約明書　二

之著名者。惟吳又可氏溫疫論。余師愚氏疫症一得。程靜岩氏疫痧草。王孟英氏霍亂論。羅芝園氏鄭肖岩氏吳子音氏余伯陶氏鼠疫。皆就一症立論。其治疫全書疫症集說。又漫無分別。不適應用。前代諸大家。則東麟西爪。精闢者極多。完善者殊少。如所鈔示亦祇人云亦云之談。議論雖多可取。所採諸方。則治風寒濕者居多。尚不得謂治疫之主方。蓋傳染時疫。有危險及不危險之兩種。如近日各地之流行病。屬於不危險之一面。其他類此者尚多。此種輕症。無害於生命。尚非吾人所亟欲研究者。吾人所亟欲研究者。當以屬於危險者爲主。如（喉痧）如（肺疫）如（核疫）如（天痘）如（霍亂）如（痧脹）如（毒痢）傷人最速。生死反掌。而又流行極盛。無年不有。不佞將來著書。大約亦以此七者爲主。然細考之肺疫核疫。尚非吾國正當病名。卽其性質細審之。亦已包括在火疫之內。蓋疫之大原不外（一）寒燠失常（指天時者）（二）過熱過寒（指當令太過者）（三）過燥過濕（四）水土毒氣（五）道途穢氣（六）病氣尸氣（七）飲食不潔（八）居處惡濁（九）山巒瘴氣。九者之中。除山巒瘴氣限於一隅而外。範圍較小。在疫症中尙非重要主因。治疫主要則以第一至第八因爲主。質言之則●濁●鬱●穢●毒●火。迭相爲因。迭相爲果而已。古人亦有所謂寒疫清邪。寒毒陰毒。然按之實際。於理究有未通。吾人欲求眞理。安能以耳爲目。隨意屈從耶。蓋清寒陰濕之邪。雖亦有一時流行甚廣者。（天行與傳染細按之尙有分別）然較之濁鬱穢毒火。傳染之力既不逮遠甚。而治之難易。又不啻霄壤之隔。所以古人治疫。多溫中燥濕。表散回陽。偏於燥熱。今人治疫。多（導濁）（開鬱）（逐穢）（解毒）（清火）偏於清寒。誠以疫症。乃由口鼻直入心肺腸胃。再由肺胃散布諸經。如喉痧肺疫核疫天痘毒痢。皆宜於清寒。不宜燥熱。霍亂痧脹。亦偏寒者易治。偏熱者難治。凡此諸症。病原治法。鑿鑿可考。今將治諸症必要之方。列舉以質高明。諸葛行軍散　紫雪　碧雪　絳雪卽八寶紅靈丹　黃雪　飛龍奪命丹　玉樞丹　牛黃丸　至寶丹　甘露

消毒丹　神犀丹　白虎湯　犀角地黃湯　承氣湯　三黃解毒湯　韓飛霞五瘟丸　清瘟敗毒飲　解毒活血湯（以上諸方。皆全體大用。有斬關奪隘之功。一挑半剔者不錄。）并不佞所擬急救時疫三大險症方。於導濁開鬱逐穢解毒清火諸法大略已具。痧脹則行軍散奪命丹燒鹽明礬探吐。均是主方。所未有定論者。天痘霍亂毒痢三種主方。尚待研究者也。然方雖未定。法則不出治疫法程之外。（此編在訂正鼠疫良方後）著書之事。必須可以傳之後來。垂之萬世。固非倉卒間事。調查研究考證。不厭求詳。有資料而不能完善。強欲完善而其中仍有一句一字未能自信。皆有無窮流毒。此所以不佞擬著之書甚多。而告成者甚少。執事聰明好學。嘗知此事之不易。不以不佞爲飾詞也。專復卽請　道祉并候　回玉。

與陳稔秋先生論朱廣涵夫人痛病書

王潤霖

素仰高風。恨未親炙。昨應朱府之招。不意首晤　先生。握聆塵教之下。有勝夙契。佩甚佩甚。後又諸同志蒞臨。會集一堂。抉微闡奥。議論環生。愚蒙如霧。亦得附驥馳騁。欣慰何如。回西後將診過朱夫人之症象。及各同志之方案。徘徊腦際。重憶一過。細證各書。有不能恝然卽棄者。敢與　先生約略陳之。夙信　先生好學性成。老更彌篤。决不以空談而置之笥篋也。

一。朱夫人之嘔吐酸苦。金匱云。嘔家本渴。今反不渴者（雖恶引飲亦是）心下有支飲故也（心下卽胃中）今朱夫人之嘔吐苦酸者。已將月餘矣。確未見大渴之象。似與此論飲症有合。

二。朱夫人之腸鳴泄利。金匱云嘔而腸鳴心下痞者。半夏瀉心湯主之。今朱夫人之痛。時作鳴響。且或泄水而減。其右脇下痞塞不通。似與此論飲邪又合。

三。朱夫人之胸脇痛。痛症古人分九種。皆以心藏統之。除眞心痛外。皆他藏受邪。攻逆於心而痛斯劇。張景岳論五藏卒痛。內有肝心痛一條云。痛必面色蒼然而青。厥逆如死。由於木火內鬱。營血之間成瘀使然。又薛立齋治案中。有徐道夫母胃脘當心痛劇。右寸關俱伏。左雖有。亦微。手足厥冷。病勢危篤（朱夫人痛劇時亦然）察其色睛胞上下青黯。此中虛肝木所乘。用參朮茯苓陳草補其中氣。用木香和胃氣以行肝氣。用吳萸散脾胃之寒飲。止心腹之急痛。一劑卽效。向使泥於痛無補法而事攻克。其殆立至矣。又沈朗仲先生云。痛病而胸膈迷悶。作吐苦酸。痛連脇背者。膈有停飲也。今朱夫人之痛連腰。易厥。又與上述三則恰合。

以上數例推論之。此症之屬飲邪。挾肝邪。似無疑義。初起時若循例立治法。本屬易愈之症。所難者。病已拖及月餘。正氣眞陰。均已累損。（觀其又添腰酸自汗自明）卽使急起直追。予以對病之劑。已易枝節橫生。未必應如桴鼓。況朱府主人之蔽於視聽而懷疑不決也哉。茲雖紙上談兵。無裨事實。而事經商榷。解決。不難學能窮索。眞理自顯。霖既少師承。又乏良友。每臨難症。私喜推詳。爰敢函質台端。藉資商榷。晰疑解惑。於焉望之。肅此便請。撰安。

復王潤霖先生書

陳稔秋

潤霖先生大鑒。昨日接誦尊書。敬悉引證病名。仰蒙下問。弟實愧畏交集。前日同在朱處。竊見尊定良方。君以人參主張。扶元達邪。見解獨超。亦以痰之釀成屬水。莫妙以肉桂溫開。可加青鹽佐引。下行而歸眞元。飲之積久爲火。莫妙以川連苦降。必用飯丸。使爲鄉導而和胃氣。弟欽佩閣下製方用意。極端贊成。當卽囑撮。所惜藥已煎好。病人不肯服藥。有負閣下刲股之盛心。弟按在太陽。則爲支飲。分明津液。爲火薰蒸。凝濁抑結。久成惡物。味苦氣酸留伏在膈。皆由氣逆而得之。查膈間係心與小腸相表裏之路徑。今歲少陰君火司天。與人身之君火。相爲搏激。少陽生發之氣。鬱抑不宣。以致火不達於小腸。水不走入膀胱。火水糾結。則成心下支飲。飲屬水。水本陰物。積水生濕。故症見不渴。因之陰常有餘。陽常不足。其右脇下痞塞。不通則痛。理有一定。其上逆犯胃。則爲嘔吐。下溢犯小腸。則爲腸鳴。故痛時作鳴響。且或泄水而減。此其見症。惟有用藥。直搗病所。務使水走膀胱。循其消導之路。不然。痰氣既盛。客必勝主。或奪於脾之大絡之氣。則痛甚而厥矣。總之濁氣在陽。膀胱氣化失常。脾上輸而乏力。肺下降而無權。衝脈帶脈。因之同病。後恐不止腰酸自汗而已也。鄙見如此。未知是否。現在朱處。亦無消息。專此佈覆。並希指正。即候道安。

治病必求其本論

鎮江袁綠野

天有風寒暑濕燥火之六氣。人有喜怒哀懼愛惡欲之七情。六氣者。感於外者也。七情者。傷於內者也。夫內外之爲病也。變化萬端。種類匪一。要須究明陰陽標本氣血寒熱表裡虛實之實境焉。若治療診斷。能於實境研究。不致捉風捕影。辨證明晰。立方精確。絲毫不紊。如庖丁解牛。不應手而奏效者。鮮矣。當其臨牀診斷之際。審其六氣。誰氣所傷。七情何者爲病。姑試言之。病或陰盛陽虛者。治法當補陽以和陰。陽盛陰虛者。必育陰以和陽。如景岳兩儀煎之屬。或有標病及本者。當先治其標。後治其本。或本病及標者。先治其本。後治其標。標本兼病者。則標本兩顧之。若氣分病者。不得治諸血分。血分病者。不得治諸氣分。氣血兼病者。兩治之可也。其有寒凉。不得投之以寒凉。溫熱不得投之以溫熱。譬猶以水制水。以火制火矣。以水制水。勢必泛溢。以火制火。勢必焚燎。庸工失察。遂致南轅北轍。難逃其咎也。其或寒熱相兼者。須斟酌而並行之。如單表症。仲聖則有麻桂等湯之治傷寒。後人又以荊防柴葛羌芷蔥豉等辛溫之品以汗之。吳鞠通先生。又有銀翹桑菊等湯。辛凉清解。治溫邪之屬於表者。如單裡症。宜宗仲聖諸承氣法以下之。半表半裡。又有小柴胡之和解。其有表症傳裡者。始而邪在上焦。其病淺。當表之。當表不表。則邪內傳於裡矣。膚見治上勿犯中。治中勿犯下。治上犯及中下。則藥過病所。豈非伐其無過之地歟。傳於中焦陽明證。仲聖有白虎法。景岳有玉女煎。若具下證。

則當宗諸承氣以下之。當下不下。逆傳心胞。卽有內閉外脫之險。亟擬芳香宣竅。透絡。淸營。救陰。如紫雪丹至寶丹牛黃淸心犀角地黃淸宮湯淸營湯等。及甘寒救陰之品。用之得當。靡不應如桴鼓。亦有裡症達於表者。由深而之淺也。邪外出也。如靑蒿鼈甲。大有殊功。若夫或虛或實。或上虛下實。或上實下虛。或上下兼虛。或上下兼實。頭緒紛繁。難以枚舉。管窺蠡測。略陳梗概。統而言之。急則治標。緩則治本。虛則補母。實則瀉子。腑病勿治臟。臟病勿治腑。經言毋實實。毋虛虛。必先歲氣。毋伐天和。爲司命者烏可忽之哉。七十七難曰。上工治未病。中工治已病。昔范文正公云。不爲良相。當爲良醫。固醫者足以濟世與良相等。余故曰勿作下工之所爲。治病必求其本也。

附治驗案一則

前人

戊午春。官塘橋胡兆明子。方三歲。去冬始因風邪伏肺。咳嗽無已。綿延至春。期及百日。日甚一日。至病劇方延余診治。視其面晦身熱。舌苔黃膩。咳甚而嘔濁痰如膠◎上泛不絕◎乳食難進◎大便燥結◎余斷曰◎此久咳傷肺◎子病求救於母◎經云◎穀入於胃◎乃傳之肺◎五臟六腑◎皆以受氣◎其清者爲營◎濁者爲衛◎況小兒臟腑薄弱◎肺日求救◎胃日益虧◎其他臟腑◎從何受氣乎◎素進乳食◎非獨不能保肺◎且蘊化而爲濁痰◎阻塞中脘◎胃斯病矣◎現値春深木旺之時◎內應乎肝◎茲胃虛直當其衝矣◎故咳甚而嘔濁痰◎上泛不已也◎法當養肺制肝◎使土宮無戕賊之禍◎滋水制火◎令金臟得清化之權◎余以北沙參　二錢　白蘇子　一錢(炒研)　白芥子　一錢(炒研)　靑蛤殼　四錢(煆)　橘紅　八分　醋煑半夏　二錢　川連　四分(吳萸水炒)　竹茹　二錢(姜汁炒)　杏仁　三錢(炒)　苡仁　三錢　桑白皮　二錢(炙)　霜桑葉　一錢　枇杷葉　二錢(刷毛布包)　甜梨肉　一兩　令服一劑◎次日延余復診◎其嘔痰雖已◎而神識昏憒煩燥◎而靑唇焦鼻煤◎舌苔焦黃◎呼吸氣粗◎四肢厥冷◎余曰◎此厥陰風動◎掀騰莫制◎是陰竭於下◎陽翔於上◎心竅爲蒙◎乃

痙厥危病。速以熄內風。開裏竅。使其神魂內守。不致飛越。症雖危篤。而肝病在春。且恃童眞。冀有挽回之機。舉家驚惶。崇信師巫。不以余言爲是。余不忍坐視其危。强擬一方。力勸服之。方用　羚羊角　四分(磨汁冲服)　九孔石決明　六錢(打先煎)　天竺黃　四錢(先煎)　陳胆星　一錢(隔水燉化和服)　生龍齒　四錢(先煎)　眞琥珀　二分(研末冲服)　眞辰砂　二分(研末冲服)　明天麻　一錢半　全蝎尾　八分　鈎籐　一錢半　九節菖　八分　竹瀝　一兩(和入姜汁少許冲服)　眞金箔　二張(冲服)　右藥煎好和勻。攪令相得。緩緩服之。次日聞說其方服後。症勢大退。竟未延余復診。舉家迷信禱神祈鬼。皆以鬼神暗佑而愈。余心甚不平。故錄此以與醫界諸君公判。伊其愈於鬼神歟。愈於醫藥歟。

海隅醫俗

張汝偉

城分星野。邑治南少。虞仲闢蠻。革斷髮文身之俗。言子弦歌。開禮樂文章之始◎揖讓之風猶在◎梧園之記尙存◎無如世風不古◎俗尙頹靡◎迷信心深◎誤緣習慣◎而於醫俗◎尤屬堪嗤◎不經採錄而指破◎莫由刪改以從善◎ 爰仿紹興醫俗例◎裘公救世心◎舉一二以參酌◎供當道之去取云爾◎

吾虞風俗◎家無大小◎一患疾病◎不肯卽治◎先事送鬼◎ 竟有昨日送而今日復送◎今日送而明日再送者◎ 蓋以人爲鬼祟◎ 送之以禮◎鬼去則病愈矣◎ 殊不知陰陽迴判◎人鬼異途◎人不能祟鬼◎鬼獨能祟人乎◎甚矣◎吾虞之鬼之厲也◎實則妖由人興◎怪從心造◎外修裏補之說◎遂牢固而不可拔◎可嘆◎ 然其送鬼之禮◎先嚮之以酒食◎復送之以綫錠◎ 亦有用麵做三牲者◎ 則必是犯煞犯神也◎凡送鬼之後◎必將祭餘殘香◎對病人呵氣◎且喃喃謂之曰◎你去罷◎你到好處去罷◎殊不知鬼果有靈◎既有酒食之嚮◎復有紙錠之用◎好處已極◎ 雖送之而必不肯去矣◎尋常之鬼◎既已夫人而知◎不待卜筮之談◎ 巫覡之語◎盡人能送之矣◎更有遇喉中痛◎或喉風◎或白喉等症◎病勢凶猛◎醫治之不暇◎吾虞之

海隅醫俗

俗。必請巫覡來判。美其名曰看香。閉目磴足。張口狂呼。曰有吊客也。曰有猴仙也。病家信之爲眞。殊不知因其喉痛喉緊。而曰吊客猴仙。吊客之死。頸繫於繩。求猴之爪。常捕其喉。彼以其似肖者言之。實江湖之套技耳。而送吊客猴仙之費。往往巫覡包去。元寶纍纍。酒肴盈席。喚船遠送。高喊相公。習俗卑陋。一至於此。更有一種沙鸞請乩者。病遇危急。請仙示方。執手鸞沙者。必略知醫理。用藥立方。龐雜不純。分量加重。藥味多竣。偶獲倖中。輒謂仙機玄妙。果屬病重。則鸞曰不治。必須行善。如果死也。又稱預知休咎。此雖非經常醫治之門。尙屬勸人行善之舉。特迷信深者。竟以爲仙郎在是。舍仙勿治等云。不思仙果知醫。豈能咄爾呼喚。仙通天人。豈有不通之語。世固有仙。不可謂臨乩者盡仙也。病或有精神恍惚。心腎不交。夜眠不安。或熱入陽明。狂言譫語。際此時也。又有所謂叫喜也。叫喜之狀若何。其法一人登病家主屋脊上。呼病者之名曰。某某歸來。一人於大門口應聲曰。歸來哉。以病人之年歲。

定其句數之多寡。既叫畢。則必捉一小蟲。置於笆斗之中。上覆於紅氈。送入病者房中。而房中看護人。亦同聲應曰某某歸來哉。然後置笆斗於病床之角。而能事畢矣。夫病人不過受六淫。感七情。以致於病耳。明明高臥於床。知覺猶在。而又必呼之曰歸來。且於更深夜靜間爲之。則未免招天地之陰氣。而又引賊入門之禍。彼叫喜者思之。倘或叫喜不靈。請乩寡效。倘有保福借壽之名目也。保福者。親友爲之也。連名具疏。告禱神前。至少十人。多多益善。男病男人保之。女病女人保之。夫福者。個人所有。若連名而可保。多親友而廣交遊者。無晦氣臨頭矣。借壽之法何如。則必出病者之血系。子爲父。女爲母。對天設誓。焚香稟告。願借壽十年。或二十年。無如天不容情。壽由前定。果准福可保而壽可借。亦吾虞人之特幸也。病至於保福借壽而俱不效。則又有冲喜之法在。冲喜有二種。更當分別言之。其一老年人患病。則爲拔棺木以借壽器。剪綢緞以做壽衣。另延女人爲之宣卷延生。解釋前愆。夫以待死之人。先

海隅醫俗

海隅醫俗

治死後之事。所謂既欲其生。又欲其死。是惑也。其一病人子女。凡已經訂婚。未嫁未娶者。或請新郎。或邀新娘。亟見其病者。新郎新娘。帶來一壺糖湯。使病者服之。喜氣一沖。災星自滅。不知病者之災星不因之滅。而子女之魚水。反因之諧。是直可謂苦中作樂。沖喜云乎哉。至於小兒患症。大都由於驚痰風熱。見症多善啼煩躁。肉瞤筋惕。則有神仙叫喜之舉也。其法以阡張一塊。(用浙江餘杭所出之方印連紙所切)上書國省府州縣。鄉里土地名。及小兒之父名。爲子女某某失喜。仰求竈君保佑等云。書就後。將火點着。置於大鑊竈堂之下。合家又復向竈前行禮云。果如是。竈神亦煩瑣哉。若吾虞之所謂小兒科。則尤怪焉。俗以小兒不肯服藥。必賴推拿。而推拿一科。大方家視爲卑鄙。業此者。皆理髮匠。及女媪爲之。既不識穴在何地。復不明補瀉順逆。以誤傳誤而已。更有一等人家。請伊開方。可憐他入學未曾一載。奈何執筆成書。亂書五虎疎表。至寶蘇香。殺人如麻。而且字如蝌蚪。十有九別。一樣門庭若市。

生涯繁盛。俗語常云。與其請名醫。不若請時醫。僻見如是。可怪之極。有一種鄉僻之家。名打陰拳者。其法陰拳之人。另組一黨。謂能入地走天。日查夜察。能知已往未來。能知疾病休咎。其爲人視疾也。一人僵臥地上。閉目若尸。頭後點着小燈一盞。脚跟燒着白紙一同。始而如死無言。托遊地下。繼則忽然躍起。揚手擲足。口中喃喃。但曰已至某神隍處。某土地處。懇請延壽。彼已允許。須費錢鏹若干。偶爾幸愈。則邀謝數十元數百元不等。甚至有病者未愈。而已傾家蕩產者。嗚呼。生死有命。惟積德者可以延壽。徒恃錢鏹妄語。以祈邀幸萬一。惑之甚矣。以上所論。皆吾處之積俗。爲文物邦之汚點。既已略舉端倪。以供衆覽矣。更有餘波數節。爲再補綴以下。

處邑襟山帶湖。廟宇林立。燒香之風素盛。而於婦女爲尤多。每廟中必置籤筒。其法用竹片削籤。五十六十枝不等。上書一至五十六十之數。中再分上中下之別。每籤一枝。設有仙方一張。仙方即醫士所定。溫補寒凉皆有。。平淡峻

海隅醫俗

厲咸備。病者家屬。往往疑醫生之無能。至廟宇而問籤也。謂之曰求仙方。雖或倖中者亦有。輕病因之而重。重病因之而危者更多。蓋卽使神佛有靈。未必盡能知醫。況在倉猝之間。限制於凡人所定之方。而急欲檢其適當之方。以與病人。不亦難乎。又況縹渺無因者乎。紹興已有飭警取締求籤之舉。吾虞猶夢夢也不啻惟是。鄉下人家。又有請老爺之舉。更可發噱。其法病者危急。乃至附近小廟。扛一座神像。安置於病家主屋。焚香納紙。供養三牲。外場高懸某某神隍某某總管旗號。分別肅靜迴避行牌。以爲可以避小鬼之侵。而得神力之助。請來時。用大鑼一面。狂敲不已。若遇肝肺急病。聞金聲。嚇得魂不附體者有之。安能壓驚。若而愈。則所爲送老爺者必須狂設酒筵。延請羽士吹手。送還廟中。而還愿則或助紗帽一頂。或助神袍一具。所費亦在數十元數百元之內。往往其病雖愈。而家產已蕩然者矣。凡在五六月之間。患病者較多。而所謂神者所甚忙。甚至於請着一箭。請着一帽爲榮幸。不亦甚可怪乎。若未愈也。則僅以一鑼送還。其聲半日一句。不如請來之急也。名之曰送死鑪。神亦有幸有不幸也。此皆愚民所爲。無足深怪。獨有一種請縣給示。紳士所爲。名爲好事。而實則害多效少。黑幕未穿者。曰施藥局。吾虞施藥局。自五月間起。至八九月止。其欵爲捐募。其法集多數時醫於局內。上午九時起十一時止。有逢三六九期者。有逢二五八一四七五十諸期者。各不等。至期則待證病人。麕集一室。上至販賈走卒。工作農人。下至流徙乞丐。每日不下數百號。而統計數百號中。完全因貧窮而患重疾。無力醫藥而來診者。不過十之一。其外或則家計尙裕。吝兩三角醫藥費而來者。以爲落得便宜也。或則病實不成立。漫說頭痛咳嗽。請醫生多開貴重物品。用以圖利者。尖滑醫生。亦有餘潤也。竟有其人苔脈無病。彼總說頭痛愈則脚痛見。自開局診始。至圓局而尙不愈者。彼以藥半價而回作藥肆也。此皆病人之黑幕。若醫生用藥。先定價格。以數角爲限。故通局中無一立起沉疴。溫如桂附。涼如犀地之方也。此等醫局。好處全無。遺誤反多。何以言之。局中所請醫生。未必盡是名手。名手卽至。亦以局之病人爲局外。不肯經心。而庸醫以局中病人。爲試金石。不守規範。所以效者少。而禍者多也。然每期何以必有數百號。吾虞人。半貪便宜半實非病也。以上諸端。皆爲通行之俗。若更言其細。則煎藥未愈。罏上必置剪刀。藥爐之上。不許點火。藥碗吃後。必須覆地。而其渣滓。必置大門之外。使人踐踏。而醫生之轎。不准差停人家門口。不然。必飽於老拳。若一家請數醫生。必待年長者執筆。謂之並診。每人主意數藥。主藥必由執筆者定。而吾虞風俗。請醫必請時。諺云時醫有運。病人服其藥。靠其運耳。嗚呼。病人不可靠醫生之運。不過醫生無運。徒呼晦氣而已。有人家胸無成竹。今日一醫生。明日又易一醫生。甚至換七八十數醫。而促其病之死者。有人家信任過深。一醫生診視十次八次。病不稍鬆。而猶不肯易醫者。吾虞全邑。三十六市鄉。人口八十萬有零。醫生之數達千外。每十人家。一醫生也。而所謂時者。生涯繁盛者。不過三十人之數。而三十歲以內之醫生。無人問津者。以爲某寶寶。我看他長大。一刹那間。豈可爲人視病哉。一傳十。十傳百。相戒勿去。彼不問你學問如何。總以年歲爲斷。僻見如此。豈不可怪。而吾虞人。又最畏虛。一患疾病。大小人家。莫不視硝黃爲鴆毒。以參朮爲長生。一至冬間。千門萬戶。苟有一箪一瓢之家。莫不挪擋而求補劑。富貴人家。男則以參茸爲主。女則以阿膠爲君。農工苦作。則又以牛膝爲無上妙品。以爲強足力。而壯筋骨。據滬上藥行中言。牛膝專銷常熟。有十分之七云。　瑣屑煩言記不勝記聊書一二存雪泥鴻爪之跡耳

揚州醫俗

徐石生

閱報載徵求各地醫俗。調查備採。茲以目所擊。耳所聞者。約略陳之。揚城醫學不講久矣。不重實學。專事營緣。第一飛華其服。虛張聲勢。不足以售其術。所用之方。以平淡輕淺爲高。紳富人家。不拘何症。必誦其虛。以景岳溫補派。

揚州醫俗

最能得時。其風俗必迷信神籤藥方。以賛化宮。旌忠寺兩處仙方最靈。香烟頗盛。夏間以觀音山爲最。於前淸光緒末葉。趙渭溪都轉兩淮。兼督警察時。以神方悞人不淺。嚴禁在案。該僧改作仙水。較之刻方。爲患稍減幼科尤陋者。馬監巷觀音庵女尼。其名甚廣。一班紳縉女流。羣皆信從。不拘寒熱虛實。每以靑蒿節內虫搗丸入輕粉等。與小兒服之。如不愈。妄言慢驚風。用針亂刺。曾目擊其害。無可挽回。該比邱並不知醫亦不能開方。全恃逢迎紳官。而得售其術也。雖有讀書經驗者。不及其名。而人不之信奈何。其巫逐疫亦盛行。近年刻方又復行。嗚呼。以迷信傷身。深可恨也。

通州各區。其醫俗尤陋。每逢喉痧等。市醫皆以白喉六味飲爲主。不辨寒熱虛實。起手必用一派淸寒。遏伏其邪。致斃者多。予目擊心傷。每挽回危症甚多。皆用疫痧法。外用拔毒膏均效。惟服寒凉過劑者。皆不救。又有一等無知女流。妄言欺人云。彼係東岳夫人侍女。能知生死。爲人醫病。隨口胡言。令病家許願。焚帛金銀箔若干。香若干斤。神袍等。若病危急。則云東岳神需人聽差。不能挽回。名之曰見仙。鄉愚受害甚衆。其開之方。不通已極。每用浪頭末。小胡椒等。其病本不死。而死於此等方。不計其數。亦斯民之厄運耳。

鼠疫芻言

李雲年謹述

鼠疫一症。前曾發現於閩粤濱海之區。爲最劇烈之傳染病。溯查中國醫書。夙無此症之名。殊尠良方治法。類皆委諸命數。如商埠都邑。嘗恃西醫爲萬一之希望。若鄉僻與貧病。則尤不堪聞問矣。近年以來。東西洋醫書。日漸輸入。幾使讀者目爲之眩。頗資考鏡。所載調查世界傳染病。有四十餘種。而最劇烈者有八種。然八種中之百斯篤。卽鼠疫。居其一也。近聞北方一帶。蔓染甚烈。由是輪船交通之處。相率嚴防。仍恐傳染。雲年濫竽醫界。弇陋自漸。因悲吾同胞遽罹疫厄之慘。謹以管窺僅見之一班。徵諸東西醫書。備列病情治法。及中藥曾經試驗之特效成方。以便鄉僻貧病。得皆療治。冀與是症或有微末

之禆。故不自知其言之鄙俚。而作芻蕘之獻也

(一)病名　此病十數年前。曾發現於福建省。土人名曰老鼠瘟。以鼠先瘟斃而後人瘟也。閩人曾覩此病者。偶爾道及。瞿然色變。幾有談虎之概。亦可見是病之劇烈矣。繼流行於廣東省。土人名曰悪核病。言腋下股下頸下。常現腫核。爲此病之異點。曰悪核者。指此現核之病。其傳變多凶悪也。西醫譯爲黑死病。想以意譯。殆爲死後身黑乎。東醫譯爲百斯篤。想以音譯。取其近似耳。以上四名。雖各不同。然視爲極重極篤極危險之傳染病。則一也。江浙地方。素未傳染此病。故皆目未見其危。耳未聞其名。幾何不河漢視之也。吾今正告之曰。此病一被染及。十人中常死七八人。不下於爛喉痧癧螺痧。尤吾國民之所當注意者也。

(二)病狀　初起卽發大熱。頭痛不堪。目眩神暈心煩口渴。週身倦怠。無力時。有嘔吐腰痛及顏面蒸紅。眼多眵而赤。皮膚灼熱。無汗。脈洪數。每咪呢可

達一百二三十至。繼則有發腫核者。亦有不發腫核者。終則狂躁譫語。及脈息細數無力虛脫而死。

（三）中醫病源　中醫書籍內。未見載有此病。不能明其源。　唯廣東有惡核良方一本。亦祇載治法。未窮其源。但云此病未發現以前。鼠必先斃。　又曰見有羣鼠渡河。口內啣草者。即此病之預兆也。乃亦僅知病源於鼠而已。

（四）東西醫病源　東西醫於各種傳染病。均刺病人鮮血一滴。以闡微鏡窺之。見有各種細菌。有稈狀。有球狀。有曲狀。種種不同。染以標本。呈色亦復各異。以此爲各種傳染病之確據。此細菌又名微生物。嘗著有人生與微生物交戰論。載在格致彙編。此法勘病。確見其源。已爲各國所公認。鼠疫之細菌。雖存於鼠身內。而所以能傳染於人者。則以跳蚤爲之媒介也。蓋鼠身跳蚤最多。蚤噬鼠血而茹細菌。蚤復噬人而吐細菌。一茹一吐。而細菌乃入於人身血內矣。潛滋暗長。不過數日。人即發病。此東西醫以細菌爲鼠疫之媒介也。

（五）中醫治法　有惡核良方一本。係廣東省所刋。書內祇有一方。爲治鼠疫良法。已愈千萬人。好事者廣爲施送。板已五刋。似乎可信。其方係取王淸任氏解毒活血湯加減。余隨編歌訣。今尚記之。歌曰。鼠疫蘇翹柴葛中。草歸芍地朴桃紅。羔黃加入犀羚角。重劑十分方奏功。云蘇木連翹柴胡葛根甘草歸尾赤芍生地厚朴桃仁紅花。此王淸任氏原方也。若治鼠疫。加入生石羔大黃犀角羚羊角。又必重劑。方能奏效云。

按此方的是鼠疫之良方也。其加入之石羔大黃二味。乃治疫之妙藥。且宜重其分兩。方能奏功。無徵不信。請還質之醫書。有疫疹一書。桐城余思愚所著溫緯。第三治疫疹。沿門傳染身熱。頭痛大渴煩躁。其方名淸瘟敗毒散。重用石羔。輕者四兩。重者八兩。二三劑。傳至京師。百發百效。此疫症重用石羔見效者一也。又嘗見其書中紀兩國交戰凱旋之日。後軍載大黃數十車。人多嗤之。後疫發。悉以大黃愈之。此大黃治疫之一徵也。按惡核良方內。稱愈瀉則愈用大黃。服至不瀉而已。按西醫稱大黃有濇性。少服能止瀉。此正與西醫相合也。又服大黃後。令小便色黃。能澄降血分濁質。由小便而出。此所以爲治疫之良藥歟。又痘疹正宗一書。亦專用石羔大黃。以治天花。無方不以石羔大黃爲主。此治痘疫之石羔大黃並用也。今移治鼠疫。古方今方。均相符合。又何疑焉。

(六)東西醫治法　東西醫於各種傳染病。近十餘年來。均以新發明之各種血清治之。爲不二法門。據云。傳染病之細菌。入人身內。日以滋長。殺人氣血。而人身血內。亦有白輪。且抵抗力。撲殺細菌。若白輪戰勝。則細菌死而病瘳。若細菌戰勝。白輪戰敗。則人死。此抵抗力。有强有弱。人與人不同。若牛若馬若兎。又更不同。如天花一症。染人甚危險者。染之於牛。則平易焉。於是取牛之痘漿。種於人身。而人亦得平易之善果也。此牛具天花抵抗力之專長者也。又如爛喉痧險症也。今以爛喉痧之悪液。種於馬身。馬染此症。亦覺平易。於是取馬之血清。種於爛喉痧者之身。而十可愈九。此馬具爛喉痧抵抗力之專長也。推之恐水病有血清。牛疫亦有血清。日本政府。現設血清醫院。專造各種血清。以應醫生之用。現在上海工部局。有鼠疫血清。吾人現正研究此血清功效。再行報告。果能有效。中藥也吾用之。西藥也吾亦用之。吾取有效而已。遑問其他。古語云。在門牆則揮之。在夷狄則進之。言在門牆者不必是。在夷狄者不必非也。吾醫會之研究血清。其亦此意也歟。

(七)雜論　鼠疫之發現無定期。與他疫盛行於夏秋者不同。鼠類一染此疫。必族滅無孑遺。故連羣而逃。吾人或有見鼠連羣而逃者。卽當嚴防鼠疫。如以疫斃之鼠嗅犬。犬卽斃。棄草野間。馬偶噬草亦斃。故死鼠須埋於地下三尺深。　廣東鼠疫盛行時。民皆移家避疫。全城幾空其半。不下於避寇。邇來杭省火車輪船。交通極便。傳染是意中事。吾醫界尤宜大聲疾呼以救護之。猫爲鼠之天然勁敵。勸居家多養猫及備捕鼠各器。庶幾爲人定勝天之毫末也。

本社出版醫藥書籍七十餘種皆世所罕見之孤本及名家未刊之精稿又代售各處社友手著最新醫書二十餘種定價皆廉因宗旨不爲謀利專爲流通也凡醫藥爲業者固宜爭先購閱以輸進學術於臨證治病大得裨益卽普通人民購閱此種書籍稍備醫藥常識未病時得明保衛之法已病時勿爲醫藥所誤費小功宏較之購他種書籍其損益不待贅述印有書目奉送不取分文函索卽寄

添聘代派

本報出版已至八十餘期無論醫界藥界卽不業醫藥者亦多愿購閱因內有問答一門不啻人人之顧問有病卽可函詢今爲各處來函訂閱者便利起見不拘前已設有代派處否再當廣爲聘訂凡愿担任者請示一明片卽當奉約至酬勞格外從豐

紹城紹興醫藥學報社啓

中華民國郵政特准掛號認爲新聞紙類

原八十八期戊午八月出版

紹興醫藥學報

神州醫藥學會紹興分會發行

第八卷第八號

誌謝

本社前承胡瀛嶠裘吉生孫寅初何廉臣曹炳章天寶堂王行恕諸公按月捐貲以相維持茲又荷明明齋眼科醫局以六月起每月捐助二元際此紙價昂貴辦理者正慮經濟竭蹶得諸公先後慨助受惠不淺除按月製給收照外特此登報以鳴謝忱

本社啓

發行名著

隨山宇方鈔一卷爲烏程汪謝城先生曰楨所手輯所收皆有用之方先生別號荔牆蹇士爲海甯王孟英先生論醫之友王書多經先生評批人所共見獨是書皆欲覔而不可得荔牆叢書中雖附刊之乃因版毀書無流行本社主任裘君吉生知先生司鐸吾邑時曾有副刻訪求多年今果爲其嗣得原版歸社發行本國紙精印一大册定價二角不折不扣又寄售虛勞要旨每部二册定價三角五分

紹城北海橋醫藥學報社啓

紹興醫藥學報第八卷第八號目次（原八十八期）

不爲良相卽爲良醫說　前人

醫貴心悟說　前人

人黃　鎭江韓緒臣

擬張聿青先生書後　鴛湖徐石生

霍亂危症寒熱辨（錄衛生公會印件）　任際運

辨藥四則　闕名

驚風一方兼治急慢兩證是慢驚送命毒藥

蚯蚓治驚風方是慢驚送命毒藥

天下各種丹丸爲慢驚送命毒藥

廣東回春丹及各家丹丸爲慢驚送命毒藥

瘰癧經驗方　餘姚明德齋主人

紀事

社友李雲年君抄示公文一件

社友包蘅村先生熱心提倡醫學生平著述頗多此次因公積勞以致不起同社多哀輓茲覓得哲嗣所撰行狀謹錄於左

社論

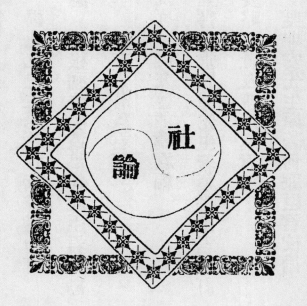

時令要書

濕溫時疫治療法　紹興醫學會同人編　一冊二角
囊秘喉書　楊龍九先生原著張汝偉君增訂　一冊三角
通俗傷寒論　俞根初先生遺稿何廉臣君校勘　四冊一元六角
通俗喉科學　社友張若霞君著　一冊一角
瘟痧證治要畧　社友曹炳章君編　一冊三角
增訂傷暑全書　張鳳逵先生著葉子雨君增訂　二冊六角
喉痧證治要略　社友曹炳章君著　一冊一角
感證寶筏　吳坤安先生原著何廉臣君校勘　八冊一元二角
廣溫熱論　戴北山先生原著何廉臣君重訂　六冊八角

與竹梅醫隱辯條辨辨書

鎮江劉吉人稿

去歲醫報。大爲各界閱者歡迎。無他。以五行生尅論。競爭廢棄不廢棄。四方投稿甚多。合天下醫士。開一大筆戰場。故能令人先覩爲快。今年之報。閱報者皆嫌其材料非薄。兜銷不易。故敢與竹梅醫隱挑戰。以博閱者之歡迎。而廣銷路。竹梅醫隱當不我棄也。君謂條辨一書。謬誤實甚。以愚見觀之。君未免措詞過當。不禁欲爲吳氏作護辯士矣。夫吳氏之書。與人以口實者。莫有過於以桂枝湯治風溫之第一條。然當時溫病。未有專書。吳氏初脫傷寒圈套。而別立一法門。以喚醒後學。南北分治。而又恐後人不甚遵從。故處處借重仲聖。引用傷寒方法。使後學知其由善讀傷寒而化裁之變易之。而出者也。非穿鑿自作聰明者也。此吳氏初著書之苦心也。吾輩生吳氏之後。已習見溫病各書。覺同里李冠仙知醫必辨。已爲數見不鮮。過後黃花。然當未見吳氏葉氏王氏各家之前。李氏之書。亦不易得之程度。而况吳氏之書。瑕不掩瑜。其妙處。全在示人以活法讀古書。而勿泥古方。此吳氏之功也。吳氏葉氏所稱溫病。實僅指風溫溫熱暑熱而言。並未論及瘟疫溫毒兼穢濁厲氣與現行之疫症。蓋當時人受病之輕。不似今人受病之重。當時煤炭煤油尚未大行。空氣中炭養輕。不似今時之多。故僅在上焦肺胃膈上。治之得法。清解亦易。絕無逆傳心胞之理。其逆傳者。皆人事不善也。然僅傳手厥陰經而已。至護心油膜。則已危矣。蓋膈膜之水素減。則膈膜熱。而護心之油膜少受蒸灼。則譫語危象呈矣。油膜卽心之胞也。臟尊腑卑。心陰足。能抵抗熱邪。邪不能傷。胃爲心之子。胃中欠食。胃氣已虛。母病移於子。臟病移於腑。危者安。急者徐。是可救之生機也。是不死之順症也。凡病入胃經。則與腸胃中積滯之糟粕合。卽俗所云膝腸屎也。必待由下清宿糞。而後解。故吳氏有堅壁清野之法。有食復之戒也。凡病傳入陽明。本不再傳他經。但當下不下。則土實尅水。險症又現矣。至於無形之病邪。西人謂之病菌。則又不可與飲食同論。況皮毛能吸收入肺乎。況呼吸與肺相通乎。微菌與空氣相雜。同爲無形。人目不能見。雖有微點。非八百倍顯微鏡放大之。人不能見也。一呼一吸之息。入氣管者。不知凡幾。肺臟易

中國近代中醫藥期刊彙編　第一輯

受病邪之黴菌。可想見矣。炭養炭輕之成分稍多。則空氣不潔。人之血管受之。則血變紫黑。痱疹痲痧各溫疫之症起矣。發血管變紫。則腦與心昏糊喘急。命在須臾矣。謂陽明譫語。誤認心胞症者。有之。謂絕無心胞症。則不可也。謂用下法通降陽明。使心胞病移入於胃。可治心胞之危症。則可。謂心胞病。皆胃實當下。則不可也。吾友柳明之。前二十五年。神糊譫語病。其叔幼安先生。與文香海進紫雪至寶牛黃丸無效。柳素仰重王少徐。少徐一詞莫贊。後遇愚。談及明之症。法在不治。愚曰。烏。不然。君明日往診。如氣口脈能任尋按。但以增液承氣主之。必能轉危爲安也。王欲薦愚。愚曰。愚年少。幼安向不見信。不若君自往救之。必服君方而無疑也。王如法治之。七劑愈。至今明之作古。哀啓中。仍述王少徐之功。而不知暗中有人助也。愚本善用諸承氣者。於君可稱知己。君發明下法。愚實贊成。使中醫皆能如君。西醫何由得勝。但恐中醫明方。畏懼不敢服耳。現行疫症。君論誠是。然於吳氏之方。尙有未洞悉其弊者。桑菊銀翹二方。有杏仁芥穗。愚常見用杏仁三錢。服三四劑。即變爲喘急不救者。用芥穗五分。服二劑。即變爲瘀痧內陷。自利不救者。蓋杏仁溫潤有油。能膩肺絡。芥穗辛溫。能傷肺之陰氣。陰氣虛不能捍邪。雖有涼潤。正不助力。故無效。而熱邪乘虛內陷也。今人受病之重。甚於古人。謂吳氏之法輕。不足以治今之重病。則可。如謂其書務宜絕去。試思彼此學識。從何而來。苟非吳氏發明諸承氣之方。示人以仲聖加減活法。並自出心裁。於無方之症。別立一方。而仍不離乎仲聖用藥之心法。彼此進步。又焉能驟幾於此乎。君之筆氣縱橫。議論豪爽。故不覺措詞有過當處。爰爲吳氏作辯護。士醫報之研究。善於立會口辯者多矣。筆戰酬時。交情愈厚。惟願惠我數行。以作他山之助。愚僻處京江。益友甚少。敢與君訂爲千里神交。不卜慨允否。戊午季夏。愚弟劉恒瑞頓首。

忠告醫藥家

舒欽哉先生後裔炳生

醫生者。病家之存亡所係也。藥業者。亦病家之生死攸關也。夫醫生之對於病家。誠能審愼周詳。藥中其病。不患其不起死而回生。反是則不死於病。而死於醫。非余所忍言也。至若營藥業者。責雖稍輕於醫。其爲病家所託命則一也。試舉藥家所宜注重者。而約略之。如藥材求道地。殊途不得混充也。分量有準規。毫厘不宜折減也。丸散飲片之法製。不厭手續繁多也。風雨燥溼之不時。弗使朽蠹失性也。誠能如上所述。不沽名而名揚。不邀譽而譽至。營業之發達。有不期然而然者矣。非然者。眞方假藥。魚目混珠。則病家以之速亡。卽醫家由此敗名。恐擢藥家之髮。不足數盡藥家之罪。宜俗謂營藥業者。不能三世也。嗟乎。許叔微全活既多。問厠陳樓聿彰福報。韓伯休定價不二。長安市口。卓著聲稱。救七情之過。治六氣之淫。保合太和。厥惟醫家是賴。而兼收並蓄。待用無遺。去僞存誠。以義爲利。不又當責成今之藥業家乎。僕敢爲二家效一忠告。曰。願二家各盡厥心。各善其事。兩相資以濟其美。勿交相尤以飾其非。病家之幸福。非卽爲二家之利權哉。

論醫稱祖傳之流弊

慈谿林華三

夫醫之精良者。立專科以治病。俾岐術專一。救民疾苦。有斡旋造化之功。顯揚之名。

流於後世。然後父傳子業。原爲美事。無乃人之賢愚不一。恐未必能世乎其業。即如甯地數處。祖傳世醫。粗心浮氣。誇口大言。而由祖傳秘方。自負自用。是爲技高目中無人。如趙括徒讀父書。不知通變。喪師辱國。古云。用藥如用兵。醫之治病。猶如是也。臨診之時。色脈不察。寒熱虛實不辨。六氣七情。內傷外感不識。印定板方。某藥治某病。不知所以然哉。病家莫知其害。如蛾赴燈。具在夢夢之中。今見流弊日深。目擊其害。故不得不論之。是當懸鐘一撞。使人豁然省悟。余故聊述其弊。非以返咎已往。竊欲補救將來。知我罪我。亦所不計也。嗟乎。醫之如此。亦可爲掃地矣。不藥爲中醫之說。非虛言也。醫之爲道。廣大精微。博學羣書。深明脈理。臨診之際。常有把握。辨證明晰。因病用藥。治之方無錯訛。而立拯危救濟之功。而後方可爲醫。再有研究之工。當不致蹈庸醫殺人之弊。然而學問無窮。病情變幻難測。知者猶有千慮一失。豈可輕視人命。徒以祖傳爲恃。而不與四方同道相切磋也耶。

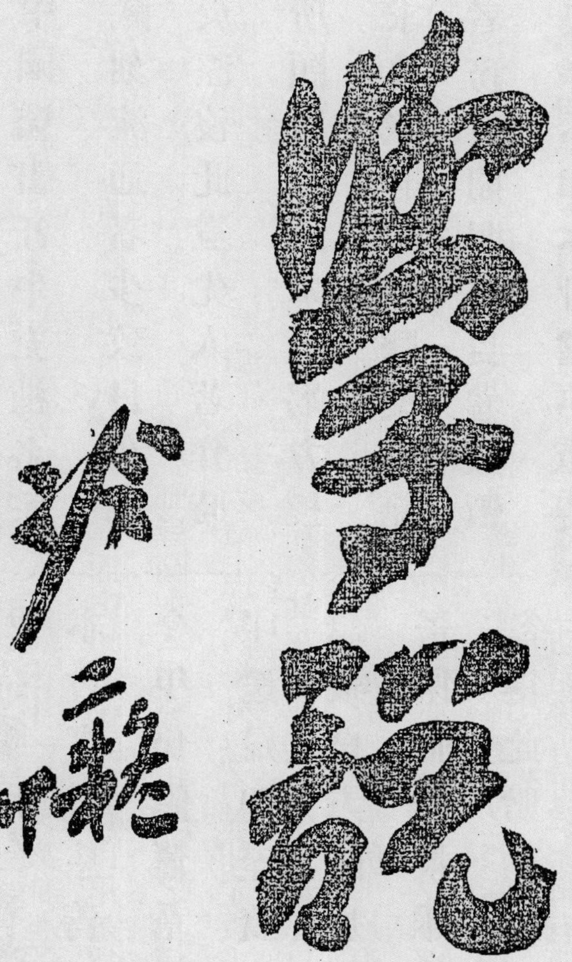
醫學說

海內外藏書家鑒

中國醫書汗牛充棟各家藏刻流通者少致日久歸於湮沒此豈先人著作時所願料及耶本社竭力搜求凡藏有各種醫藥書籍者務祈開明書目卷數價鏹等示知本社當出重資相求幷可代爲流傳發行

紹興醫藥學報社啓

不取分文 敬衛送生書報廣告

本會實行慈善遐邇咸知今年仍照舊章登報廣告印送婦嬰至寶衛生雜誌急救良方防疫妙法及種子保胎急救難產等方如欲得此贈品只用明片函索即爲寄奉伏維 公鑒

浙江餘姚東門外衛生公會分會啓

一錢 麥冬 一錢五分 巖川貝 二方 生甘草 四分

右方加蜜炙枇杷三錢。水煎服。

喘息

(原因)喘症有二。上焦阻閉。肺氣不得下降而致喘息者。此實喘也。下元虧乏。腎氣不能上承而致喘息者。此虛喘也。娠妊喘息。皆因胎氣不安而上逆者爲多。惟其中有母病及胎。胎病及母之二因。當分晰之。

(症候)氣道阻隘。飲食礙下。呼吸困難。得水卽嗆。但能豎坐。不能平眠。甚則溱溱汗出。上下氣不相接續。

(治法)治實喘宜淸宣。治虛喘宜補納。胎前亦無異治。惟須加入養血順氣之品。獨有一種最難治者。腹中之胎已壞。奔迫上冲。喘急欲死。斯時不下其胎。告斃卽在頃刻。醫者不可不知。法詳下胎死腹中條。

(方劑)

火邪上逆肺不肅降　加味瀉白散

炙桑皮　地骨皮　各三錢　生甘草　八分　知母　二錢　川貝母　三錢
枯條芩　一錢五分　羚角片　一錢
右藥水煎徐徐服。

火盛乘金胎氣壅塞　馬兜鈴散

馬兜鈴　一錢五分　蘇子蜜炙　一錢　枳殼　八分　桑白皮　三錢　廣皮
一錢　砂仁　三分　生甘草　五分　桔梗　四分
右藥水煎。候涼服。

痰阻胸膈　加減杏蘇散

蘇子蜜炙　一錢五分　杏仁　三錢　橘紅蜜炙　一錢　象貝　蔞霜　各一
錢五分　桑皮蜜炙　二錢　枳殼　八分　前胡　一錢五分
右方水煎。加竹瀝二瓢。薑汁三滴。食前服。

元虛肺弱 貞元飲

大熟地 四錢 歸身 三錢 炙草 一錢 西洋參 一錢五分 麥冬 三錢 北五味子 十粒

右方水煎服。

生脈散合左歸飲

北沙參 三錢 原麥冬 四錢 北五味 五分 大熟地 三錢 山萸肉 一錢 甘杞子 二錢 淮山藥 一錢五分 淸炙草 一錢 生白芍 三錢

右方水煎溫服。

胎水

(原因)脾土虛弱。水飲不化。横流泛溢。內注胞宮。漸積潮滿。而成斯病。

(症候)肌肉浮腫。腹尤脹大。小水不利。洒淅惡寒。喘急上氣。或時頭暈。

(治法)實脾利水。調氣和中。

（方劑）

鯉魚湯

白朮 當歸 各五錢 茯苓 四錢 廣皮 三錢 帶皮生薑七八片 鯉魚一尾

右方先將鯉魚去鱗。净水煑熟。澄淸取汁煎藥。常服以愈爲度。

白朮散

白朮 茯苓 澤瀉 陳皮 薑皮 大腹皮 木香

右藥不拘多少。爲末。用砂仁湯送服。

苓朮湯

茯苓 白朮 各四錢 黄芩 杏仁 各三錢 旋覆花絹包 二錢 橘紅一錢 冬葵子 三錢

右方水煎服。

子眩

（原因）孕婦氣逆痰多不時昏暈謂之子眩。由於血虛內熱。熱生風。風火相煽。致胎氣不安而逆上。故有此症。

（症候）而上微赤。腕中不爽。頭旋目暈。如坐舟中。甚則卒倒仆地。不省人事。痰涎上壅。頭汗獨多。皆風動火升之象。

（治法）經云。諸風掉眩。皆屬於肝。然肝木鴟張。必由腎水虧乏。治此證者。熄風平逆。清火消痰。固爲正治。而滋腎養肝。育陰潛陽之法。似不可少。

（方劑）

加味二陳湯

薑半夏　一錢　茯苓　三錢　炙甘草　五分　焦山梔　三錢　天仙籐　一錢　煨天麻　一錢　鈎籐　三錢　白甘菊　一錢　川貝母　二錢　麥冬去心　二錢　瓜蔞皮　二錢　淡竹茹　二錢

右方臨時酌減。

陰虛陽升 龜牡地黃湯

熟地 四錢 龜版炙 牡蠣生打 各三錢 天冬 山萸肉 各二錢 北五味 茯苓 遠志 各一錢

右方水煎服。

營虛風動 杞地桑麻湯

杞子炒 三錢 柏子仁 一錢 三角胡麻 二錢 細生地 三錢 川石斛 三錢 生左牡蠣 四錢 冬桑葉 一錢五分

右方水煎服。

阿膠雞子黃湯

眞阿膠 一錢五分 左牡蠣 五錢 大生地 四錢 白芍炒 女貞子 各三錢 黃甘菊 二錢 雞子黃 一枚

右藥煎成。入童便一鍾服。

子腫

（原因）孕婦面目身體皆腫。謂之子腫。因水濕素盛。內被胞胎壅阻。旁流四溢。不下行膀胱。而外走肌膚。遂成腫脹。此亦胎水之類。

（症候）飲食如常。無所痛苦。惟身體重滯。行動爲難。所以多臥少起。

（治法）輕者可不必治。迨分娩後其腫自消。重者恐累及胞胎。亦須治之。法當溫運脾陽。俾氣行則水行。而腫當漸退。

（方劑）

苓朮丸

白朮土炒　二兩　茯苓　三兩　陳皮　一兩五錢　生薑皮　五錢　製香附　五錢

右藥爲末。米飲和丸。每日吞服五錢。紫蘇煎湯送下。

加味五皮飲

大腹皮　生薑皮　桑白皮　茯苓皮　廣皮　紫蘇　白朮炒　各一錢

右藥加紅棗二枚。去核水煎。入木香汁三匙服。

子滿

(原因)娠妊至七八月。胎氣壅滯。大腹滿脹。此乃胞中水溼。與血相搏。名曰子滿由姿食油膩。多飲茶酒。或服肥胎之藥而致。

(症候)上則高過心胸。氣逆而喘。下則逼迫子戶。溲溺不通。以致坐臥不安。行動不得。甚屬難忍。

(治法)此證與胎水有虛實之殊。胎水由於脾虛。而此則多實滿。與子腫有內外之別。子腫水從外溢。而此則純走內。與子氣有上下之分。子氣腫在下部。而此則滿在腹。治法不但理脾。兼宜治肺。尤須寓消導於運化之中。若投參朮補品。則滿益加滿矣。

第六十四圖

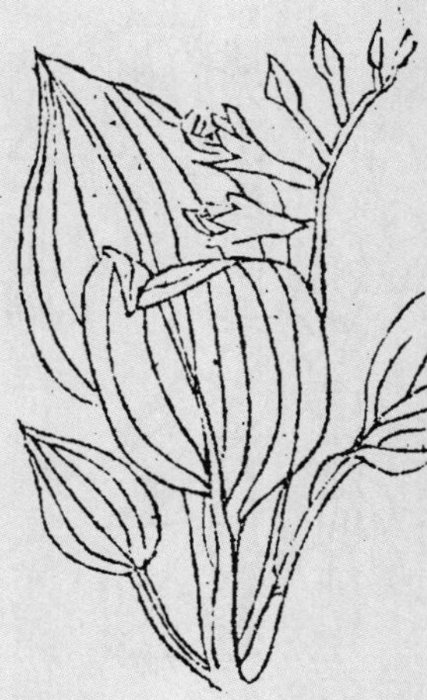

第六十五圖

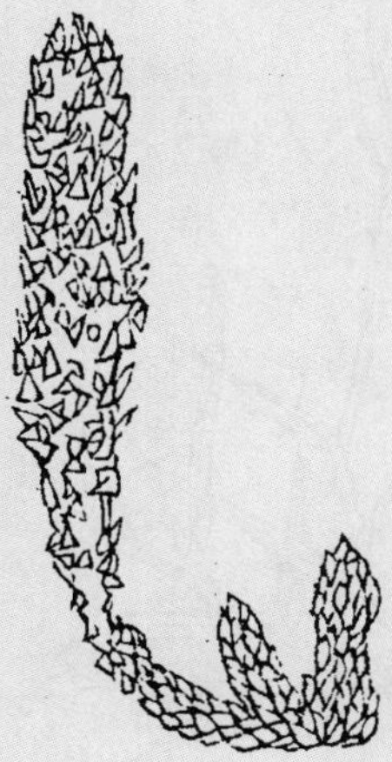

六四　紫萼　　百合科

學名　Hosta Coerulea

山野自生宿根草高二尺餘、葉柔軟如車前草、有長柄自地表部縮莖叢生、花莖抽於葉叢之間、花紫色或白色、花筒長一寸內外、嫩葉可供食用根莖治瘰癧效、

六五　肉蓯蓉　　列當科

學名　Boschniakia glabra

生於高山、爲寄生植物、莖肉質、黃綠色、長一尺內外、葉互生、褐色、鱗狀、花莖集生上部、有唇形花冠、

此植物全體曝乾、作强壯劑、

第六十六圖

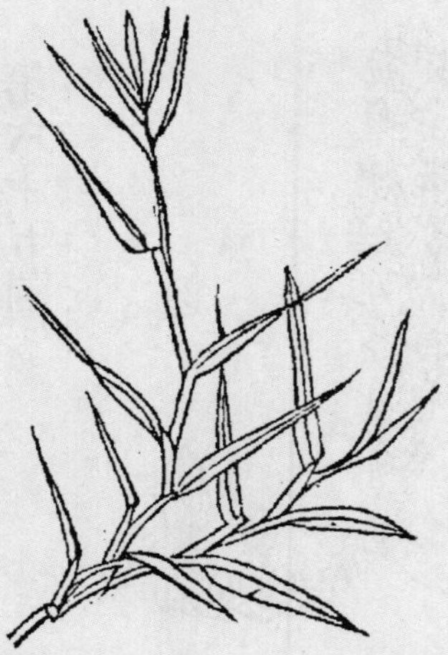

第六十七圖

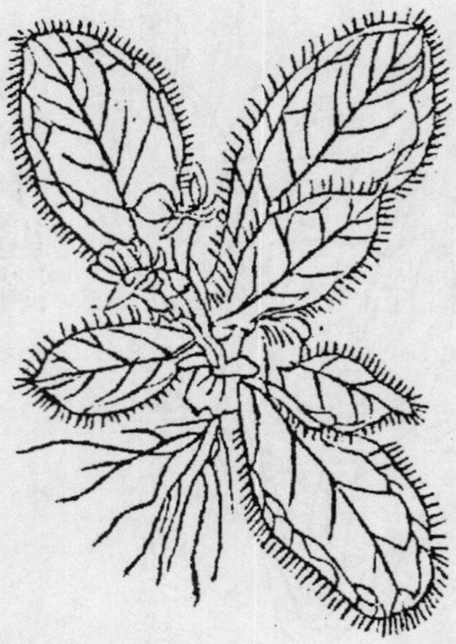

六六　行儀芝　禾本科

學名　Cynodon Dactylon

自生於路傍原野、多年生草、莖地上匐匍而蔓延四方、夏初高二尺許、花帶紫色而小、爲穗狀花冠、葉爲平行脈葉、其根作淸血藥、

六七　金瘡小草　唇形科

學名　Ajuga pygmaea

自生於路傍、莖長二三寸、葉有缺刻、對生、深綠色、而稍帶紫色、花初春生於葉頂或葉腋之間、有唇形花冠、呈濃紫色、葉之汁液能消蛇蟲諸毒、

第六十八圖

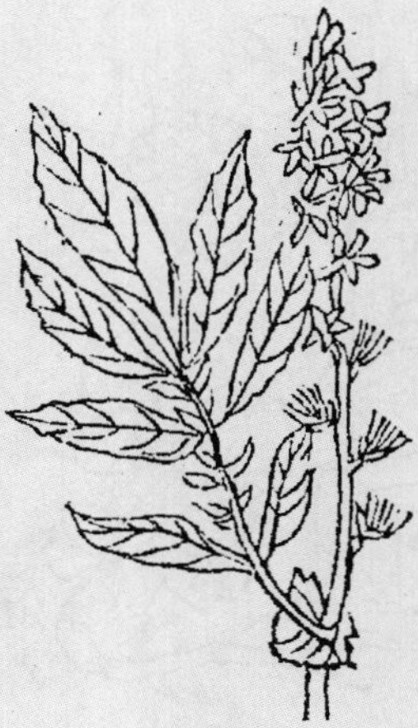

第六十九圖

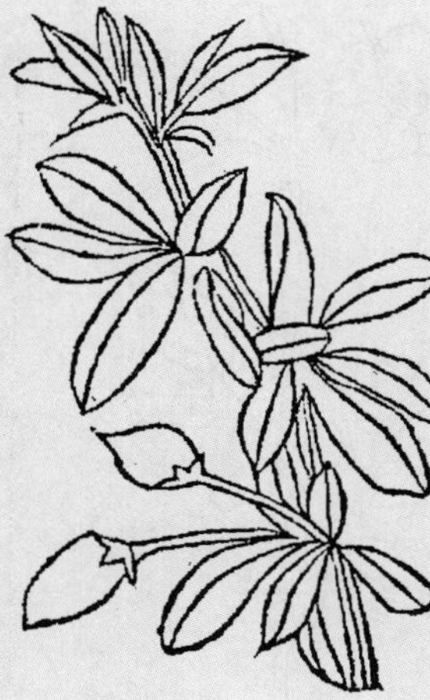

六八　龍芽草　　薔薇科

學名　Agrimonia pilosa

自生於山野、宿根草、莖高三四尺、葉爲羽狀複葉、葉下有許多相異之小葉、花總狀花序、呈黃色、果實有多數刺毛、

根莖葉並用作收斂藥、

六九　枸杞　　茄科

學名　Lycium Chinense

處處有之、屬灌木、高十餘尺、葉互生、楕圓形、頗柔軟、夏日葉腋開淡紫色小形合瓣之花、結漿果、熟紅色、

嫩葉及果實、供食用、作强壯劑、

第七十圖

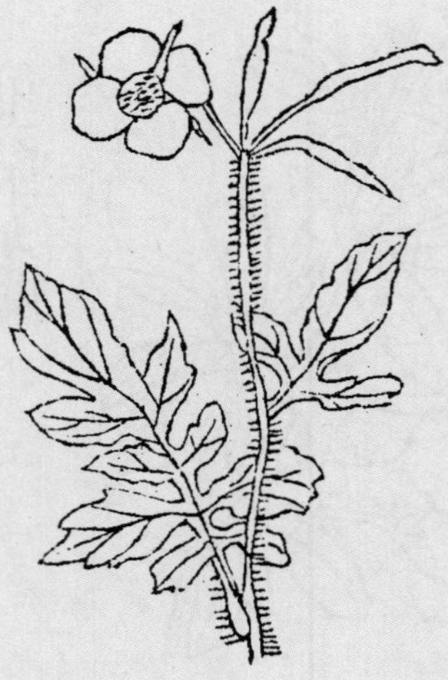

第七十一圖

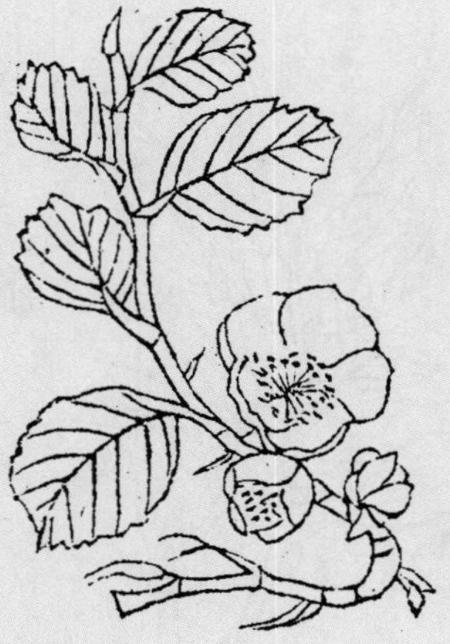

七〇 白屈菜 罌粟科

學名 Chelidonium Majuos

各處皆有、宿根草、葉軟、高二三尺、莖互生、羽狀複葉、表面黃綠色、裡面白綠色、被微毛、葉莖受傷、有黃色之汁流出、花黃色、四瓣、

有毒、莖汁、能治蛇毒癰腫切創、內治胃癌效、

七一 樝子 薔薇科

學名 Cydonia Japonica Var.pygmaea

自生於山野、屬小灌木、高二尺、枝有小刺、葉倒卵形、有託葉、早春開紅色之美花、後結球果、酸味甚强、

果實供食用、並治水腫病效、

第七十二圖

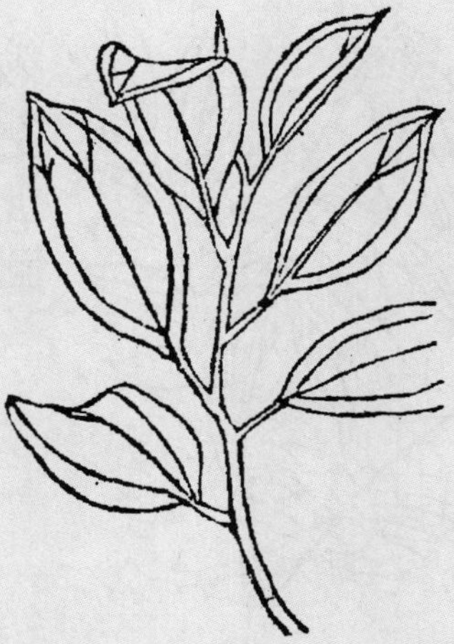

第七十三圖

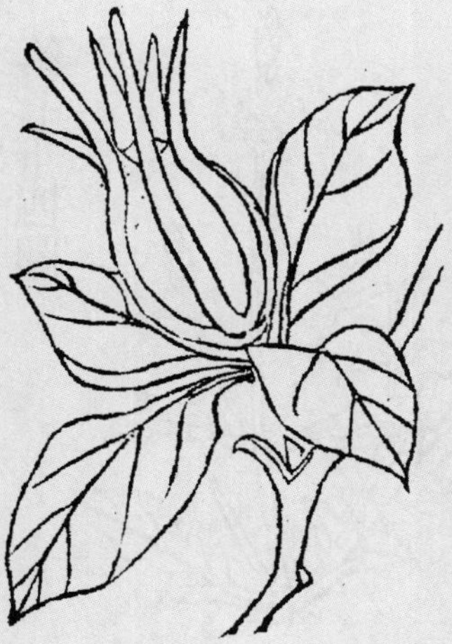

七二 樟 樟科

學名 Cinnamomum CamPhora

各地皆有、爲常綠喬木、高達數十尺、葉互生、卵形有尖、花小、呈黃白色、果實球形、熟時色黑、大如豌豆、採此植物、可製樟腦及樟油、

七三 梔子 茜草科

學名 Gardenia florida

生於山中、多栽培庭園、以供現賞、爲常綠灌木、高六七尺、葉橢圓形、有鋸齒、對生、夏季開花白色、果實橢圓形、兩尖有縱稜、色黃、果實能淸血下熱、又可作黃色染料、

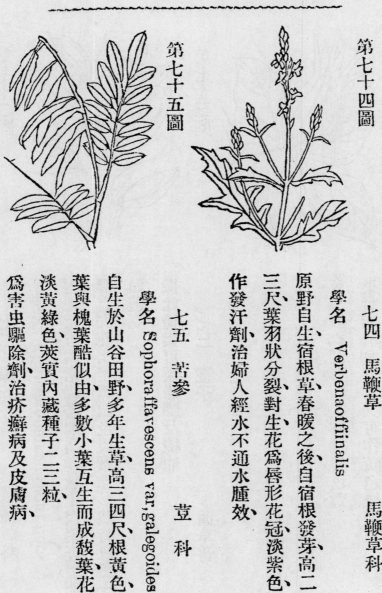

第七十四圖

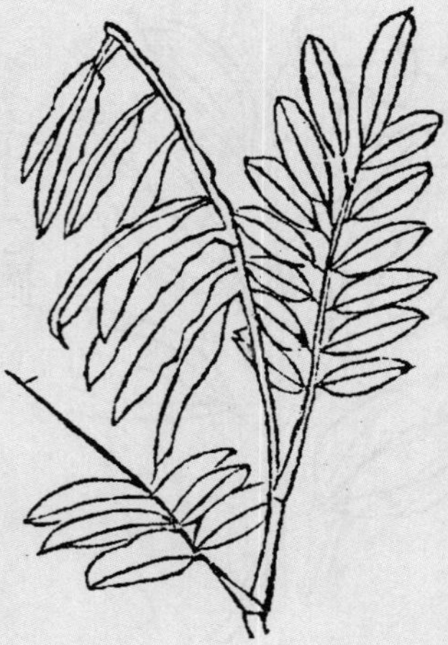

第七十五圖

七四　馬鞭草　　馬鞭草科

學名 Verbenaoffiinalis

原野自生宿根草、春暖之後、自宿根發芽、高二三尺、葉羽狀分裂、對生、花爲唇形、花冠淡紫色、作發汗劑、治婦人經水不通、水腫效、

七五　苦參　　荳科

學名 Sophoraflavescens var,galegoides

自生於山谷田野、多年生草、高三四尺、根黃色、葉與槐葉酷似、由多數小葉互生而成複葉、花淡黃綠色、莢實內藏種子二三粒、爲害虫驅除劑、治疥癬病及皮膚病、

第七十六圖

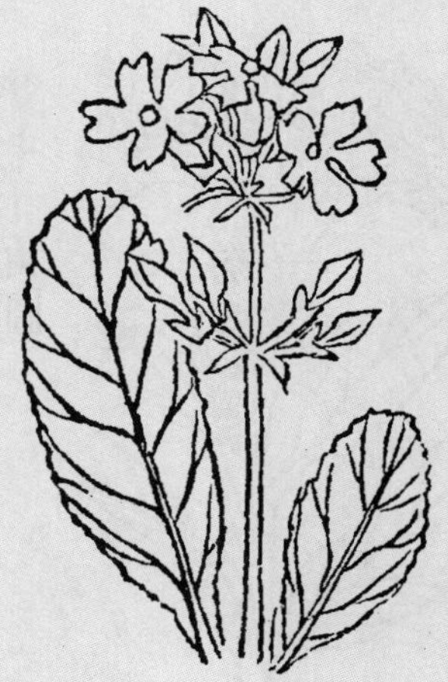

第七十七圖

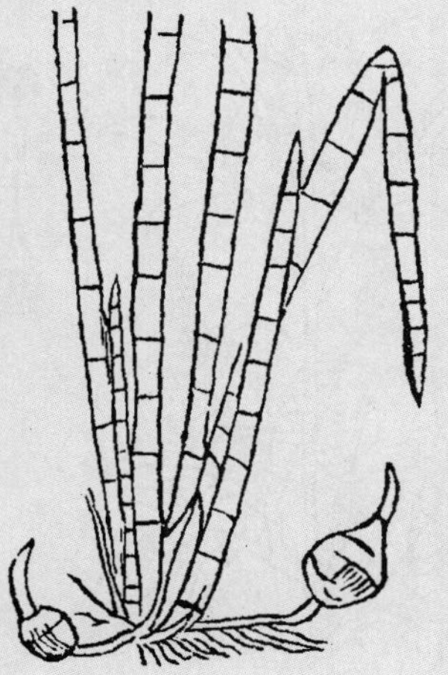

七六　七重草　櫻草科

學名　Primula japonica

山中自生、多年生草、高達二三尺、葉根生、長五六寸、橢圓形、根生花數段輪生、有赤紫白等之數種、

葉之汁液、治瘡腫效、

七七　烏芋　莎草科

學名　Heleocharis plantaginea

自生於水田、多年生草、生於地下之塊莖、與普通慈姑無異、葉管狀、花各筆欲狀、生於莖頂、塊莖供食用、其根能治黃疸、

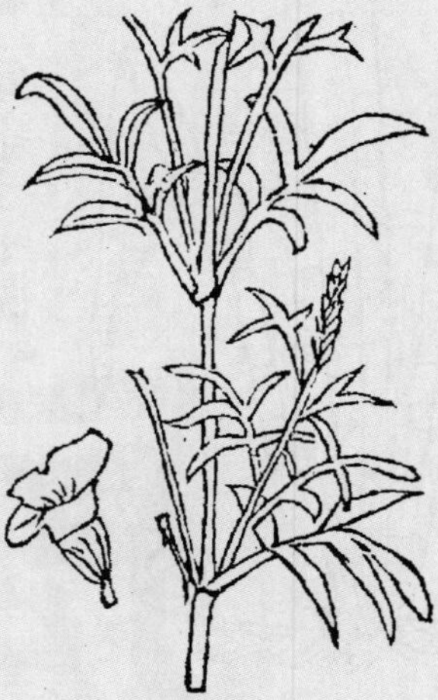

第七十八圖

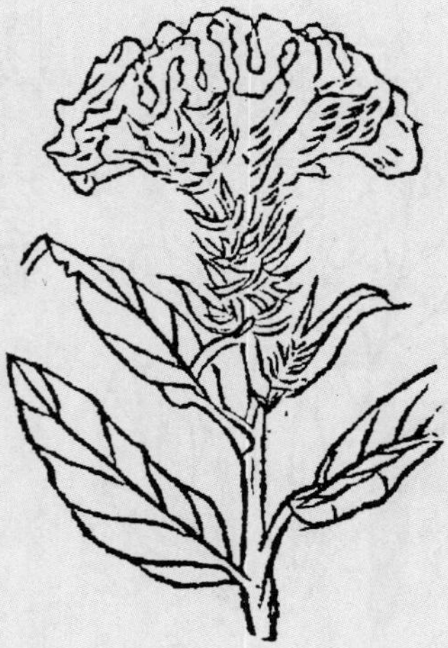

第七十九圖

七八　荆芥　　唇形科

學名　Nepeta joponica

山野自生、一年草、多園圃培養、四月頃生莖方形、高二尺許、葉披針形狹小、秋季開如紫蘇之小花、

煎服能驅風消熱消瘡毒效、

七九　鷄冠　　莧　科

學名　Celosia Cristata

觀賞植物、一年草、莖赤色、高達二三尺、葉赤色披針形、互生、花有紅色黃色白色等數種、花狀頗似鷄冠、

莖葉煎服、治痢疾、效並能供食用、

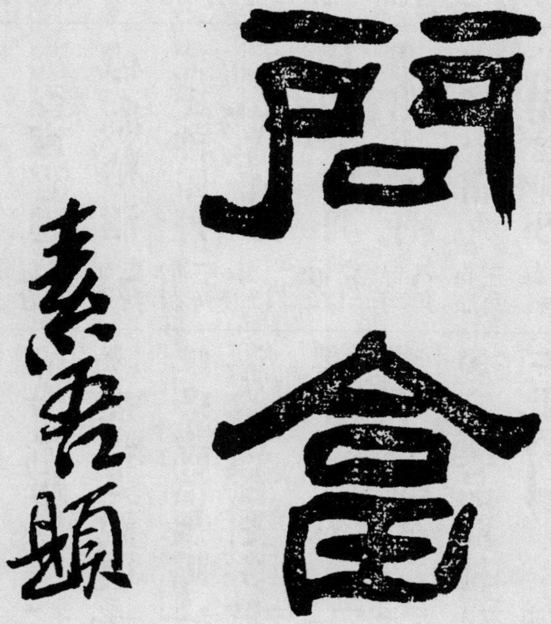

問八十七　竹芷熙

報社諸君大鑑。敝戚魏婦。年二十八。已八載不孕。近三年中。經水如期。白帶時下不休。今年春。帶下赤白。腰間帶脈。垂墜而痛。多步卽足熱且楚。衝氣上逆。直從項側而上。卽冒頭目眩。兩手自掌以上。汗出漿漿。胸膈痞悶。繞臍寒痛。轉矢稍寬。維六脈尚勻。熙屢用平衡疏肝之法。另與固腎養肝。相輔而行。略有微效。而病不見除。特此備函相請。望　諸君酌賜良方。從速寄下。不勝感盼之至。卽請　暑安。

答八十五　邵仲訪投稿

李君垂問素患肝症。延至去春。漸至單腹膨脹。如有痞塊攻觸。且漉漉有聲。妨食嘔吐。完谷不化。細參以上症候。乃單鼓之證未成。單鼓之象已著。惟善能調攝愼服藥。方可杜單鼓之迫成。蓋是症大率成於素患肝證之人。然可分爲延成迫成之二途。例如病脹滿者。能知調攝。愼口腹。遇嘔吐發作。或患他證。引起肝恙。服藥常獲正當治法。則單鼓可延至年老生化大衰。氣血交結方成。反之則肝陽愈鬱結。濁陰愈得盤踞中土。而胸中之淸陽。亦被蒙蔽。不得曠達。則單鼓之成。可翹足而待。不僅妄投攻痞。痞散成蠱已也。此可分延成迫成之說也。今李君之問。未及腹形高大。四肢削瘦之證。足徵單鼓尙在將成未成。惟是中有完谷不化一證。非獨肝木鬱抑已甚。而胃陽亦見乏極矣。愚意治是症。亟須理肝用使肝木得遂疏泄之權。開濁陰俾脾土仍能運化精微。處方宜進二陳湯去甘草加藿香蔻仁木香砂仁香附蘇梗之類爲主。以神麴谷芽之消食。乾薑益智之溫中佐之。服至嘔吐止。脹勢下行。即停服。以後如再發仍以此方平之。更以謹愼調養四字。以善其後。如此則膨脹之病根。固難袪除。而單鼓自無迫成之虞矣。雖然是症轉反胃。亦極相似。而謂將成單鼓。恐未免誤執。但道遠未親臨診。色脈二字。無從診察。玆姑就單鼓一邊着想而奉答之。然否。還請 李君裁政。

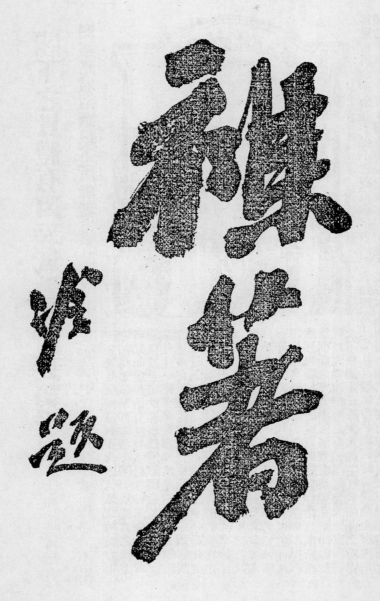

閣下之貴體有因天氣暑熱而衰弱乎

閱報諸君請讀以下所錄者

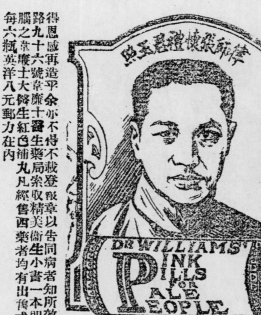

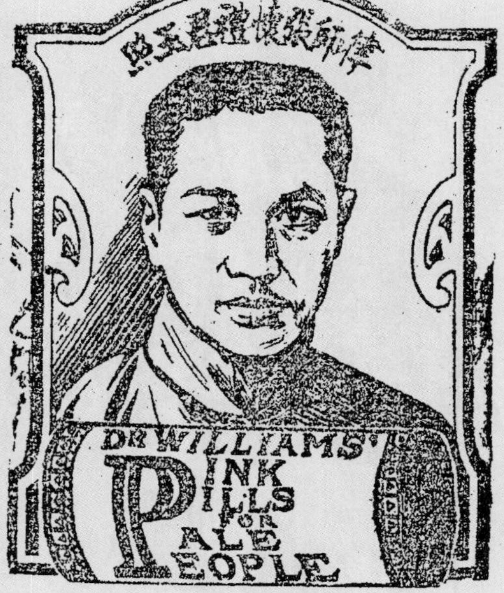

現屆暑熱氣候常有多人因天氣驟熱腦力困疲精神萎頓請觀寗波律師張懷禮君之證書可知此症療治有法也張君來書云余身體素弱自投身司法界事務繁雜研究愈進思想愈深往往終夜不眠習以為常是以精神萎頓腦力困疲每於披覽案牘覺有腦筋不寗頭痛眼目昏眩兼有腰背酸痛不能久坐少一動作氣喘甚急兩年來公務不得理治有時勉強變作亦出於不得已也遍延名醫方百求治卒難見效反使胃弱不化每逢食後必起腹痛之苦飲食因之少進睡亦不安而身體益覺衰弱矣幸吾至友戎國卿君一日過訪察吾形容憔悴病勢非輕力勸余服用韋廉士大醫生紅色補丸謂是丸有補血健腦之功諸虛百損無不得心應手也遂向藥房購買數瓶按照仿單所示服法而服之不覺漸服漸效未及服完諸病蕭却胃口大進再續服之身體強健面容豐富與前大不相同非韋廉士大醫生紅色補丸之功安得恩感再造乎余亦不得不載登報章以告同病者知所效法焉凡身體無力欲求強健者請向上海四川路九十六號韋廉士醫生藥局索取精美衛生小書一本即須寄一明信片便可奉送矣天下馳名補血健腦之韋廉士大醫生紅色補丸凡經售西藥者均有出售或向以上所列地址函購每一瓶英洋一元五角每六瓶英洋八元郵力在內

開封醫俗

李調之

近世醫俗。相同甚多。而於迷信一道爲尤甚。卽以我省開封一隅而論。城鄉居民。一遇疾病。先事祈禱。燃香拜藥。其次或談神說鬼。以某日支干。必衝動某神。或遇見某鬼。當用紙錢焚燒禳送。復次卽邀請女巫。看香下神。其女巫覷人之貧富。施勒索之手段。有令許以神之袍服。供養三牲。有令許以米面香紙之類。要皆不過供該女巫之口腹服用而已。

至廟宇之內。籤方林立。近年以來。救苦廟烟火最盛。往求仙方者亦最多。而城隍廟呂祖閣大仙廟等處。亦無廟弗有籤方。內列之藥。多半平淡品。以故病輕者。偶有見效。咸謂靈應無比。設或藥味相反。因之致重且危。幷不咎籤方之誤。歸之於命運當然。蠢愚之流。毫無知識。言之可笑尤可氣也。

且北方之敬狐仙。家家信仰。婦人供奉。尤虔心誠意。不敢稍有褻瀆。甚至於年深久遠之樹木。無不徧掛匾額。書以靈應等名詞。焚香納紙。往求藥餌。

若小兒有病。多半向泰山娘娘廟。送子觀音廟內祈禱。謂小兒之生。非娘娘送下。卽菩薩送來。幷有妄云小兒係童男女轉生下世。一旦有病。恐娘娘菩薩索回。故不得不禳禱於神仙之前。爲乞留之計。婦人之輩。每每向竈君門神祈禱者。亦有之。亦紙錢祝告。驅送邪鬼者。亦有之。種種迷信。難以枚舉。積俗甚深。牢不可破。甚矣其惑也。

開封爲省會之區。故善局亦較他處爲多。其中以和春藥局樂善局救苦廟穆藹堂等。每日施醫捨藥。人頗擁擠。其熱心善舉。固堪欽佩。惟該局之款。均由捐募而來。局內醫生。亦係半盡義務。爲人治病。經心診視者少。潦草塞責者多。況且實乏名手。多屬平庸之流。厠身其間。若望其有成效。亦戛戛乎其難矣。

少年人未婚未娶。偶患重病。亟商親家迎娶過門。謂之冲喜。老年人患病至沉。先置辦棺木壽衣。亦謂之冲喜。此種風俗。到處皆有。不獨省垣一區爲然也。惟必得雙方願意方可。故百中尚不遇一二。

吾汴醫生。近頃日見增加。略有識之。便出懸壺。詢其所讀之書。不過本草備要醫方集解湯頭歌訣藥性賦之類。若能置一部陳修園。或醫宗金鑑。景岳全書。則更矜炫其學問之淵博。傷寒金匱不識。遑論靈素難經。故其所開之方。尨雜無倫。又喜用柴胡羌獨活生熟地檳查大黃之品。頭痛治頭。脚痛治脚。因症不分。奚論其他。即有一二名手。以抱定和緩爲宗旨。用藥輕穩。尚不至誤。是即不可多得也矣。

又有一種外科醫生。自炫其家傳秘方。與人治療。先施壞藥爛藥。使他醫莫可下手。患者只得求其包治。於是恫嚇詐索。計較謝儀之多寡。奢望不滿。則不爲之收功。花柳之病。慣用輕粉等酷熱刦奪之藥。見效雖速。遺害無窮。然患此者。自覺慚於見人。亟欲病之速痊。並不計後患。又因其係專門秘方。大書特書曰包治。三日七日管愈等語。所以不令名手醫家診治。而若輩得以壟斷焉。無知識之人民。又有可怪者。每遇疢疾。不信仰於醫生。而信仰於婆婦。以故開封城鄉。到處皆有會治病之老婆。間有用針灸推拿。倖然偶中。於是奉之如神。明至小兒有病。婦女之流。尤喜請其診視。咸謂老婆之經驗甚深。雖治誤亦莫之恤也。

嗟嗟。風氣閉塞。積重難返。莫中州之爲甚焉。夫醫藥操人之生命。猶不知急起改革。則社會之習慣之頹風。又不必論矣。略書一斑。未盡其詳。願與有志者以質之。倘於此而致意焉。雖稍能挽回一二。亦未始非救世之良劑也。

夏令飲食之衛生

周逢儒

夏日炎蒸溽暑之際。感其氣而成時症。考其故。由於不知衛生耳。衛生之法。潔飲食爲上。凡水之汚濁者。皆有微生物。而小河之水爲尤甚。然則用何法以防禦之。曰。以沙濾缸濾之。則清潔而無微生物矣。其沙濾缸之製也。西國以機爲之。吾國以簡便製法。以木桶鑿一孔。鋪以沙石。以水注桶中濾之。亦能清潔。其食物之有害於人者。莫若隔宿之豕肉。西人驗其中有微菌。食之致立疾病。而鼈鱓蜆蟶。亦傳染時症之媒介。且有應時而出之冰。人旣吸受夏暑。食此冷遏之物。有生命之危險。而西瓜甜瓜多食。亦有害於人。故夏日之飲食。以素品爲最宜。如豆菜冬瓜絲瓜蘆菔芹筍鳧茈紫菜海帶等是也。葷品則鯽魚台鯗鮮蝦風肉等爲佳餚。若鮮荷花露。亦爲清暑妙品。故夏日之衛生。以飲食清潔爲第一要義。

不爲良相即爲良醫說

前人

人生於世。各有事業。卽各有志。志爲聖賢。則爲聖賢。志爲豪傑。則爲豪傑。苟中無定見。何以建大業於宇宙之間乎。古人云。不爲良相。卽爲良醫。夫所謂良相者。達而在上。以康濟天下爲心者也。所謂良醫者。窮而在下。以救濟人民爲心者也。良相與良醫。其地位雖不同。而皆以救國利民爲責任。則無不同。所謂易地皆然也。宋范文正作秀才時。卽以天下爲己任。先儒顧亭林云。天下興亡。匹夫有責。推此志也。可爲良相卽可爲良醫矣。

醫貴心悟說

前人

讀書者。智識之庫也。人欲博學多聞。須求智識。讀書不心悟。猶庫中有黃金而不爲我用也。然則何從求之。曰。讀書能專心研究。能悟其用。明其意者。成功之母也。雖然。世固有讀書雖勤。而一無所成者。大都皆誦於口。而不能會於心也。蓋讀書貴乎心悟。心苟不悟。其用意猶之未讀耳。於醫亦然。醫者責任最重。若讀古書而不悟其用意。一至臨診。必致僨事。故學醫者。必先自心悟始。

人黃

鎭江韓緒臣

古人論病命名。採藥辨性。可謂詳且備矣。乃今人抱病。竟有古書所未載及者也。迴憶二十年前。吾鄉曹君諫臣。與　先嚴素臣。公同以醫名於揚州之仙女鎮。曹君體素弱。且有烟癖。年未五十。已傴僂其軀。忽於腰際焮腫而紅。疼痛頗劇。年隔已深。不能記其左右。當延同鎮之外科名手。曹君潤川。施治未盡日。腫消肉潰。濃血迸流。升提屢屢覺破處堅硬有物。梗塞其中。以刀探之。雖活動未能脫然而出。復延多日。始出堅塊數枚。以水淘淨之。其色深黃。其紋極細。傳觀醫藥兩界。無不以牛黃目之。其味亦苦。功用與牛黃相似與否。未嘗考究。曹君病亦尋愈。幷未大損精神。蓋牛黃於腹中取之。未聞因皮膚病自外而得也。海內之大。百怪千奇。若能注意搜羅。亦可續先賢之缺論。補本草之遺珠。即此亦云奇矣。

擬張聿青先生書後

鴛湖徐石生

儒學與醫學。相爲流通者也。通乎儒而不通乎醫者容有已。未有通乎醫。而不本乎儒者也。儒而兼通乎醫矣。通近世百家之書。不通乎內難金匱傷寒諸書。不得謂之通。通乎古籍。不知變化其用。亦無濟於世也。 然而病亦因之有異。

擬張聿青先生書後

何古人之方。施之於今而輒不合。因悟語論中。門人問政衆矣。夫子各因其才識而教之。未嘗執一說而概勉也。醫之道不當審其時。因其人。辨其受病之淺深。而妄用方藥。以冀一遇乎。然而知此者。實鮮其人。惟錫山張聿青先生。精於內經金匱之蘊。名噪一時。余昔年供差蘇滬。於同鄉杜廉訪處。見其所開方藥。輙中病情。於是訪晤接談。聆其緒論。實能洞達經旨。不泥古仍合乎法。必審時而論其病。因人立藥。因病立方。閱其治案。益知其學有根柢。由儒而醫。天資識力。超越凡庸。尤能宗主長沙金匱玉函之奥。近造喻葉薛徐之上。於時病雜症。均推仁術。居錫數十年。醫聲翕然。遠至如歸。醫愈大症。皆治人所不能治者。精思卓識。時論崇之。遠過淸溪陳氏。光緒間。詔徵名醫。毗陵盛紳。擬登薦牘。先生不爲利動。以年邁不任遠行辭。可謂高尙其志也。今偶閱其高足周小農先生所撰行述中。尙有遺著醫論治案若干卷。錄存待刋。惟願早付梨棗。以垂後世。余將拭目望之。噫。不禁泣然。惟憶昔年談醫。恒蒙指示迷津時。如在目前。不啻今昔之慨。所幸周君小農。深得師傳。近亦名振遐邇。可謂青出於藍。其哲嗣亦克紹箕裘。則先生雖逝。而名猶隆盛也。余自慚淺陋。敢以管窺記其始末。仍以質之小農先生。俟付印時附於書後焉可。

霍亂危症寒熱辨（錄衛生公會印件）

任際運

四時皆能生病。而夏秋爲尤多。百病均可傷人。而霍亂爲最烈。發多倉卒。變在須臾。治或差訛。補救無及。此本會所由刊送霍亂辨症。俾未病者知所衛生。已病者得以善治也。伏乞　仁人君子。廣爲傳之。

霍亂者。夏秋間吐瀉之疫症也。其原因大率由於飲食不節。起居不時。穢濕雜邪。傷其正氣。擾亂中焦所致。但其中有或偏於寒。或偏於熱。患之輕者。正未大傷。邪未深入。脈未沉伏。神識尚清。不難因證施治。斷不致於大謬。惟患之重者。脈伏聲啞。舌苔濁膩。揚手擲足。燥躁喜飲。肢體厥冷。吐瀉頻仍。目眶低陷。汗出如雨。伏寒有是證。伏熱亦有是證。見證似同。寒熱各異。稍或孟浪。生死立判。千里毫釐之際。可不詳爲辨哉。

或曰。可由運氣推之。愚以爲不可盡信。氣候有不齊。氣體亦各別。 或可以之備參云爾。鄙人不揣謭陋。於見證似同之處。 察其同異之處。於獨異之處。認爲寒熱之據。如同是音啞也。屬熱則氣粗語速。或其語氣。有壯厲之意。 屬寒則語遲氣微。有懶語呻吟之態。 同是揚手擲足也。 屬熱則坦腹仰臥。兩足排開。手不近身。惡近衣被。轉側便利。屬寒則每多踡臥。膝腿偎依。其手或按腹。臂或附腋。喜近衣被。身體重着。同是舌苔膩濁也。屬熱則糙而微黃。或苔底邊尖。現有絳色。屬寒則浮而白腐。同是煩躁欲飲也。屬熱則喜飲冷。飲熱。則胸中似怔。入口卽吐。飲冷。則胸悶頓暢。嘔亦遲緩。屬寒則喜飲熱。卽有假喜飲冷者。飲冷。則胸膈似痛。作嘔大吐。飲熱。則胸中暢通而不作嘔。可以飲陽水。或明礬水試之。同是吐瀉也。屬熱則腹痛者少。卽有痛者。 或係乾霍亂之瀉不出。而脹痛拒按也。所出之物。臭穢異常。而出勢迅速。火性急也。屬寒則腹痛喜按。所出之物。不甚臭穢。而出勢較緩。寒熱性滯也。 且有先寒而後化熱者。先熱而後變虛寒者。或寒熱複雜者。總宜刻刻留心。處處着意。 審之以詳愼。應之以活潑。審係寒者可用桂附理中等。審係熱者。 可用芩連白虎類。但是症無論寒熱。兼挾穢濁積滯者。實居多數。辟穢化滯之藥味。亦可隨宜加入。鄙陋意見。未悉然否。務乞 諸道長。共爲研究。正其謬誤。補其闕略。使於危急之際。有所遵循。欣甚幸甚。

熱症全露如舌已紅可服之藥 紫雪丹 神犀丹 碧雪丹

內熱外冷舌色尙白可服之藥 熱症宜服涼藥。若熱還未發出來時候。外面原有身冷舌白之一種寒象。不可直用涼藥。蓋恐外寒未散。冷藥一吃。反被壓住也。須要先用溫燥藥之中。加些涼藥吃下去。先來開通。一經開通。 則所伏之熱。自見外出。而後用涼藥。庶不誤事。今將所送服之藥。 大略分列於下。 甘露消毒。卽普濟解疫丹。(涼多溫少) 行軍散(冷熱) 飛龍奪命丹（溫涼之藥） 太乙紫金丹（熱多涼少） 太乙玉樞丹（冷熱）寒症可服之藥 純陽正氣丸 五香正氣丸 藿香正氣丸 雷擊散卽效用丹 十滴藥水 八寶紅靈丹 蟾酥丸 天中茶等 辟瘟丹 灸法亦可施治

辨藥四則

闕名

驚風一方兼治急慢兩證是慢驚送命毒藥

查急驚風是熱證。凡祛風散火化痰之藥。最爲對證。慢驚風是虛證。最忌祛風散火化痰。嘗見各名家醫書。自前朝以來。均用一方。兼治急慢兩驚。標曰急慢驚風良方。是該打一千棒。查其方無非寒涼疏散尅削香竄之藥。急驚用之多效。人皆詫以爲神。慢驚入口卽亡。不知方之誤人。反謂兒命該死。試思慢驚。係屬虛寒。溫補尚恐不及。乃用寒涼疏散。斲喪其元陽。兼以尅削香竄。重耗其氣血。不死何待。嗚呼。自明至今。三四百年。踵而用之。殺人何可勝數。

不禁爲百千萬億寃死小兒。撫膺長嘆痛哭流涕也。戒之戒之。

蚯蚓治驚風方是慢驚送命毒藥

其方用芭蕉根下蚯蚓。切作兩段。取跳動者半條治急驚風。取不跳動者半條治慢驚風。蚯蚓性極寒凉。又在極寒凉之芭蕉根下所生。急驚之實熱尙屬對證。若虛熱卽不相宜。至慢驚之虛寒。服之如雪上加霜。入喉卽死。細査此方。前朝某明公。本朝馮氏錦囊。本草綱目。皆載之。又天醫星葉天士醫方內。其門人亦混列此方。人以爲明公天醫所用之方。必無錯誤。殊不知以之治慢驚。直是將小兒活活毒死。奉勸世人。凡遇慢驚。見似此極寒之品。以及一方兼治急慢兩驚之藥。千萬不可入口。免貽噬臍之悔。不致慟心之傷。

天下各種丹丸爲慢驚送命毒藥

京城及各省所製各藥。如萬靈丹。如意丹。鎭驚丹。八寶丹。珠珀散。磁硃散。蘇合丸。抱龍丸。牛黃丸。蟾蘇錠。紫金錠。靑金錠。並各項應驗丹丸。素爲天下馳名。治男婦大小雜證。用之頗效。獨怪其原單多載明兼治急慢驚風。其實熱急驚。並眞中風。用之亦甚見功。惟慢驚服之卽死。蓋如冰炭之相反也。各藥有用珍珠瑪瑙琥珀硃砂金薄蟾酥麝香諸物。雖能息風安神鎭驚。獨於虛寒慢驚。畏其鎭墜傷臟燥血耗氣。况不免兼有疏散寒凉之藥。更有暗用蜈蚣蝎子斑蝥巴豆等味。以圖取效一時。全不顧變證百出。試思小兒臟腑嬌嫩。慢驚又爲氣血不足之證。何能堪此尅削猛烈難禁之毒物。喪其虛寒微弱。將盡之元陽。往往立見夭亡。不知毒藥之摧殘。反云薄命之短促。愚亦甚矣。悲何如哉。故不得不大聲疾呼。直揭痛戒也。又生草藥性極寒凉。慢驚切不可服。

廣東回春丹及各家丹丸爲慢驚送命毒藥

廣東省各項丹丸藥料。將及百家。每年銷售數十萬金。較京城丹丸尤盛。而錢澍田小兒回春丹。最爲著名。老醫魯心田云。同治元年五月間。廣東省本地黄區麥三姓小兒。外江裘鄧王李四家小兒。各患慢驚風。延余診視。均用附子理中湯等藥。各家以時當炎熱。畏不敢服。均服回春丹。先後變證。復延余視。已不可救。余思所用之藥。最爲對證。何致不效如此。再三追問。皆以實告。檢閱回春丹原單。未載藥味。有治急慢驚風斑疹煩躁傷寒邪熱痰喘氣急大便不通小便溺血等證。其爲去風散火。凉藥無疑。因急驚及各熱病。用之如神。人皆以爲靈藥。至慢驚由於脾腎虛損。溫補尙恐不及。何堪再用此寒凉之藥。喪其元陽。反復詳告。各家皆如夢醒。雖照莊在田之法。極力救治。終難挽回。未幾。小兒俱死。

按此說極爲確切。無如人多不知。難以家喻戶曉。奉勸錢澍田。將原單註明。專治急驚。不治慢驚。急爲改正。以免誤人性命。凡天下各家。有一方兼治急慢驚風者。均望一體删改。庶造孽較少。而獲福無窮。有心人當照此刊板遍傳。是所厚望。

瘰癧經驗方

餘姚明德齋主人

世之患瘰癧者。每苦求治無方。鄙人內人曾患此症。就中西醫士診治。均未見效。後遇周巷陳耆翁。口傳良方。法用壁虎六七隻。捉其活者。以潔淨之玻片。或碗爿破之。(忌用金鐵等物)破法先去其尾。繼去其皮其脚。并去其腸。乃用燒酒洗淨之。洗後用豆腐皮包裹。開水吞下。法雖簡便。而效驗無匹。幸勿輕視。凡病人一見壁虎形狀。心有顧忌。故用豆腐皮包之。不使病人見而知之。則可安然吞下。活壁虎不可留養過夜。因防其饑而自食其尾。反或蠱毒。不可不知。壁虎一物。綱目稱爲守宮。釋名有壁宮壁虎蝎虎蝘蜓之稱呼。處處人家牆壁有之。灰黑色。扁首長項四足。長者三四寸。吾姚城中叫壁虱。五車鎭等地方。則呼壁虎。其實壁虱。非壁虎。查本草綱目拾遺。壁虱即臭蟲。恐各省人士。有所誤會。用特說明。如再有疑惑。請翻閱綱目。鱗部卷四十三守宮可也。

記事

一寒署

社友李雲年君鈔示公文一件

具鑑定書杭州醫學公會評議員　等竊敝會接奉

貴廳第五四號函開案據吳浙秋狀訴醫生張頌元爲伊妻石氏診治誤將胎孕指爲癆病純用破血之劑致伊妻服後墮胎黏呈醫方請求辦法等情一案查該醫方是否誤用非經醫學上之鑑定不能證明除傳訊外相應抄錄原方函送貴會請煩研究所開各藥品是否醫治癆病以及有無破血之品致易墮胎作一鑑定書函復過廳以憑核辦等因奉此當由敝會召集全體會員到會宣告張君頌元處於嫌疑地位毋庸列席外卽將抄方發交評議員及各會員共同研究查張頌元爲吳浙秋之妻石氏診治所開方案其初方案開氣濕內滯脘疼及腹並無述及妊孕其所用鬱金佛手花新會皮川樸花淡吳萸橘紅台烏藥佩蘭葉五加皮糖佛手等十一味無非芳香理氣方案相符並無破血墮胎等藥又查第二方案開氣濕互滯涼風束表胸悶頭痕亦無涉及胎孕其所用佩蘭川樸新會皮左秦艽炒薏仁蔻殼荊芥穗

仙半夏五加皮水炒全福花包煎佛手片金橘餅生姜等十三味俱係依照前方加以散風祛濕性味輕清亦無觸動胎氣之藥亦何致有破血墮胎之事即以藥性析言之本草謂鬱金兼治血鬱朱震亨謂氣香而性輕揚決不至於墮胎薏仁半夏雖爲孕婦所忌而名醫薛生白以吳茱萸川樸薏仁半夏等味治胎兒不安又查名醫葉天士以全福花半夏陳皮厚樸荊芥穗等味定爲安胎和氣散又達生編以薏仁五加皮陳皮烏藥半夏治懷孕數月子癇及胎氣不和喘滿妨食諸症至於佛手所以平肝秦艽散風祛濕豆蔻佩蘭皆所以調氣寬膈惟初方開新會皮與橘紅相複然初無破血之弊且仲景治胎前熱秘必用生軍平胃散中加以芒硝所謂有故無隕亦無隕也成書具在皆有可證辱承　垂詢敝會據理直陳無所用其偏袒遵即備具鑑定書是否有當請煩

貴廳察核辦理此上

杭縣地方檢察廳

會長李雲年主稿

社友包蘅村先生熱心提倡醫學生平著述頗多此次因公積勞以致不起同社多哀輓之茲覓得哲嗣所撰行狀謹錄於左

先君蘅村公之醫學乃承　先祖菩州公之庭訓　菩州公受教於　吳瘦生太老夫子初也不過藉此以便保生非欲以此問世者也後入張文襄公幕中至戊戌年一役　先君慨宦途之崎嶇因即改入於醫界專以救世爲心不因貴賤而有所區別庚子之變　先君慟哭數晝夜爰爲救濟會籌募巨欵以救災黎事後頗爲恩方伯所器重方勸出仕而　先君視宦途如苦海堅辭不出日專心於醫學遇事不苟非禮不爲治家以嚴每以勤儉爲訓一生無嗜好惟書是樂著有婦科一百十七證發明醒世編喉症家寶包氏研究錄初二兩集及未發刊之婦人病摘要外臺秘要評醫學生理初級教科書初集等書清光緒年間發起創辦南京醫學會集同志數

十人以研究舊學發發明新理爲宗旨光緒三十四年蒙兩江總督端考取醫士最優等第二名並蒙諸同志推爲副會長至辛亥鼎革各散東西癸丑年返甯後至乙卯復承同會　諸君子推愛舉爲醫藥聯合研究會副會長且擔任編輯醫藥衛生通俗報務並蒙　江蘇省會警察廳長聘爲醫務名譽顧問官然每日於公務診務之暇且欲課子著書終年勞形於書籍之中恬如也不覺其苦詎料精血暗耗今春咯血數口略有畏寒未之治也至二月初病已漸愈忽海軍總司令饒君遣人持函敦請因係舊交不得已前往一視豈知至滬而饒君已逝旋即反甯經此一番勞碌而舊恙復作竟致不起遂溘然長逝矣今承南京醫藥聯合會同人就天喜長生祠會所特開追悼會渥荷厚誼存歿同感棘人等苫塊昏迷啣感之餘泣述　先君行狀如右望　矜鑒焉

棘人包開善錫仁泣述

報價表

新報	全年	半年	一月
冊數	十二冊	六冊	一冊
定價	一元	五角半	一角

代派或一人獨定十份者八折五十份七折郵票抵洋九扣算空函恕復

舊報	一至十三期	十四至十七期	十八至四十四期	四十五至六十八期
定價	五角	三角	八角	二元

郵費	中國	日本台灣	南洋各埠
	加一成	加二成	加三成

廣告價表

等第	地位	一期	六期	十二期
特等	底面全頁	八元	四十四元	八十元
上等	社論前全頁	六元	三十三元	六十元
普通	各襯紙全頁	四元	二十二元	四十元

注意　所稱全頁即中國式之一單面外國式之一配奇如登半頁照表減半算

本社出版醫藥書籍七十餘種皆世所罕見之孤本及名家未刊之精稿又代售各處社友手著最新醫書二十餘種定價皆廉因宗旨不爲謀利專爲流通也凡醫藥爲業者固宜爭先購閱以輸進學術於臨證治病大得裨益即普通人民購閱此種書籍稍備醫藥常識未病時得明保衛之法已病時勿爲醫藥所誤費小功宏較之購他種書籍其損益不待贅述印有書目奉送不取分文函索即寄

添聘代派

本報出版已至八十餘期無論醫界藥界即不業醫藥者亦多愿購閱因內有問答一門不啻人人之顧問有病即可函詢今爲各處來函訂閱者便利起見不拘前已設有代派處否再當廣爲聘訂凡愿担任者請示一明片即當奉約至酬勞格外從豐

紹城紹興醫藥學報社啓

中華民國郵政特准掛號認爲新聞紙類

紹興醫藥學報

原八十九期戊午九月出版

神州醫藥學會紹興分會發行

第八卷第九號

發行名著

隨山宇方鈔一卷爲烏程汪謝城先生曰楨所手輯所收皆有用之方先生別號荔牆蹇士爲海甯王孟英先生論醫之友王書多經先生評批人所共見獨是書皆欲覓而不可得荔牆叢書中雖附刊之乃因版毀書無流行本社主任裘君吉生知先生司鐸吾邑時曾有副刻訪求多年今果爲其嗣得原版歸社發行本國紙精印一大册定價二角不折不扣又寄售虛勞要旨每部二册定價三角五分

紹城北海橋醫藥學報社啓

不取分文敬衞送生書報廣告

本會實行慈善遐邇咸知今年仍照舊章登報廣告印送婦嬰至寶衞生雜誌急救良方防疫妙法及種子保胎急救難產等方如欲得此贈品只用明片函索即爲寄奉伏維　公鑒

浙江餘姚東門外衞生公會分會啓

紹興醫藥學報第八卷第九號目次（原八十九期）

答八十五　前人
問九十一　餘姚陳兆龍

近聞

承辦紅會北市醫院之草章
德醫學會第三屆大會紀
中華德醫學會開臨時會
南通醫校學生參觀寶隆醫院紀
注意學校衛生之訓令
神州醫藥學校開學
杭垣取締醫生

紀事

浙江教育廳沈公致本社理事之頌辭
總會來函一
總會來函二
總會來函三
上海醫藥專門學校來函
附中醫師範速成科簡章

社論

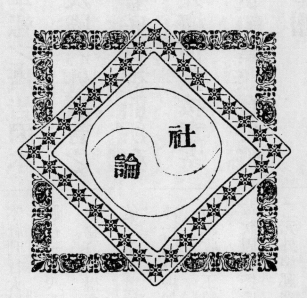

望聞問切醫家不能缺一

古黟王壽芝

望聞問切。醫家四要。臨床實驗。藉此以探病情。中醫之用精神。虛而多驗。非若西醫之用器械。實而拘墟。症有寒熱虛實。藥有溫涼補洩。四者用之得當。自能立起危痾。較之西醫一遇危難之症。刲腹伐腸。執死法以治活病。夐乎遠矣。如用一綫三迷離撲索。率爾操觚。措置乖方。雖病死者無怨。在醫家捫心自問。草菅人命。豈不畏冥冥中訶譴乎。何君廉臣醫家要言。閱一年則多一年之悔悟。歷一症則多一症之困難。旨哉言也。試讀內難諸書。凡望色、聞聲、問因、切脈、不憚反覆求詳。將各條奧義微旨。昭示後來。就仲聖之書、而標舉之。望則如鼻頭色青。腹中痛。色微黑。有水氣。色黃。胸上有寒。色白。亡血。目正圓者。痓。色青為痛。色黑為勞。色赤為風。色黃者便難。色鮮明者有留飲。至於聞病人語聲寂寂然。喜驚呼者。骨節間病。語聲喑喑然不徹者。心膈間病。語聲啾啾然細而長者。頭中病。如汗吐下、口苦、咽乾、目眩、漱水不欲嚥。陽明病。潮熱。大便微硬者。可與大承氣湯。不硬者不可與。若不大便六七日。恐有燥屎。欲知

紹興醫藥學報　第八卷第九號

之法。少與小承氣湯。湯入腹中轉矢氣者。此有燥屎。乃可攻之。若不轉矢氣者。此但初頭硬。後必溏。不可攻。病情病狀。非仲聖悉心推求。何以詳細若是。切脈如太陽篇。脈緩者爲中風。陰陽俱緊者爲傷寒。脈若靜爲不傳。脈急數爲傳。脈大爲勞。脈虛極亦爲勞。論脈之法。千萬言難盡。乃西醫亦有聽診打診器械染色檢查尿屎。探幽索隱。不厭求詳。識黴菌之狀態。病竈之所在。吾儕爲醫界份子。既未能參和中西。以診病人。而先哲遺下四診之良法。慢不精心。甚至裝腔作假。飾診務之悤忙。羨富嫌貧等走卒之慕勢。以醫術爲兒戲。視金錢若生命。明眼人定能窺破。鼷鼠伎倆也。鄙人於幼科素無經驗。小女未週歲。患脾虛泄瀉發熱病。請無錫專門世醫幼科曹其姓。仲容其名。大名鼎鼎。赫燿一時。來診時想必洞垣一方。病狀難隱。詎知臨床診病。並呈經過病狀之日記。曹醫現無暇披覽狀態。詒詒顏色。拒人千里之外。相對斯須。便處湯藥方。用清熱導滯。又請幼科馮某參診。亦復如斯。均與鄙人意見冰炭。顧女病危重。虞書有言。三人占則從二人之言。鄙人則以曹方煎服。服後病益加劇。病深矣。

記者按懲一儆百之計應當贊同投稿者凡有聞見不妨錄登惟詳細病狀與夫前後藥方原案亦須連綴報端俾閱者有一公評焉

奈若何。終夜徬徨。繞室不安。將架上庋藏之陳復霞夏禹鑄幼科書。翻閱遵法立方。投下竟獲轉危爲安。醫案另詳。君子抱隱惡揚善之志。若曹醫本不欲直揭姓名。然周雪樵先生。因費醫以疲藥誤人。揭諸報端。作懲一儆百之計。不得不如是。病人求醫。費百年之壽命。持至貴之重器。委之於醫。乃醫以輕心掉之。論其罪無異故意殺人耳。社會間憑藉蔭庇。而享大名。以藥誤人。如曹醫者。爲數不少。吾願病家具擇醫之學識。醫家亦宜勤求古訓。博采衆方。既不能參西法以診斷。而我古聖所傳之望聞問切。宜詳考而力行之。費俄頃之精神。探病情之隱伏。國粹能保。醫識日精。萬不可效江湖賣技之流。鹵莽浮躁。不僅啓外族輕視。而社會信仰醫士生我之心。上則移信東西術士。下則移信巫覡神權。半由若輩賣醫誤人。墮落所致也。書此借鏡。藉以自勉。若云攻訐。則吾豈敢。

整頓中藥之第一要務

何約明

聞之碔砆亂玉。在理弗恕。魚目混珠。爲世所譏。矧關於性命。切於民生。及乎國計之大者。可置而不問歟。今日中藥自海岸通商以來。混亂極矣。黃連也。杞子也。花粉也。大黃也。殆無一而無舶來品。其餘更僕難數。摩肩擊轂。紛至疊來。吾國奸商貪其價廉而便於販賣。不惜利權外溢。遂致僞藥充斥國中。市井鄉曲沿而用之。其害有不勝言者矣。夫僞藥氣質淡薄。性未悪劣。治疾恒不見功。淺常標病。用之尚無大礙。至若沉痾用之。鮮有不敗事者。其輕症因之反重。重症因之轉危。言之不堪設想。醫家多不識藥。平時已乏研究。臨證又難鑑別。味而用之。則醫方不靈。治療上受種種之障礙。病家不知此理。遇纏綿難愈之際。徒歸罪醫生。抑亦甚矣。於是兩相誤會。卒令病家輕視中醫。而遠慕西醫。嗟呼。自僞醫出。其毒流入中國。而吾中醫主權。已暫被暗奪。數千年黃農絕學。將輕輕斷送於不覺。豈非大可懼乎。雖然。燎原之火。起于星星。滔滔之水。流于一滴。其始不過少數喪心病狂之輩。與異族躉買批發而已。各處藥行。誠能一律抵制。則正本清源。其道胥在于是。固不特國產發達。不致爲外人侵奪利權。而四百兆同胞生命實永賴之。不然則雖日言整頓。恐亦無濟於事。至內而講求制煉之法。外而籌禦西藥之方。想吾　藥業諸公。當已胸中早有成竹。無俟鄙人贅辭。他日中藥振興。凱歌奏捷。是則鄙人之所朝夕心香頂祝者也。

著者按　潮汕近年來僞藥輸入頗多故作是篇以規之並敬告各省藥行有則改之無則加勉吾國醫藥前途幸甚

醫貴識病用藥

松江曹伯衡

航海家航路者也。貴識路以行路。不識路者無異於盲人瞎馬。夜半深池。其不招危險者未之聞也。醫家亦然。醫病而不識病者。必致溫涼亂投。攻補失當。其能起沉疴而不至僨事者。世甯有是理耶。夫醫家用藥。無異用兵。兵貴殺敵。藥貴對症。當用則用。不當用則不用。用其所當用。則硝黃亦治病要藥。足起危疴。用其所不當用。則參苓亦傷身害物。必致僨事。是故溫涼攻補。不容絲毫假借。識症施治。豈可胸懷成見。

醫貴識病用藥

不觀乎用兵乎。項羽之破釜沉舟。韓信之背水列陣。甚至風聲鶴唳。八公草木。亦足喪敵胆而有餘。此皆千載一時之機會。備此以爲兵法之一則可。不可繩此以爲兵法之道盡在是也。故張子和劉河間李東垣朱丹溪四大家者。亦各隨其時之人之病而證不同。用藥亦異。非各存門戶之見而獨創一說也。亦惟四家之時之病證。乃可用四家所用之藥。亦不可不用四家所用之藥耳。蓋醫家因病用藥。非以藥就病也。何如後之醫者。入主出奴。爭向詆謗。未辨病原。先成藥見。不問其病之陰陽寒熱虛實。藥之對症與否。輒曰吾宗某也。某藥卽宗某也。不知一病有一病之藥。病證不同。用藥亦異。卽同一證矣。在天有四時之異。在地有南北之殊。在人有虛實陰陽之不同。或則病因有異。傳變不同。卽不能執成方以治。務須胸無成見。不妄揣度審愼周詳。隨證用藥。以期無絲毫之扞格。庶幾對證發藥。而藥到病除乎。吾故謂醫貴識病用藥也。非然者。無異於航海者之不識航路以航行耳。烏可哉。烏可哉。雖然言之非艱。行之惟艱。吾惟用以自惕而已。

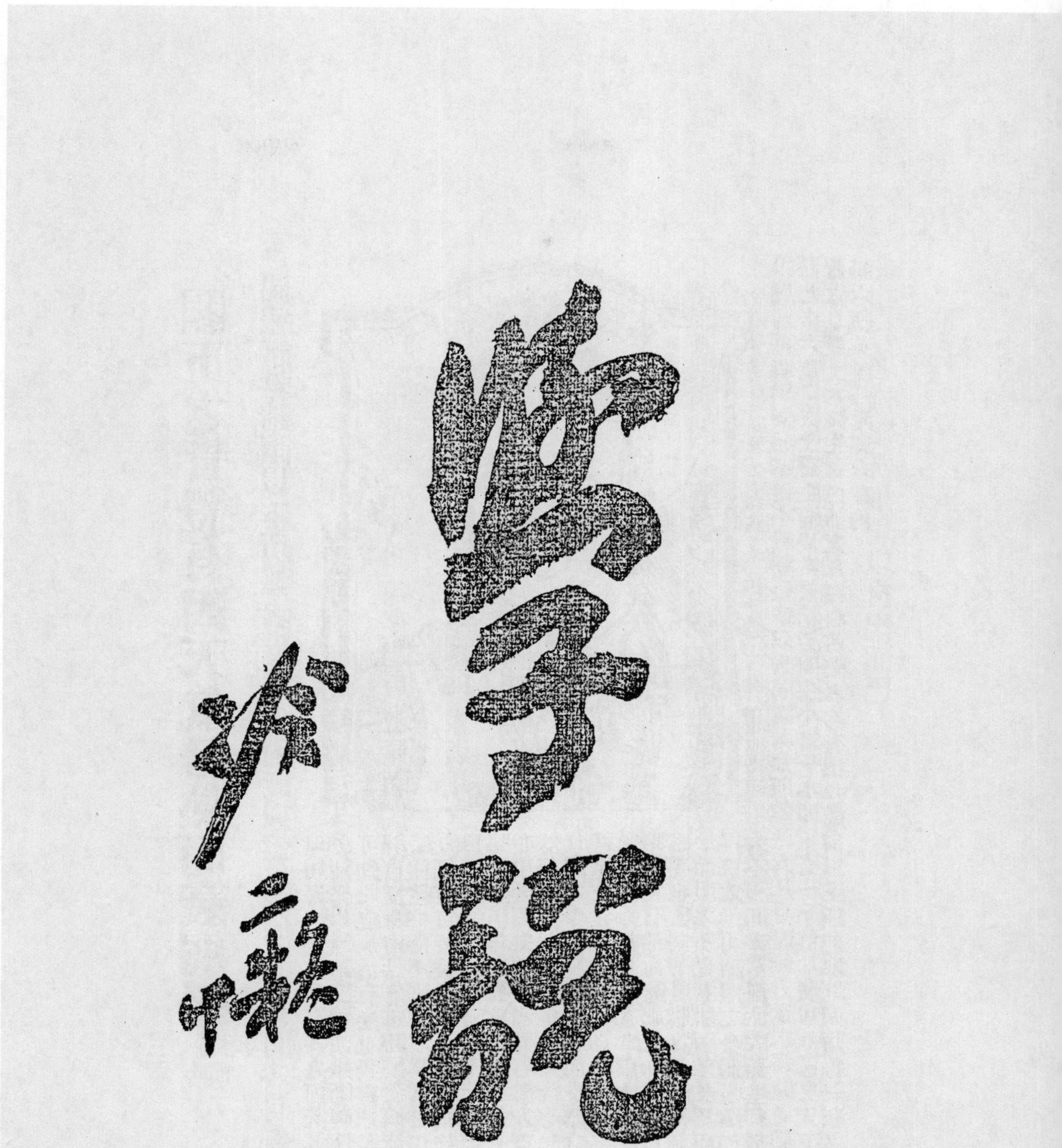
醫學說

閣下之貴體有因天氣暑熱而衰弱乎

閱報諸君請讀以下所錄者

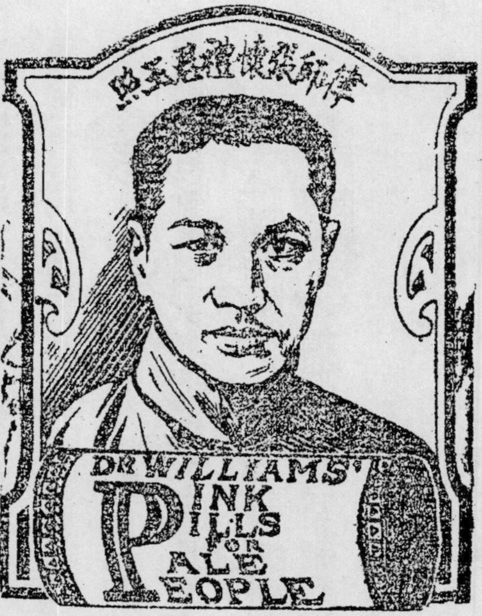

現屆暑熱氣候常有多人因天氣驟熱腦力困疲精神委頓請觀寧波律師張懷禮君之證書可知此症療治有法也張君來書云余身體素弱自投身司法界事務繁雜研究愈進思想愈深往往終夜不眠習以爲常是以精神委頓腦力困疲每於披覽案牘覺有腦筋不寧頭痛眼目昏眩兼有腰背酸痛不能久坐少一動作氣喘甚急兩年來公務不得理治有時勉强變作亦出於不得已也遍延名醫方百求治卒難見效反使胃弱不化每逢食後必起腹痛之苦飲食因之少進睡亦不安而身體益覺衰弱矣幸吾至友戎國卿君一日過訪察吾形容憔悴病勢非輕力勸余服用韋廉士大醫生紅色補丸謂是丸有補血健腦之功諸虛百損無不得心應手也遂向藥房購買數瓶按照仿單所示服法而服之不覺漸服漸效未及服完諸病盡却胃口大進再續服之身體强健面容豐富與前大不相同非韋廉士大醫生紅色補丸之功安得恩感再造乎余亦不得不載登報章以告同病者知所效法爲凡身體無力欲求强健者請向上海四川路九十六號韋廉士醫生藥局索取精美衛生小書一本即須寄一明信片便可奉送矣天下馳名補血健腦之韋廉士大醫生紅色補丸凡經售西藥者均有出售或向以上所列地址函購每一瓶英洋一元五角每六瓶英洋八元郵力在內

藥物學集說卷二

醫藥學報社同人撰述

紹興吉生裘慶元編輯

肉桂之栽培及製造法

曹炳章

桂爲樟科樟屬。常綠喬木。種類甚多。用途極廣。如醫治作用。能回將絕之陽。及健胃藥。矯臭藥。矯味藥等。皆有特殊之效能。厥功甚偉。如吾國廣西一省之產額。年計百餘萬兩。能暢銷各國。次如雲南之蒙自。廣東之羅定、信義、六都、毗步等處。法屬之越南。皆爲盛產之處。其產額又不勝計算。攷前人著作所記載者。厥惟諸家本草。張亮臣桂攷。廣西物產錄等編。其主旨或辨種類。或評效用。詳略各有不同。實際仍多未備。炳章不揣簡陋。廣蒐桂品種類。以前賢著述爲基礎。切究異同。以目覩經驗。爲發明種類。產地。敘其根源。形質。氣味。辨其良窳。爰分產地命名。形態鑑別。種類鑑別。及栽培法。採取法。罨製法。甑油法。副產物。貯藏法。服用法等。縷晰條分。臚舉於左。以就正有道。

肉桂之栽培及製造法

(一)產地命名　桂產越南廣西熱帶。當分數種。曰淸化。曰猛羅。曰安邊。曰欽靈。曰潯桂。此總名也。又有曰猺山桂(卽大油桂)曰大石山。曰白石山。曰黃摩山。曰社山。曰桂平(卽玉桂)產雲南。曰蒙自(卽蒙自桂)產廣東者曰羅定、曰信宜、曰六都、曰鹿步。及歐洲錫蘭東印度法國加夜那等處、桂油產中國廣西桂平平南等縣最盛。外國如錫蘭、加西耶。亦產極多。　虞衡志云。凡木葉心皆一縱理。獨桂有兩紋。形似圭。故名曰桂。製字者意或本此。

(二)形態鑑別　桂爲常綠喬木。有芳香氣。高至五十尺許。葉廣披針形。有大脈三條。花小黃色。其樹皮稱爲桂皮。南方草木狀云。桂生高山之巓。冬夏常靑。交趾置桂園。桂有三種。葉如柏葉。皮丹者曰丹桂。似柹葉者曰箘桂。似枇杷葉者曰牡桂。酉陽雜俎云。牡桂葉大如苦竹葉。葉中一脈如筆跡。花蔕葉三瓣。瓣端分爲兩岐。其表色淺黃。近岐淺紅、色。花六瓣。色白。心凸起如荔枝。其色紫。韓保昇云。桂有三種。箘桂葉似柹葉。而尖狹光凈。花白蘂黃。四月開花。五月結實。樹皮靑黃。薄卷若筒。亦名筒桂。(即今安桂是也)、牡桂葉似枇杷葉。狹長於箘桂葉一二倍。其嫩枝皮半卷多紫。而肉中皺起。肌理虛軟謂之肉桂。削去粗皮。名曰桂心。其厚皮名曰木桂。(皆今猺桂是也)近時入藥以此二者爲多。蘇頌云。今嶺表所出則又有官桂板桂之名。余謂官桂出羅定等處。形似安桂味淡性薄捲筒二三層者。桂枝卽其枝也。板桂者。今之蒙自桂也。片平而厚。邊捲而淺。肉色黯黃。粗皮不厚。油脂不多。餘如本草綱目之天竺桂。卽今桂皮也。所謂月桂者今時未之見也。以上就形態而別種類者也。

(三)種類鑑別　前節就本物形態以鑑別。指全體言。此節從已成藥用品之桂皮。以別其性質良窳。而後可定治療上之表準。亦謂究心藥物學者之要項也。茲將桂攷發明。參余實驗。分列皮色氣味於后。

(甲)辨皮色　桂感陽光之精華。根地土之氣脈。凝結成株。且桂山有五色土質。則桂皮亦現五色。所以察皮色以分土質爲最有把握。蓋皮色之名多端。大抵以形狀比喻相似名之曰荔枝皮。曰龍眼皮。曰桐油皮。曰龍鱗皮。曰鉄甲皮。曰五彩皮。曰硃砂皮。曰縐紗皮。皮以二色。惟野生無定形。總不外結實滑潤淨潔六字爲要。桂性多直上。身如桄榔。直竪數丈。中無枝節。皮紋直貫。肉如織錦。紋細而明者爲上桂。然野生者。間有橫紋。其形狀必蒼老堅結。橫直交錯。斑點叢生。皮色光潤。紋細而滑。亦爲野生佳品。若橫紋多而色紅。皮粗紋粗。如荊棘滯手。皆爲下品。此辨皮色之大要也。更當參以氣味。及辨明刀口邊口。爲更有把握。特於錄下。

(一)淸化桂　荔枝皮。硃砂肉。刀口整齊。皮肉不起泡點。不現花紋。皮不縮。肉不凸。實而不浮。皮肉分明。或皮肉之界。有綫分之。曰銀綫。最爲淸品。

(二)猛羅桂　龍眼皮。或五彩皮。或硃砂皮。縐紗肉。間有皮縮肉凸。肉不起泡點。不現花紋。平而不浮。亦爲正品。

(三)欽靈桂　潯桂　二種皆粗皮橫紋。刀口邊口起泡凸。皮縮肉凸。色紅。泡點花斑皆燥裂。此爲下品。

(四)神桂　桐油皮。龍鱗。鉄甲。縐紗肉。氣厚而馨。味厚而淳。爲野生神桂之正品。

(乙)辨氣　觀其土產皮色。既知其外。又須嗅其氣。嘗其味。以知其內。辨氣有六法。如醇、厚、馨、燥、辣、木虱臭、是也。凡試桂聞氣。以手摸桂肉數轉。聞之卽知。如淸化桂。則氣醇而馨。猛羅桂則氣厚而馨。安邊桂則氣馨而不燥。潯桂則或燥或辣。或氣。如木虱臭者。亦有氣醇而微帶木虱臭者。因收藏年久。燥辣之氣消。惟木虱臭卒。不能盡除。或有馨香得人功所製。亦帶木虱氣。皆屬僞種。要以馨而純。如花之淸香不雜。如鼻烟之香而氣厚爲良。若似花椒丁香氣而燥。似山柰皂角氣而辣。皆爲下品也。

(丙)辨味　聞氣之外。當試以味。試味之法。以百沸湯冲水少許。凉而嘗之。當分醇、厚、燥、辣、爲四味。且湯汁入口。分辨較鼻聞更易明。必須味醕厚不燥辣者爲最佳。不辣之中。先以水辨其味。曰淸。曰濁。曰澹茶色。曰米汁。曰乳汁。曰綠水。曰白水。凡白水澹茶色。淸者味必醕。惟米汁乳汁綠水。皆有淸濁之分。淸者味醕。濁者味燥。然紅水間有淸濁難分。必嘗其味厚而醇者。爲野生猛羅之類。味燥者。爲欽靈潯桂之類。綠水亦不一類。如猛羅桂油黑者。水必綠。味多苦。亦有油薄者。水亦不綠。如潯桂之油濃者。則水亦綠也。其味必兼燥。清化安邊。其得氣清。則油必薄。神桂之油。雖亦厚薄不一。惟五味俱全。有甜辣苦酸。亦有甜馨而馨。總以微帶苦酸爲正。總之不得以油之厚薄爲定。見水之綠紅爲貴賤。須要別其水之清濁。味之醕燥辛辣。斯可分辨的確耳。

（四）栽培法　廣西越南地近熱帶。產桂頗盛。然亦當分自栽與野生兩種。越南野生者稱神桂。如社山、公母山、龍鱗、鉄甲等品。皆野生佳種也。蓋野生出深山叢林。人跡罕到之處。秉天地自然之氣。或數百年數十年。其受氣既厚且堅。因越地多虎。深山窮谷。不敢輒入。亦有出入山林。常聞桂香。久覔不得者。故有神桂之名。且如清化府合郡山產皆良。而法禁中嚴。民採得者。擇其上品。先報官上貢。餘再私販出境發售。所以得之者。皆異常寶之。且種桂之術。常視地之所宜。苟種非其法。往往十不一生。茲參湯氏物產誌種植法。分氣候、土質、肥料、藏子、下種、移植、除害、及種夫油桂法羅列於下。 (一)氣候 桂性雖喜高溫。而不忌濕潤。宜背南面北或背西面北。不受熱氣。方易暢茂。栽宜向陽。性愛獨立。 (二)土質 越南土種。以石山浮土。如能以山巔土美。栽種成株者爲最佳。或家園潔淨土亦可栽。物產錄云。種桂土質。以上面黑色底黃色者爲佳。又須底土鬆而深厚。若堅實乾燥肥鹹者。均不適宜。 (三)肥料 種桂多不用肥料。惟於整地之時。卽第一年八九月。伐木燒草。鋤翻土地。俟其腐朽。作爲肥料。至第三年春初移植時。尤不可施他種糞料。若施糞料。雖靑秀可愛。移植時。反易枯死。 (四)藏子 在春分前後。取以桂子熟勻。採取用水洗去外面黑皮。祇存其核。稱曰桂米。薄敷篋簞上陰乾。後再裝入竹籮筐內。惟先須撒溼潤細沙一層。後撒桂米一層。敷放多層。皆當如是。若係購回種子。卽携往河邊臨流洗濯。用手搓去外皮。陰乾後將桂米與微溼沙拌勻。堆成山形。沙乾時。撒水潤之。 (五)下種 下種時期。概在清明前後。不得過穀雨後五日。下種之先。預將播種地選定。山麓不高不峻地爲宜。山坡平地次之。去冬深耕。今年驚蟄時。打碎其土。平均其地面。作寬二尺。長二丈至三丈之畦。播時以右手執竹刀。於畦面橫劃一行。深約一寸。左手握桂米。每寸許點一粒。點畢一行。隨撥泥覆之。復距第一行六七寸許。又用竹刀橫劃一行。如法點下。此行點畢。又點他畦。各畦點畢。每行用蕨草插蓋。以防炎熱與雨水或用草棚亦可。高約一尺八寸。五九兩月。各除草一次。至第二年四月。即撤蕨草。再除草一次。

(六)移植　第三年驚蟄春分前後遇雨。即掘苗移植。移植之先。須摘去苗之傍葉。只留桂稍葉二三枚。又切去主根少許。多留側根。隨以黃泥糊根。令其滋潤。移植事畢。九月間除草一次。第二年五九兩月。各除草一次。每年察看桂苗生活若干。至翌年三月。逐一補植。至第四年。枝葉繁茂。於霜降前。採摘旁葉。俾桂易於升長。

(七)種大油桂　欲種大油桂(即今猺桂)於桂苗移植四五年後。擇微圓而小之葉。且所發之新芽帶淡紅色者。用紅繩結記號。待翌年驚蟄春分時。連根掘起。切去旁葉。用禾草緊纏樹身。用黃泥糊其根。然後移植。宜深植。不宜淺植。

每株相距約一丈許。每年三九月除草一次。（八）除害　大油桂每於夏至時。有一種羽蟲。形似莎雞。身有毛色淡黃。嚙破桂皮產卵。宜時常察視。見有卵處。即用小鐵鎚打死。勿令出卵成蟲。又有一種蟲。祇食桂葉。吐絲結窠。捲束枝葉。用烟梗、老糠、臭草、百部等。於樹下燃烟薰之。自然消滅。

（五）採取法　西藥大成云。其樹生長六七年者。可割取。桂攷云。採取之法。必雇工匠。然擅此技者。亦不多。其人要熟手法。看火候。刀法。皆爲必要。茲舉其法如下。

（一）時期　每年以陰歷春三四兩月。秋七八兩月。爲桂樹收漿之候。立即採取。過此。爲灌漿開花。皮肉膏潤不堪。若非其時而強採之。則皮碎破。不成片張。且無油矣。（二）採法。必須雇匠登山。或斫全樹。運歸取皮。或在山取皮。運回製造。

（三）取法。取皮之法。先量樹株長寬。應用竹板合樹皮之長大。如法碼展尺之有規矩準繩。用刀直劃。依竹板大小。成長條形桂片。（四）藥材　取皮以離地二三尺不用。因有淤泥蟲紋。破紋氣枯。節劣。皆屬棄材。弗用。上節至開枝處。爲止。開枝之上。氣散無膏。亦棄之弗用。惟枝葉產廣西桂平平湯者。可製油。產越南廣東者。其枝葉煎蒸無油。僅供柴薪之用。

(六)罨製法　取成片之皮。以溫水洗之。置風前隔宵。陰乾水氣。用木箱墊以厚綿。四面以綿絮圍之。內藉桂葉二三寸厚。將桂皮合圓團包。加以芭蕉葉外裹。置於箱內。四面上下。用桂葉充滿。以無漏氣爲度。然晝夜須防察。初逾一宵啓箱驗之。必上面半節先熟。其色紅潤。仍封好。將箱倒置。次日再啓驗。下面半節亦熟。色亦紅潤。方爲得宜。過早則嫩。過遲則老。過嫩不熟。苦水未盡。過老太熟。油散不結。將熟之際。一夜數驗。此火候之功。非熟技者不能也。若兩頭熟中未熟。亦不成。必須油氣相感均勻。始可出箱。則渣氣苦水。因受罨蒸。盡出皮表。隨用熱水洗淨渣氣苦水。當在此時去盡矣。卽以利刀截齊口邊。須一刀整截。若截不整齊。乾後必現缺紋。不能再改刀法。截齊後。又置風前隔宵。候陰乾水氣。用舊竹筒將桂片敷於竹筒外面。以粗繩節節縛緊。懸至風前。每日解繩視驗。內有水氣(卽苦水)用乾布揩淨爲度。仍緊紮風吹。次日照法解驗。須十日始能揩淨。水盡則收漿矣。皮肉分明。苦水泄盡。而漿甜辣。再以竹皮縛緊。層層隔放。置高處通氣疏風。逾半月。則皮乾。再分對紮好。或數十枝乙紮。始入箱收藏。庶免斜歪縮劣之患。此越南廣西釐製板桂筒桂之法也。

(七)甑油法　廣西則取桂樹枝葉晒釐而甑者。錫蘭則用肉桂皮磨末而製者。原料雖異。甑法多同。玆將二法備錄於左。

(甲)廣西甑油法　當分摘葉、晒葉、甑油爲三節。並列於下。(一)摘葉　桂移植四五年後。於春秋二季。刈取老枝葉甑油。但摘葉之時。須天氣清朗無風。若天氣寒冷。葉現晦色。如起霜樣。取而甑油。油色必減。(二)晒葉　晒葉一日。葉色如菉荳。卽須收貯葉倉二十餘日。轉紅棕色。然後取出甑熬。方能出油。若卽晒卽熬。或晒葉過乾。則油必少。但秋葉不晒亦可。然廣東之羅定、信宜、六都、祿步等處。亦產桂。蒸熬皆無油液。(三)甑油　(一)用火磚築竈。高二尺餘。內圓徑二尺

肉桂之栽培及製造法　三

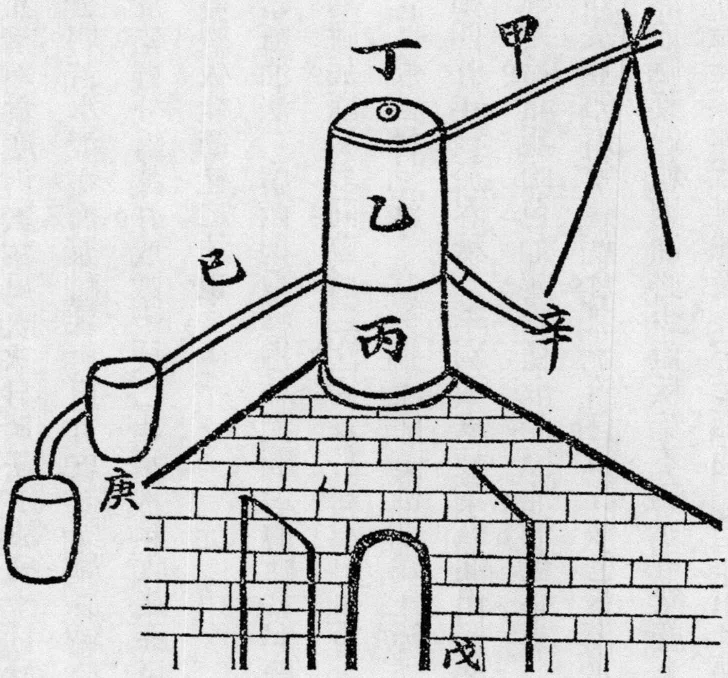

丙置戊上。乙置丙上。丁置乙上。放桂葉時。將丁取去。實葉於乙丙內。再置丁於乙上。

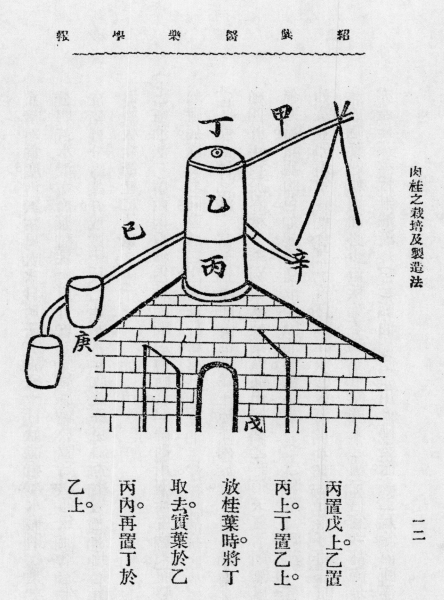

二寸。外圓徑二尺五寸。如圖戊(一)用杉木造甑。內裹以錫。上圓徑二尺二寸。下圓徑約二尺五寸。如圖丙(一)用錫造如酒熬器高約二尺一寸。圓徑約二尺二寸。重約七八十斤。如圖乙(一)劈竹成槽引渡冷水入甑頂。(甑油地位、須擇有長流水、可架竹槽引水入甑頂之地、) 如圖甲。(一)用鐵造圓口徑約二尺二寸。如圖丁。(一)用錫造長管長約四五尺圓徑約一寸。爲引油管。如圖巳(一)用錫造高約一尺七寸。圓徑約一尺之缸接盛桂油。凡油性浮獨桂油沉底故浮於缸面者爲桂酒。沉於缸底者爲桂油。由第一缸孔流往他缸至三四五缸均是架竹槽接盛桂酒。如圖庚(一)用木造管引熱水出如圖辛。

(乙)錫蘭甑油法　將油桂皮磨成碎末。浸在極濃鹽水內。用上法蒸之。所行過之水。色白如乳。因內含油質。此油質不久自能分開。如將新搗碎之桂皮八十磅。則能蒸出油約八兩。此油較水更重。亦有較水更輕者。此油之新者色黃如酒。陳者色紅如櫻桃。其臭與桂皮精相同。傾於水中。應卽沉下。如將極濃硝强水滴入油內則變顆粒形質此爲油與强水相合而成。如加西耶桂皮油之淨者淡黃色如酒久存不變紅色如桂皮油重率一、〇九五其臭味與桂同能收養氣爲行氣去風藥此西藥大成之說也。

(八)副產物　如桂皮可爲藥用枝葉蒸製爲油前已闡明無遺餘如大桂木可爲樑棟材亦有鋸成板片以養蠶桑皆取其潔也廣西有以桂木種草菇、香菇之用如桂之嫩枝亦可作藥用惜價甚賤且種桂之山可兼種丁香及八角茴香編山栽種按年取之製油運販出洋其獲利重而且速能益倍於桂也。

(九)貯藏法　桂商販運以蠟封口不洩氣錫盒收之不走油考之越南民家所藏則不同他以汗衣或汗巾裹藏近人氣之處以採生氣切不可良賤同收新陳合藏恐雜亂氣味耗散油液收處宜乾淨忌潮濕氣畏近別種香品能奪桂氣好桂雖置風前亦不損壞宜稍疏風不宜陰藏卽箱內亦不宜多置恐熱氣太甚氣內鼓而難開既開口則必須售賣看視鑑別以隨手摸數轉鼻嗅其氣不可動力此

安桂及油薄等桂收藏法也。若大油猺桂。藏宜用長方形小錫箱。底貯白蜜。約四五分厚。上用圓竹片編成竹簾。同錫箱大小。按於蜜上。約離蜜一寸。簾上按桂。蓋用套式。亦宜獨藏。不與別物合藏。及與陳枯油桂同收。皆能耗散油液。不可不知也。

(十)服用法　當分服法用途爲兩類。(一)服法　凡用桂以刀除盡粗皮。見其嫩細之處。爲肉。取肉數分。不過半寸許。杵碎或切片。入茶杯以百沸湯沖六七分。蓋好。置大碗內。外用熱水養其杯。氣上蒸片時。則味出。開杯蓋。候冷而飲。無熱性飲之。良賤甜辣易辨。水色氣味亦顯。(二)用途　醫療作用　本草云。桂甘辛大熱。有小毒。補命門不足。消陰益火。桂攷云。桂性屬陽。專入督脈。通行經絡。提陰扶陽。助附子氣力獨勝。越南地臨卑濕。水寒病多陰分動。以桂療疾。況桂產越者皆佳。如清化、猛羅、安邊。無不氣醇。潯桂燥烈。彼惡而賤之。越人以桂療病。試驗者各有區別。茲錄如下。　白水桂氣清。宜治肺疾。凡久嗽勞咳多驗。　苦水桂潤下。

宜治心疾。凡痰壅氣喘上逆多驗。　綠水桂入肝。凡肝氣血疾多驗。　澹茶桂、紅宜水桂。宜兼脾腎血氣。凡腫脹血逆多驗。能補命門相火。如兩寸脈數、者則不用。此皆桂效言也。　又如枝葉辛甘。與皮性同。力薄弱耳。　桂枝辛微甘。横行通絡。濕散寒邪。　桂油芳香。能散療結氣壅痺。辛熱能溫除沉寒痼冷。凡腕腹疼痛。手足麻木。及陰疽未潰。用油摩擦至熱。能宣通氣血。通利肺肝鬱氣。九種疼痛。內服亦效。風濕骨痛。無名腫毒。搽擦患處即愈。小兒驚風。不省人事。手足麻木。用油按圖點穴最效。年老虛弱。婦人產後。氣血虧損。瘦弱黃腫。每晨以桂油少許。開水沖服自然精神健爽。　桂蠹、即桂蟲也。桂以生蟲爲良。漢時越王貢桂蠹。民家少覯。因難得耳。其色紅潤。極補腎命之火。勝於用桂。　大抵南方熱帶氣熱。入藥少用。要以純品可用。若賤品投之。反加病也。北方寒帶氣冷。麻桂爲常用之劑。雖桂燥辣。亦無大害。此亦不可不知也。近時西人更有用爲矯臭藥。及矯味藥。健胃藥。亦有用之於他糕品者。此皆關於桂之效用也。

第八十圖

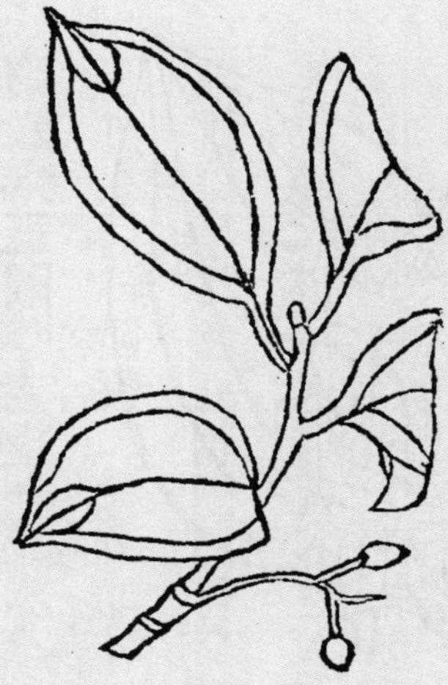

第八十一圖

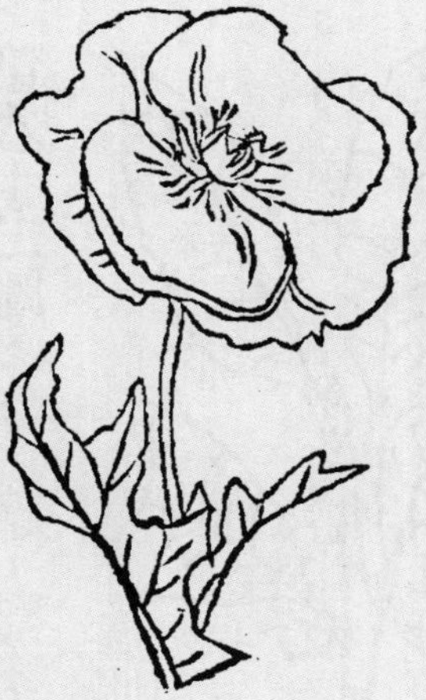

八〇　桂皮　　　　樟　科

學名　Cinnamomum Cassia

產於中國南部、爲常綠樹、高四五十尺、葉披針形、有三大縱脈、花小形、黃色、採此植物之皮、卽謂桂皮、有健胃之功效、並能作矯臭藥、

八一　罌子粟　　　罌子粟科

學名　Papaver somniferum

可供觀賞、莖高四五尺、葉長橢圓形、葉柄周邊有鋸齒、開美麗有種種色彩四瓣之花、內有二萼片、後結壺狀之乾果、果實能製亞片、作鎭痛睡眠藥、

第八十二圖

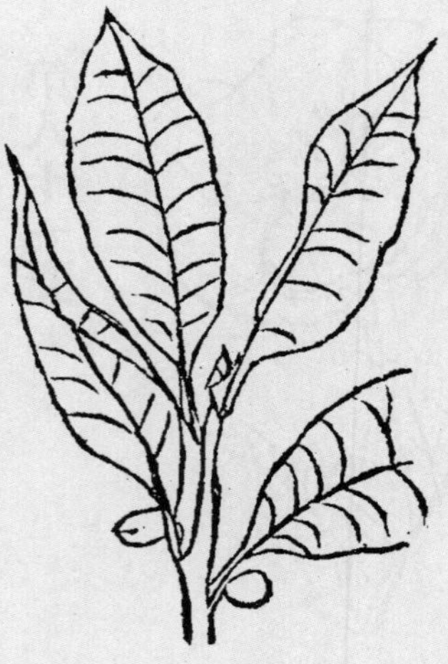

第八十三圖

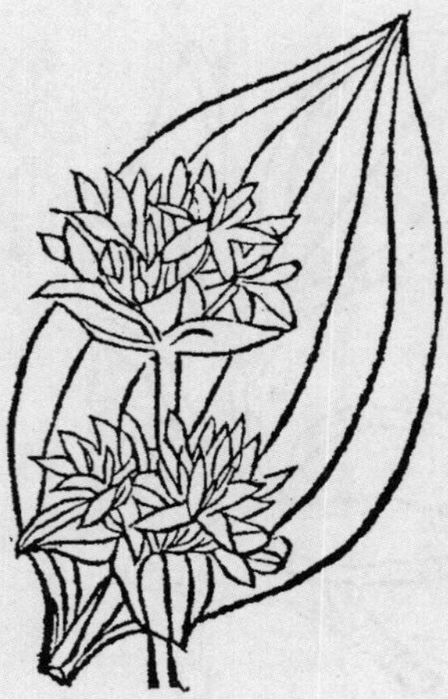

八二　月桂樹　老利兒　樟　科

學名　Laulus nobilis

原產於歐洲南部、古來採取其枝、以作名譽之表、章名甚高貴、常綠樹、高十五尺、有芳香、葉爲矯臭藥、果實治僂痲質斯疥癬腫特效、

八三　健質亞那　龍胆科

學名　Gentiana lutea

產於南部歐羅巴之高山、多年生草、高二三尺、葉橢圓形、青綠色、花黃色、爲合瓣花冠、先端五裂、

其根味甚苦、作健胃劑、

第八十四圖

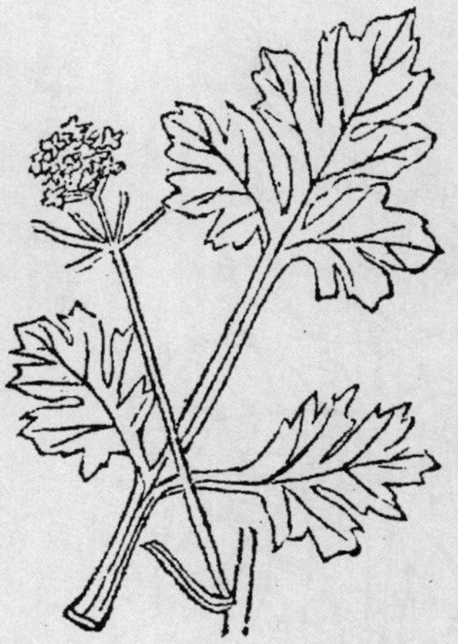

第八十五圖

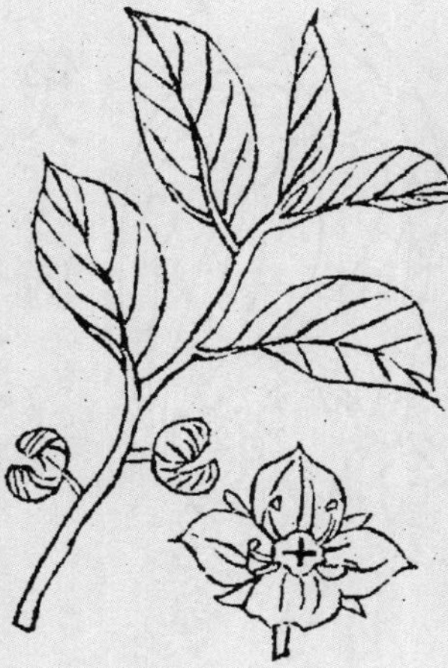

八四 胡荽 繖形科

學名 Coriandrum satioum

產於地中海沿岸地方、莖長二丈餘、葉羽狀複葉、互生、花小形、梢端繖開、採果作香味料、供藥用、

八五 常山 芸香科

學名 OrixajaPonica

高一丈餘、落葉灌木、山野自生、葉楕圓形、處處有半透明之小點、放一種異樣之惡臭、花小形、雌雄異樣、呈黃色、有毒、煎汁驅除牛馬之虱效、

第八十六圖

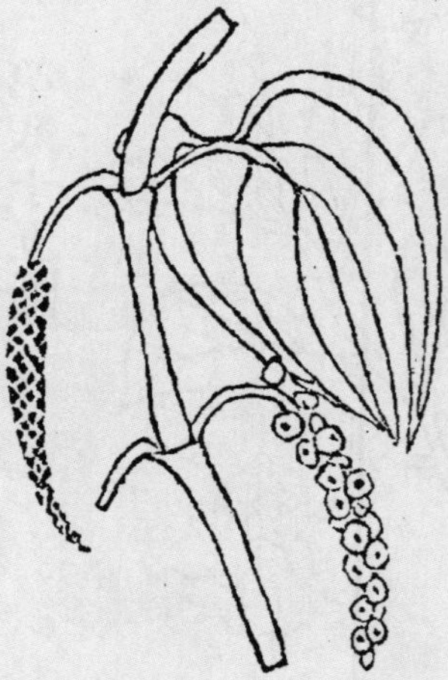

第八十七圖

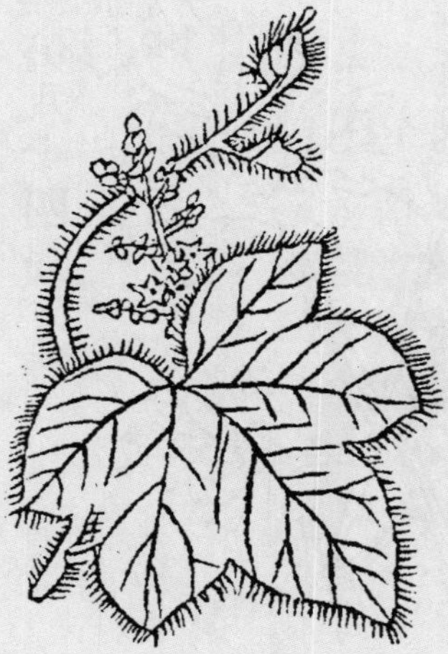

八六　胡椒　胡椒科

學名　Piper nigrum

原產於東印度、爲蔓性植物、纏繞於他植物而生長、長一丈餘、葉互生、大心臟形、花小形、果球排列、成熟呈紅色、

作香辛料、

八七　古倫僕　防已科

學名　Jatrorahiza qalmata

自生於亞弗利加之東岸、多年生蔓草、莖細長、纏絡於他物生長、葉掌狀分裂、互生、花雌雄異株、

採根供藥用、作健胃劑及止瀉劑效、

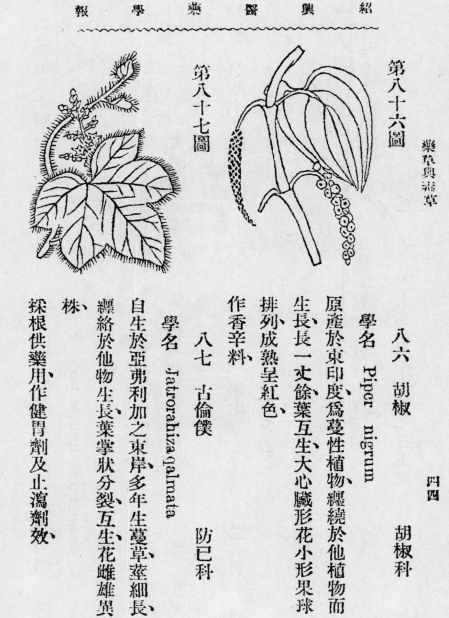

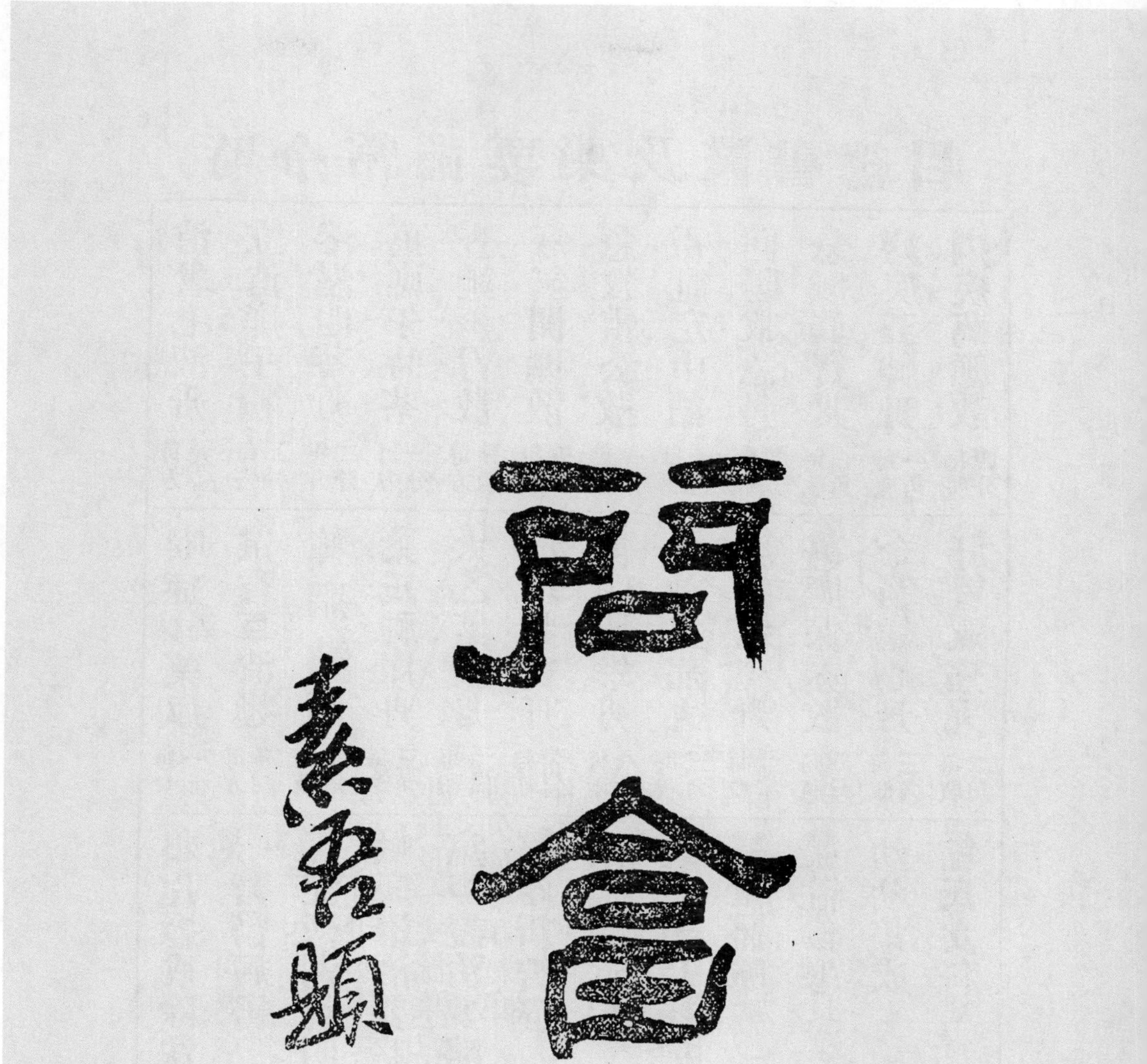
問會
素君題

時令常備要藥及醫書總目

消暑七液丹	每方三分四
立消痱子粉	每袋二分
滲濕四苓丹	每方二分
萬應午時茶	每方一分
查麯平胃散	每方分六
痧氣開關散	每瓶五分
急救雷公散	每瓶一角
霍亂定中酒	每瓶一角
回陽救急丹	每瓶二角
急痧眞寶丹	每瓶一角
瘧疾五神丹	每瓶一角
痢疾萬應散	每服四分
喉症保命藥庫	每具一元
沉香百消麯	每方分四
樟腦精酒	每瓶二角
葉氏神犀丹	每顆三角
太乙紫金丹	每顆二角四
犀珀紫寶丹	每顆六角四
開閉煉雄丹	每兩八角
立效止痛丸	每瓶三角
厥症返魂丹	每粒二角四
萬應保赤散	每瓶四分
金箔鎭心丹	每瓶三角
肝胃氣痛丸	每瓶二角
鴉片癮戒除法	二冊三角
增訂醫醫病書	二冊五角
痰症膏丸說明	一冊一角
喉痧證治要略	一冊六分
瘟痧證治要略	一冊三角
醫界新智囊	一冊二角
藥學報彙編	一冊三角五
規定藥品商榷	上冊三角
三世醫驗	四冊五角
張註傷寒	四冊三角
幼幼集成	六冊三角
包氏女科	一冊三角

潛齋醫學叢書　十四種出版

是書係王孟英先生所著爲曹炳章君所搜藏經曹君悉心校勘增以圈點付石印行世茲將其總目錄下
○重慶堂隨筆○徐氏醫砭○言醫選評○願體醫話○潛齋醫話附簡效方○四科簡效方○霍亂論○女科輯要○古今醫案按選○王氏醫案初編○續編○又三編○歸硯錄等皆察病辨症制方用藥能創闢新論悟超象外實爲有志研究中西醫藥衛生者不可不讀之書也每部十六厚冊分裝二函特定實價英洋一元八角郵費在內

以上皆和濟藥局發行

（紹城縣西橋南首和濟藥局發行）

答八十三　　俞步雲

啓者。上日接得　貴會。第八十七期報內。首頁有　趙仲友君討論。腦後白髮增多。而飲食精神如常。何白髮之異爲問。　不覺觸感下懷。　切思醫界貴乎討論。交換智識。是以鄙人不揣鄙陋。追思趙君髮白之因。窮其源大都由眞陽不足。所致也。夫人爲小天。內有所疾。如天必垂之以象。外現於色內應乎經。且人秉先天陰陽而成。　後天而長。先天者水也。眞陽寓焉。所謂精足則氣旺。而化血則充。血充則髮有餘華矣。究趙君髮白於腦後。係督脈所行穴經也。去年患吐血遺精。亦關乎先後二天。不卽起居精力之衰者。近仗少壯脾胃之餘也。茲髮白於腦後。似徵眞陽暗耗之兆也。再云。病劇成癆不治。　其髮不白何也。但血之衰華。不現於髮。暗奪於內者。比比然也。　揆度趙君須從根本治之。爲妥。適不解決。豈祗髮白已也。務率淺見之識。希斧削正爲幸。並候。會內諸位先生。道安。

附藥　補骨脂　黑芝麻(淘淨)　(鹽水)胡桃肉連衣　芡實　或合丸酌服是幸

答八十七　鎮江劉吉人稿

貴戚魏婦之帶脈病。屬於陽明胃經血分熱結。所致。陽明有壅滯。故衝脈上逆自項而上。胸膈痞悶。汗出漐漐。正合陽明下證。但頭汗出。轉矢稍寬。當下之證也。繞臍寒痛。熱極似寒也。頭暈目眩。陽明熱厥也。足下熱。胃脈在足也。但足能常熱如火。則胃火下降之機也。雖熱如火燒。切不可以近涼冷。當以綿盪之。或以火烘之。同氣相引。則易外達矣。六脈雖勻。尺後診之。自見長大入尺之象。愚意舌苔厚腐者。七液丹加元明粉湯化服。每用二粒。陰液已傷。舌赤無苔。或白如細蕊者。皆增液承氣湯主之。胃熱。則帶脈寬縱。下清熱結。則帶下自愈矣。

問八十八　王壽芝

問　答

朱丹溪先生云。產後雖有他症。以末治之。旁考婦科諸書。及先哲言論。而朱先生之說有不能盡信者。產後有體實體虛之分。若有時邪。以朱法治之。恐貽誤不免矣。今讀陸九芝先生選校傅氏婦科產後諸方。不外熟地當歸等一派溫補之品。言之有理。述之成故。用藥分量又重。鄙人於婦科讀書有限。經驗不多之眼光觀之。產後治法。無如此之便宜容易也。乞高明指教是幸。

問八十九　前人

花柳遺毒。已徧染下流社會。吾國特效藥。不外輕粉珠黃土茯苓等品。今西醫以六百零六注射。獲效實多。又淋病萬克醒亦爲特效品。究竟我國治花柳病何藥爲健將。西醫注射後有無流弊。

問九十　前人

年來濕溫熱毒之症盛行。惟甕戶之氓。患之最夥。以其食不潔。住卑濕。爲瘟疫之厲階。一患斯疾。熱毒卽入心胃。上沖腦腑。神識昏迷。非犀羚牛黃芳涼之品。不能透邪。惟羚角時下與黃金並價。窮苦之流。如用羚角一二錢。及他藥品。價近十餘元。不僅無產可破。其何以堪。若不用此藥。病莫能興。坐以待斃。吾儕既不能發明治瘟疫新藥。以福社會。宜用何藥可與犀羚相埒者代之。免窮人向隅。醫生棘手。如上年抵制美貨。西洋參代以南沙參之辦法。乞教是盼。

答八十四　鎮江劉吉人

歐風東漸之後。吾中醫缺點尚多。需待研究治法者。正不止觸電已也。如戒烟病。誤食洋油。燐質。以及化學藥品治病。服之過量。西醫誤治之病。不效亦不死。而返求諸中醫者。皆當研究治法。以對待之。今由觸電救治法設想。夫電有二種。有乾電。有濕電。乾電生於炭精。牛皮玻棍。磨擦而生。電燈用此。濕電用强水浸紅銅白鉛而生。電報電話用此。電報。電話。電燈。皆有防雷電之法。蓋此二電。皆人力電。最怕天生電。人電天電相觸。卽發聲如雷。擊傷

問　答

人物。故有防雷鉄。避雷針。擋雷機。引電下行。銅錬。銅條。救觸電銅板之法。蓋電得五金。則循金而行。傳電最速者。金類也。象皮履。薄絹衣帽。電不能過也。初死者。覆以銅板。鉄器。一端着地。或可引電入地。而望更生。時久則無效矣。

答八十五　　前人

李君廷緒肝症。未詳形勢痛苦。腹脹則有之。單腹鼓脹則未也。如有痞塊攻觸。則陽明衝脈結也。漉漉有聲。胃實腸虛也。腸虛則鳴。飢腸汩漉也。嘔吐不納之病常有之象也。誤認水飲。燥之利之溫之。則滴水不能存留矣。四言脈訣云。翻胃嘔吐。腸結者亡。但能潤下去燥結之羊矢豆。則可望生矣。完穀不化。非無火也。腸胃中茸毛貼壁。不能緩滯容留。隨入隨出也。此症非戒烟病。卽服金雞納西藥等所致。欲問方法。需詳述形證脈色舌苔。直接通信。函商方可。

問九十一　　餘姚陳兆龍

神州醫藥會。紹興分會。諸有道先生大鑑。敬啓者。舍弟婦。年甫廿四。去歲患左頰。及頭次强痛。繼而寒熱。迨至紅腫而後。旋次平復時愈。時作不一次矣。今年式發于胸背。手臂足股。有時刺痛。有時麻木。皮色不變。痛無定所。甚則寒熱頻頻。醫者咸以質稟陰虛。木失條達。血虛生風。迭進育陰柔肝熄風等劑。終鮮成效。茲閱貴報。特設問答一門。雖爲交換智識。未始非嘉惠疾病之苦心也。用敢詳叙病情。函達
台端倘希
酌賜良方。掃除痛苦。不勝禱切盼切之至。如荷賜
教。仍乞交
貴城豐大綢莊轉寄僕收。此懇。敬請
道安。

醫藥界近聞

國醫百家第二種琉球百問出版廣告

本叢刊第一種傷暑全書爲明張鳳逵先生原書版已久佚經清葉子雨名醫增訂未刊遺著蒙哲嗣仲經君寄印出版後不數月即已售罄第二種琉球百問現又出版是書爲前清道光間吳郡名醫曹仁伯先生答琉球門人呂鳳儀之所問江陰柳寶詒評選四家醫案中之繼志堂醫案亦即曹氏之作序中曾及是書惜未得見今社友張汝偉君由舊肆中購寄付刊且加之評按則論症設治愈見精詳書用本國連史紙印成大版一厚册定價每册四角不折不扣凡屬社友及各地圖書館閱報社暨醫會會員同時幷購二部加贈一部書印無多售完爲止惟爲流通起見准人翻刻如上百部可委本社代印祇取料工第三種薛案辨疏不日出版特此附告

紹興城内紹興醫藥學報社啓

近聞

承辦紅會北市醫院之草章

紅十字會北市醫院現由龔子英楊翼之二君擔任承辦其所訂草章披露於後

(一)中國紅十字會南市醫院因總辦事處兼顧不周商請本會特別會員龔子英楊翼之二君擔任全權承辦院名照舊(中國紅十字會北市醫院)(二)院內所有醫藥器具生財殘缺不全除點交可用各物登記外另須添配應用各件爲數甚鉅先由紅十字會贊助以三千元爲限其餘不敷之數請由承辦人自行籌助添置之件隨時登簿造報以示大公(三)紅十字會總辦事處補貼全年房金外另助常年經費洋一萬元所有院內一切開支及藥品等費如有不足之處均請承辦人自行酌籌至貼助常年經費由紅十字會指存永亨銀行以便承辦人隨時支取以清界限存息歸紅會算取(四)院內雇用人員本承辦人負完全責任(五)院內現存藥品全歸紅十字會收回惟空瓶留交承辦人接用(六)承辦人每逢月終將院內出入帳欵及經過情形用紅十字會名義登入申新兩報以昭徵信(七)院中登報費由紅十字會擔任

凡有印發傳單等件歸承辦人自理(八)訂定合約日起先行試辦一年如果滿意則續辦二年嗣後兩方同意准照原約蟬聯辦理(九)承辦人現就北市醫院試辦實爲協助進行專濟貧病而局面太小時前先於紅十字會言定日後總醫院合同期滿如仍擬委人代辦須先儘承辦人接辦以達推廣慈善之意(十)自承辦人接辦後設有戰事發生有應盡襄助救護之職當由總辦事處指揮如欵項不敷當由總辦事處臨時酌助(十一)紅十字會總辦事處函送三等病人到院醫治不取醫藥膳宿等費不限人數如指定頭二等住院病人每人每日須貼膳費洋一元醫藥照免其門診號金歸承辦人補助開支(十二)此約經兩方簽字蓋章後即生效力

德醫學會第三屆大會紀

本月八日爲中華德醫學會第三屆常年大會之期會所仍在四川路江逢治博士醫寓是日海上德醫及外埠德醫蒞會者甚多七時入座聚餐八時開會首由前任各職員照章辭職重行選舉繼即投票重選江逢治仍當選爲正會長振近樞仍當

選爲副會長以 職員計分四部交際部董振民沈承瑜當選文牘部黃勝白沈堯階當選會計部龔元炳黃鏞當選庶務部邱仁高 魯珍當選並議由文牘部將會章悉心改訂由會計部將會中應行舉辦各項事宜之預算詳細開列分寄各會員并組織經濟部每會員每月認捐三元五元不等認定後由在滬會員報告籌辦同德醫學專門學校經過情形及預擬之進行程序全體會員一致贊同并舉出江逢治張近樞等幹事十人擔任學校進行事宜另由會員之一部份籌備組織醫院迨諸事諸畢已鐘鳴十二下遂卽散會沈聞當時由同德醫學幹事十人中推舉江逢治君爲校長黃鏞君爲會計董鳴鵠君爲庶務并將各教員所任之課程編配妥當報名投考者已不乏人不日卽將開課云

中華德醫學會開臨時會

中華德醫學會前晚在四川路江逢治醫寓開臨時會其動議如下(一)定今年常年大會會期(二)修改章程(三)擴張範圍歡迎寶隆醫院醫正科入會(四)籌設

貧病醫院(五)辦醫學堂海上德醫到會者爲江逢治張近樞沈堯階黃勝白孔錫朋金誦盤沈承瑜董振民朱壽田陳鶯珍邱仁高陳驤黃鐘鄭邦彥丁谷楠汪寶箴董澄共十七人議决如下　大會期定九月八號召集　二三兩條待大會時提議

四五兩條醫院學堂當同時着手學堂尤爲當務之急當場舉定張近樞黃勝白沈承瑜三君爲籌備員籌備學堂限九月十五號前成立至於醫院則由江逢治孔錫朋董振民等募捐興辦聞學校定名中華德醫學會私立同德醫學專門學校教員經費皆德醫學會中人擔任義務不日即發表招生開學矣

南通醫校學生參觀寶隆醫院紀

南通醫學專門學校三年級師生組織參觀團由甯而蘇而滬參觀各地醫院學校前晚抵步由該校前醫院院監黃勝白君導入寶隆醫院參觀病理試驗室病理藏府儲藏室病理講堂藏書樓藏圖室等皆由德國大學教授病理學博士費希爾氏指示講演一切繼入微生物試驗室試畜飼養室衛生化驗室及微生物學實習室

近聞

皆由陳一龍醫生指講及臨時試驗一切繼由李占南博士引入X光室電光浴室指示各種X光照片并當場演試X光繼參術室施診室眼科室并陳列各種驗目器械由各醫生實地試驗講解繼由孔逸塵醫生導入外科病房趙松橋醫生導入內科病房汪仲言醫生導入皮膚花柳病房皆按床講說末復參觀女病房產科室看護室等外科病房中有已愈之腸胃接合手術皮膚科病房中有已治愈之傳染性濕壞疽以及女病房有已治愈之極重流行性腦脊髓膜炎最爲該校學生所注意繼入解剖講堂時已下午三鐘故各解剖標本及解剖室等均不及參觀當由該校沈主任致謝詞賓主對立行禮而別

注意學校衛生之訓令

上海縣公署接教育廳訓令略謂學校衛生本宜注重一或不愼爲害滋多查此次考試淸華學校學生品貌端正文理優良者不乏其選迨經醫生檢查罹目疾者十居四五視察攸關致遭擯棄揆厥原因大都由於學校平時不知講求衛生學生偶

患目疾不知覺察致同列生徒無形傳染校長教員爲保護之人責無旁貸平時若不注重學校衛生貽誤靑年何堪設想除令省視學注意視察外合行令仰各該知事令縣視學勸學所長督同各小學校長教員注重學校衛生毋得玩忽

神州醫藥學校開學

麥根路神州醫藥專門學校爲神州醫藥總會同人所創辦昨日行開校禮蒞臨者除醫家藥業外有道尹代表顔仲華君交涉員代表楊筱堂君知事代表李頌唐君等二時開會校長余伯陶君宣布創校緣起楊李二代表暨徐紉蓀君朱賡石君相繼演說均極懇摯校董葛吉卿君致勉詞敎務主任包識生君修身敎員戈朋雲君各發揮對於授課之意見及諸生當守之規範會畢攝影而散

杭垣取締醫生　（七年七月十七日新聞報杭州快信）

省垣各醫生現由警察廳核定取締辦法聞須取具醫學公會或著名醫士二人以上之保結方准懸壺以昭愼重

紀事

一寒署

時令要書

濕温時疫治療法　紹興醫學會同人編　一册二角
囊秘喉書　楊龍九先生原著張汝偉君增訂　一册三角
通俗傷寒論　俞根初先生遺稿何廉臣君校勘　四册一元六角
通俗喉科學　社友張若霞君著　一册一角
瘟痧證治要畧　社友曹炳章君編　一册三角
增訂傷暑全書　張鳳逵先生著葉子雨君增訂　二册六角
喉痧證治要略　社友曹炳章君著　一册一角
感證寶筏　吳坤安先生原著何廉臣君校勘　八册一元二角
廣濕熱論　戴北山先生原著何廉臣君重訂　六册八角

浙江教育廳沈公致本社理事之頌辭

聞之壽世有方始宏功於良相活人無算喚芳譽於神工俱發矇振聵之才春回妙手擅刮垢磨光之技明啓方瞳矧夫治疾兼善於治民醫人復精於醫國未有如我瀛嶠胡老先生者也　先生姚江碩彥安定名宗蜚英於越紐山邊筮仕在姑蘇臺畔初懷投刺不卑少尉之官旋晉頭銜轉作治鹺之尹方上强臺而展步便困倦翮而知還離宦海以抽帆一廬小隱向醫宗而樹幟三折稱良樞素究心刀圭應手理既博通夫本草奧尤獨騁夫靈蘭轉瞽者而爲明人盡不盲於目使眸子之皆瞭我能爲正厥胸又況廉不取貲林植董公之杏抑且仁能濟困囷分魯肅之糧好施見樂善之誠舍舊圖維新之業倡盈門之庠序培植靑年聯同井之干城又安赤緊散報章以化俗偏隅通萬國之郵募路股以急公千腋成一裘之美凡此熱忱之披露益徵高義之薄霄是以仰鏡者羣流望塵者同道會開醫學執牛耳於齊盟望重耆英推龍頭於越郡且以五十載黏孳之品爰送千萬里爭賽之場南洋島名區分奇

珍以慨贈巴拿馬盛會獲獎飾以榮歸固不獨一國之馳名且將使劉邦而募道也光烈渥叨針砭起我沉疴愧乏瓊瑤報　公厚德膏目光之如炬功憑九轉之丹向肺腑以留銘感矢三生之石願抒寸丹以鳴謝聊遣毫素以摛詞獻曝彈殷下風敢邦愷悌君子洵不愧靈醫扁鵲之稱矍鑠是翁更足標魯殿靈光之望

瀛嶠胡老先生賜鑑　沈光烈謹贈

總會來函一

竊本會成立以來瞬經六載深荷海內外同志熱心維持始克綿延至於今日伏念不從根本着手仍無俾於醫藥之前途是以仍兩次請願擬籌辦學堂醫院當蒙政府批准會際時艱鉅欵難集蹉跎至今未之克舉此實本會同人所夙夜疚心者也然長此因循必俟鉅欵集成始行舉辦恐外勢侵入時不我待況荷各省分支會及海內外同志迭次貽書督責是及今不圖既無以樹全國之風聲適足以懈同志之熱力用是不猜棉薄刊布章程決定暑假後將學校先行開辦惟規模愧未能完

紀　　事

備擴充尙有待於將來竊思
貴會人才濟濟對於各科學理研究有素務乞
不吝指示俾吾中醫中藥克占優勝之地位將來陶成之人材足以取信於社會此
實爲同人之所企禱想亦爲
貴會之所樂於贊成者也如
貴地同志中有對於各科學識確已登峯造極或有一技之專長或有私傳或新發
明靈驗之藥品者務乞調查詳示本會當不惜重聘延充教授之職本會爲統一全
國醫藥起見議決由
貴處派免費生一名(膳宿雜費自備)俟學成之後
貴地籌辦學校得有良好之敎師此外或另有願入本校肄業者並請介紹代爲照
章試驗合格者務於陽歷八月念五號之前到校附奉章程至希　察入此頌
公安
　　　　　　　　　　　　　　　　　　　　神州醫藥總會啓

總會來函二

敬啓者日前爲開神州醫藥專門學校事曾寄上公啓及章程諒邀
公鑒竊同人等鑒於外勢之日迫因循之非計故決議一面開辦學校一面將會事
切實整頓俾數年心血各地同志熱忱不致遽付東漸而中醫中藥或尚有振興之
一日惟自去歲以來與各地分支會聲氣殊形隔閡而各地更舉會長及各職員亦
均有未據報告者以致刻擬編造各省分支會職員名冊根據無從爲此請各分支
會尅日將職員名冊造具一份寄示實感公誼又各地分支會照章應送免費生一
名亦祈照辦務望於開校前到滬是所至盼此頌
安公
再啓者神州醫藥書報社所發行之月刊日報亦將繼續出版　神州醫藥總會啓

總會來函三

逕啓者竊本會素無基本金經常費用全恃本埠同志月捐及各地會員常年捐以

費捐注且常年捐爲數至微祇歲納一元且亦爲會章所規定乃六年以來照章繳納者固多而未繳者亦不少刻當整頓會務開辦學校之際需欵更繁並決議將各處會員册從事編造凡未繳常年費者是已自失會員之資格即不能享本會之權利爲此急發通告務祈各同志尅日將常年捐照章繳納蕉芳名永利會務克昌醫藥前途實資利賴專頌

道安

神州醫藥總會啓

上海神州醫藥專門學校來函

逕啓者前奉詳章想已達

鑒敝校舍業已擇定麥根路新橋堍念二號四層樓洋房准九月一號開學刻下報名者極形踴躍餘名已剩無幾惟本校爲統一全國醫藥計故規定招生不限於一隅思普及於各地竊查

貴地入本校肄業者尚未有人實爲遺憾用特專函通告如貴地有願入本校肄業

者無任歡迎報名截上期陽歷八月二十號（卽陰歷七月十四日）附上師範函授各科簡章至希

察入此詢

日祉　　神州醫藥專門學校啓

附中醫師範速成科簡章

（學額）三十名（資格）中文優美中醫已有二年以上之根底者（課程）國語解剖學　生理學　衛生學　病理學　診斷學　內科學　外科學　兒科學婦科學　針灸科學　藥物學　修身　體操　以上課程概用中醫最精學說爲課本門類則從新學以符部定規則也（畢業期）二年（學費）每學期二十元（膳宿費）每學期二十八元（書籍雜費自備）（入學試驗）國文內經傷寒論本草隨到隨考（報名）報名時隨帶四寸最近照相一張並保證金五元取者在學費內扣除不取發還（報名截止期）陰歷七月十四日

報價表

新報	全年	半年	一月	代派或一人獨定十份者八折五十份七折郵票抵洋九扣算空函恕復
冊數	十二冊	六冊	一冊	
定價	一元	五角半	一角	
舊報	一至十三期	十四至十七期	十八至四十四期	四十五至六十八期
定價	五角	三角	八角	二元
郵費	中國	日本台灣	南洋各埠	
	加一成	加二成	加三成	

廣告價表

等第	地位	一期	六期	十二期
特等	底面全頁	八元	四十四元	八十元
上等	社論前全頁	六元	三十三元	六十元
普通	各襯紙全頁	四元	二十二元	四十元
注意	所稱全頁即中國式之一單面外國式之一配奇如登半頁照表減半算			

本社出版醫藥書籍七十餘種皆世所罕見之孤本及名家未刊之精稿又代售各處社友手著最新醫書二十餘種定價皆廉因宗旨不爲謀利專爲流通也凡醫藥爲業者固宜爭先購閱以輸進學術於臨證治病大得裨益卽普通人民購閱此種書籍稍備醫藥常識未病時得明保衛之法已病時勿爲醫藥所誤費小功宏較之購他種書籍其損益不待贅述印有書目奉送不取分文函索卽寄

添聘代派

本報出版已至八十餘期無論醫界藥界卽不業醫藥者亦多愿購閱因內有問答一門不啻人人之顧問有病卽可函詢今爲各處來函訂閱者便利起見不拘前已設有代派處否再當廣爲聘訂凡愿担任者請示一明片卽當奉約至酬勞格外從豐

紹城紹興醫藥學報社啓

中華民國郵政特准掛號認為新聞紙類

原九十期戊午十月出版

紹興醫藥學報

神州醫藥學會紹興分會發行

第八卷第十號

發行名著

隨山宇方鈔一卷爲烏程汪謝城先生曰楨所手輯所收皆有用之方先生別號荔牆蹇士爲海甯王孟英先生論醫之友王書多經先生評批人所共見獨是書皆欲覔而不可得荔牆叢書中雖附刊之乃因版毀書無流行本社主任裘君吉生知先生司鐸吾邑時曾有副刻訪求多年今果爲其購得原版歸社發行本國紙精印一大册定價二角不折不扣又寄售虛勞要旨每部二册定價三角五分

紹城北海橋醫藥學報社啓

◉天津東門南醫藥衛生淺說報廣告

本報准於陰歷十月間四十九期以後放大一倍全年報費一元半分之郵票二角四分凡早期預定者以前舊存之報奉送不取分文此啟

紹興醫藥學報第八卷第十號目次(原九十期)

紀事

社論

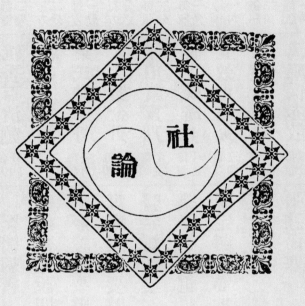

時令常備要藥及醫書總目

消暑七液丹	每方三分四
立消痱子粉	每袋二分
滲濕四苓丹	每方二分
萬應午時茶	每方一分
查麯平胃散	每方分六
痧氣開關散	每瓶五分
急救雷公散	每瓶一角
霍亂定中酒	每瓶一角
回陽救急丹	每瓶二角
急痧眞寶丹	每瓶一角
瘧疾五神丹	每瓶一角
痢疾萬應散	每服四分
喉症保命藥庫	每具一元
沉香百消麯	每方分四
樟腦精酒	每瓶二角
葉氏神犀丹	每顆三角
太乙紫金丹	每顆二角四
犀珀紫寶丹	每顆六角四
開閉煉雄丹	每兩八角
立效止痛丸	每瓶三角
厥症返魂丹	每粒二角四
萬應保赤散	每瓶四分
金箔鎮心丹	每瓶三角
肝胃氣痛丸	每瓶二角
鴉片癮戒除法	二冊三角
增訂醫醫病書	二冊五角
痧症膏丸說明	一冊一角
喉痧證治要略	一冊六分
瘟痧證治要略	一冊三角
醫界新智囊	一冊二角
藥學報彙編	一冊三角五
規定藥品商榷	上冊三角
三世醫驗	四冊五角
張註傷寒	四冊三角
幼幼集成	六冊三角
包氏女科	一冊三角

潛齋醫學叢書　十四種出版

是書係王孟英先生所著爲曹炳章君所搜藏經曹君悉心校勘增以圈點付石印行世茲將其總目錄下

〇重慶堂隨筆〇徐氏醫砭〇言醫選評〇願體醫話〇潛齋醫話附簡效方〇四科簡效方〇霍亂論〇女科輯要〇古今醫案按選〇王氏醫案初編〇續編〇又三編〇歸硯錄等皆察病辨症制方用藥能創闢新論悟澈象外實爲有志研究中西醫藥衛生者不可不讀之書也每部十六厚冊分裝二函特定實價英洋一元八角郵費在內

以上皆和濟藥局發行

（紹城縣西橋南首和濟藥局發行）

社論

保存中國舊醫學不宜墨守一說

周逢儒

近十年來之政學界。動輒曰中國醫學將廢矣。爲醫士者當同心合力。以保存之。其志向不可謂不善。然以今日之眼力。覘察中醫學。其頑固情狀。有不可以筆墨形容者。反觀他國。則器械之巧。學術之精。使人驟觀之。必張目撟舌而嘆。其科目之繁。中學不能及也。然吾國醫學。豈讓於他人哉。惟墨守舊法。於古聖所述不能發明。又無道德思想。此中國醫學所以不振之故也。請分論之。

一論保存醫學宜恃實力　國粹將亡。自不能不恃人力以保之。然優勝劣敗。天演公例。苟能精益求精。雖挫折之。磨難之。終不能撲滅也。若徒恃虛言。余恐國粹不保。且速其亡矣。故保之云者。當保之以實力。不可恃虛言。

二論保存之說宜開新醫士思想　吾國學術之光明。莫盛於宋。若醫學亦至宋時而愈備。蓋思想著述自由之效也。千餘年來。其醫學皆守舊。而不知發明。於是醫學之範圍日益縮小。西醫進步之速。有一日千里之勢。此亦思想自由之效也。故以新智識開新醫學爲當今之急務不可忽也。

三當採東西醫學之所長以光大中國之舊醫學。　保存舊醫學。非拒棄西醫固守中醫之謂也。不知中醫西醫各有優點。西醫之所長。以其於臟腑部位能一一言其形狀。且有模形可檢。故人皆信之。若中學則深微奧妙。甚難標準。然余考醫經。亦殊未可厚非。故余意當譯歐洲所有之醫籍。採其尤博深切明者以相發明。或謂中國所無者則補吾之不及。或意理相反而彼爲優者。則舍已從之不可吝也。以是法保存。方是眞保存。否則墨守舊學。僅恃一方。全用西法。程式必異。亦非也。

四論中國醫學無可亡之理　保存之說。余固深敬之。然徒具形式機械是尚。余則甚懼其亡也。夫吾國醫學亘萬古而不能滅者也。（試閱醫界之鐵椎漢藥實驗談。足以證之。）他國醫士。惟以解剖化學爲重。其不逮中國也遠甚。吾國醫學實驗已久。於將來世界醫學上占一重要之科。此余敢豫言者也。總之能日求精湛。則中國醫學之光大。正未艾也。持保存說者。其高枕而臥乎。

嗟乎。余昔曾論保存之說。今乃反其言。諸君得毋惡我反覆。誚其模稜乎。雖然。余愛醫學。尤愛眞理。而尤愛諸君之能同心以保存中國醫學。余知醫學之愛眞理諸君之愛醫學更甚於余者也。余之論所以報中國醫學。亦以報諸君之愛醫學者。願諸君共圖之。

余此論成。或駁之曰。子前持保存中國醫學者。今又論保存中國醫學不宜墨守一說。與前論異。子誠何意。余曰唯唯否否。今論雖與前說相左。然用意則同。汝試覆按之。必知余言不謬也。

中藥改良之商榷

平湖俞志勤

夫藥之作煎劑者。其煎法各自不同。發散之劑。必須急火而不用久煎。取其氣也。塡補之方。必須慢火而更宜久煮。取其味也。其煎法之不同。隨藥劑而互異。不得其法。即失其效矣。試問今之病家。其能知之乎。

大抵吾國國民。無普通醫學智識。乏看護之能。有騷擾之實。故凡遭病之家。莫不意

中藥改良之商榷

亂心慌。無所措手。當煑藥之時。傾覆者有之。煑乾者有之。乃再添水煑。欲其取效。不亦難乎。吁普通之醫學看護之技能。其講求豈容或緩乎。茲姑弗論。

今先試將醫學最相接近之丸散論之。夫久病者。既不能急劑取效。必從乎緩法。圖功。如癆損之症。輕則亦須半載一年。重則非積二年三歲之功不可。在貧苦者。既無此久於調治之能。即富厚者。亦多厭乎煎煑之苦。且久病之人。其胃納必薄。藥雖取乎開胃之法。總不能脫其藥之氣味。苟欲取資乎丸散。則吾華製法。不出於烘晒研末之一端。如此何異棄其滋液。取其渣滓。其用量常多至二錢三錢。加以丸法之粗糙。往往令人哽喉作嘔。在西藥既無煎煑之煩。且提精擷華。用量少而取效捷。凡外或用糖衣。或用蠟殼。其味既不惡劣。且光結而滑易於吞咽。凡此種種比較。病家因而嘗試於西藥者。日見其多。近則非但久病者用之。而暴病者亦然。如魚肝油。萆麻油清快丸。辣克補丸。仁丹。金雞納霜。小蘇打等類。竟無家不用。無人不服。似此姑不論權利之抛棄。金錢之外溢。須知醫與藥有密切之關係。中藥既如此見屏。中醫之退讓可知。古諺有云。工欲善其事。必先利其器。在善於雕刻者。能自鍊其刀。善於書寫者。能自製其筆。考古之名醫。亦皆自行製備其藥。所謂藥猶兵也。藥之不製。猶兵之不練。晚近醫藥兩途。藥物之陳腐。製法之精良。醫者不知也。況奸商之欺詐。僞藥之百出。醫家尚不能知。病家更何能辨乎。至於藥不瞑眩。厥疾弗瘳。聚毒藥以攻病古有成法。乃今雖醫家敢用。有病家畏峻而怯之。有藥肆少見而怪之。其甚者。有病家敢服。而藥肆不肯賣。噫。此其責任。固在醫家乎。抑在藥肆乎。今之西藥。有服數厘。多至分許。立能見其功效者。如藥非劇烈。其何能之。乃不審此。但羨西藥效驗之捷。不亦傎乎。

且夫疾病之夥。有非一煎劑所能盡其事者。例如風濕之侵淫筋絡者。非用酒醴爲藥之導引。不能達其病所。如病邪之偏着於形體者。非兼用外治。不能望收全功。古人外治之法。有針灸按摩者。有膏貼藥敷者。(例如理瀹駢文所載之法。)雖針灸非專科不能。在膏貼則都可採用。乃今之藥肆不備也。醫家不講也。不惜將古人經驗之良方美法。拋棄而不一研究。之甚至有則委之痼疾。而棄於不治。有則屏我中法。而求諸西醫。嗚呼。西來學術。遍塞寰中。古有奇書。淪於湮沒。常此不圖。恐將淘汰。吾願醫界諸同志。急起籌之。以挽狂瀾於既倒云。

予讀志勤先生之中藥改良商榷書己竟細味之不覺因以有感也。夫今日吾國之世界。停頓之世界也。罔論進化。裹足實多。此雖非醫藥界爲然。舉目觀之。何適而非此境。嗚呼。誰實爲之。孰令致之。此則予不得不責當事者之放棄責任也。至於在其位。謀其利。罪有專得。咎有攸歸。此則予不得不警告諸君也。況今西醫足跡幾遍中原。一落千丈之中醫。若不急圖。必致湮沒。維祈同志諸君。攘臂而呼。急起抗衡。勿將此大好之醫藥神州。垂拱而淪於夷敵。今志勤先生有鑑於此。乃抱偉大之願力。發金玉之宏聲。吾知知音千里。必不乏人。繼此聲者。定然東西響應矣。苟能由商榷而入於實行。則未始非黑暗醫藥界中之一線光明也。予將拭目俟之。俞唯公附識。

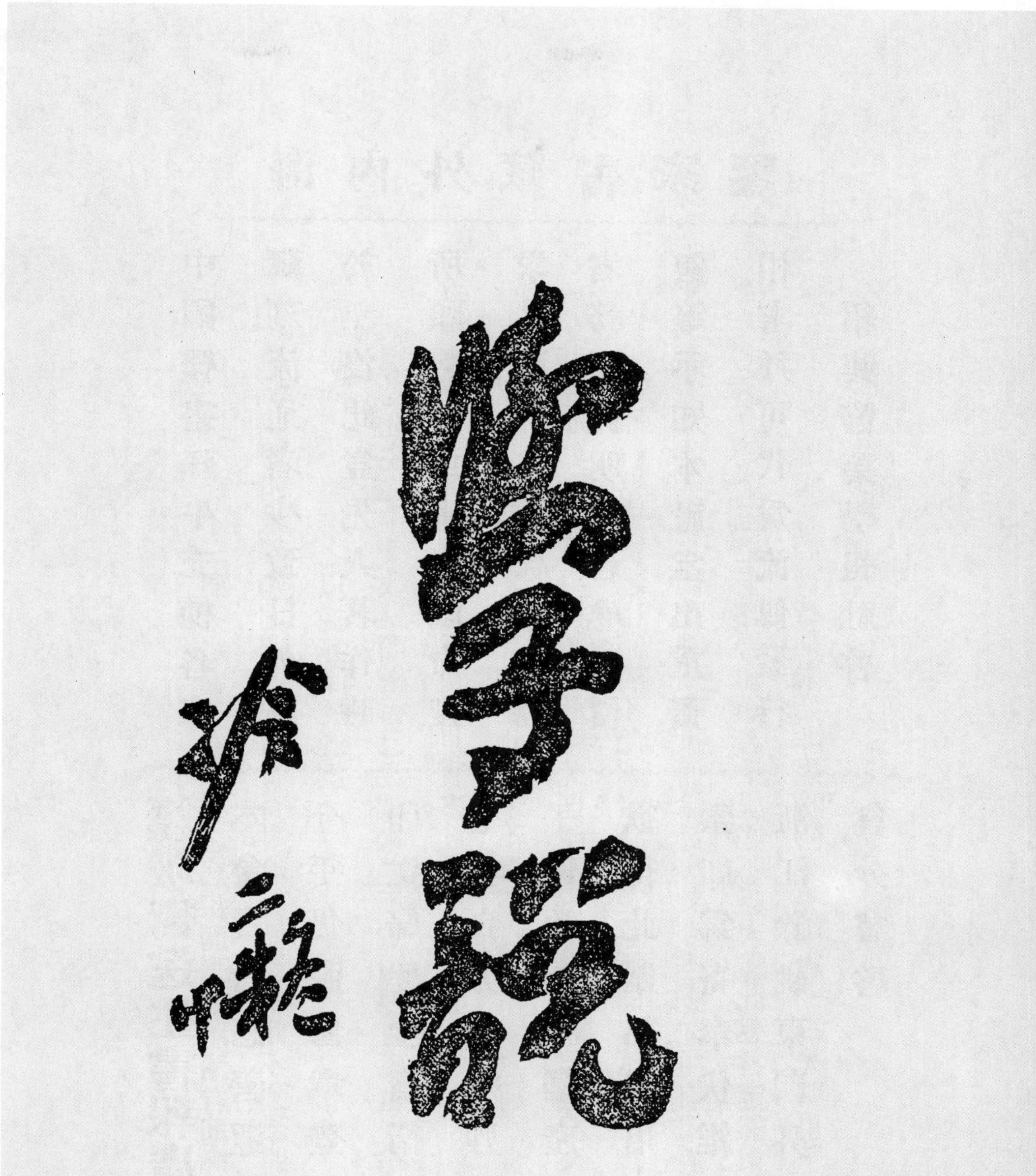
醫學說

海內外藏書家鑒

中國醫書汗牛充棟各家藏刻流通者少致日久歸於湮沒此豈先人著作時所願料及耶本社竭力搜求凡藏有各種醫藥書籍者務祈開明書目卷數價錢等示知本社當出重資相求幷可代爲流傳發行

紹興醫藥學報社啓

敬衛送生書報廣告（不取分文）

本會實行慈善遐邇咸知今年仍照舊章登報廣告印送婦嬰至寶衛生雜誌急救良方防疫妙法及種子保胎急救難產等方如欲得此贈品只用明片函索即爲寄奉伏維公鑒

浙江餘姚東門外衛生公會分會啓

（方劑）

木通散

細木通　一錢　蘇葉　一錢　桑皮炙　一錢　檳榔　五分　條芩　五分

枳殼　五分　訶子皮　三分　木香　三分

右藥水煎食前服。

束胎調氣飲

陳皮　二錢　條芩　一錢五分　蘇梗　一錢　枳殼　一錢　大腹皮　一錢

五分　砂仁　五分　生甘草　三分　茯苓　二錢

右藥水煎。食前服。

子氣

（原因）此症由於冒雨行走。坐臥濕地。或平日引飲過多。脾不運化。溼流下部。

（症狀）飲食起居如故。惟腿足腫大。行步艱難。亦有趾間流出黄水者。

（治法）不治亦可產後自消俗謂孕歸足腫主生男此不足據。

（方劑）

防已茯苓湯

防已　二錢　茯苓　三錢　木香　八分　陳皮　一錢　澤瀉　大腹皮　各二錢　桑白皮　三錢　木瓜　蘇梗　各一錢

右方水煎服。

外治方

天仙籐　木瓜　烏藥　鹿啣草　各一二錢

右藥煎湯薰洗或加茵陳。

皺脚脆脚

（略論）但兩脚腫皮膚厚者屬濕名曰皺脚。皮薄者屬水名曰脆脚。此亦水氣之類。惟水氣腿足俱腫。而此則僅足腫也。

（治法）亦宜用天仙籐木瓜烏藥鹿啣草茵陳等煎湯薰洗。

子癇

（原因）孕婦忽然昏暈卒倒。狀如中風。須臾即醒。醒而復發。此名子癇。血虛生風者有之。因怒而得者亦有之。然無不挾痰挾溼挾火而成。

（症候）口噤不語。角弓反張。痰涎上潮。人事不省。

（預後）恐變痙厥。

（治法）祛風降火。化痰利溼。兼定志安神之法。切忌妄開心竅。

（方劑）

二陳合芩連歸芍湯

當歸炒　白芍炒　各二錢　半夏　陳皮　各一錢五分　靑子芩　一錢　小川連　四分　茯神　二錢　遠志　一錢　雙鈎籐後入　三錢

右方水煎。溫服。

羚羊角散

羚角片　一錢　五加皮　二錢　防風　當歸　各一錢　白茯苓　二錢　酸棗仁　獨活　各一錢五分　川芎　生甘草　各八分　木香　四分

右方加薑一片。水煎服。

清神湯

西洋參　一錢　白朮蜜炒　八分　生黃芪　生甘草　各一錢　麥冬連心三錢　歸身　二錢

右方加薑一片。棗二枚。水煎服。

抽搐甚　鈎籐湯

鈎籐　三錢　桑寄生　二錢　西洋參　一錢五分　茯神　三錢　當歸　二錢　桔梗　一錢

右方水煎服。

子瘖

（原因）少陰之脈。上連舌本。九月腎脈養胎。至其時胎盛阻遏。其脈不能上至舌本。故聲音不出。

（症候）飲食起居如常。惟聲音漸次低細。後竟不出。此與痰火阻竅者不同。

（治法）分娩之後。腎脈上通。其音自出。不必論治。若因火鬱痰鬱濕鬱寒鬱。而致音不得出者。胎前亦常有之。不可誤認斯證。以致失治不救。仍當於各症門中求之。

子淋

（原因）孕婦因酒色過度。內傷胞門。熱積膀胱。小便淋濇而痛。是謂子淋。

（症候）溺出混濁。頻數短少。心中悶亂。小腹急痛。或兼帶下。或兼溺血。

（治法）淸膀胱之熱。調營衛之氣。

（方劑）

淋痛濇少　安樂散

當歸二錢　通草三錢　麥冬　生甘草稍　各二錢　西洋參一錢　滑石三錢　燈草十四根

右方水煎。空心服。

加味火府湯

細木通一錢　鮮生地二錢　條芩　生甘稍　各一錢五分　麥冬二錢　西洋參一錢　赤芍一錢五分　淡竹葉二十片　燈心一丸

右方水煎。空心服。

加味五淋散

赤茯苓三錢　山梔子二錢　細木通八分　生甘草一錢　當歸二錢　白芍炒一錢五分　細生地三錢　澤瀉二錢　淡條芩一錢五分　滑石水飛三錢

右方加淡竹葉三錢。水煎。食前服。

肝腎虛熱 知柏四物湯

知母 三錢 川黃柏 一錢 當歸 二錢 生白芍 一錢五分 細生地 三錢 川芎 八分

右方水煎食遠服。

血水下滴陰中割痛 四物加茅根湯

鮮生地 歸身 各三錢 生白芍 二錢 淡茯蓉 二錢 條芩炙 一錢五分 生甘稍 一錢 赤苓 三錢 白茅根 五錢 藕節三個

右方水煎。食遠服。

胎壓膀胱

（原因）孕婦體質素弱。至七八月之間。胎漸長大。氣虛不能載胎。致胎從下墜。膀胱被壓。偏轉一邊。溺不得出。其平日起居不愼者。亦居其半。或忍便飽食。或忍便行房。或忍便疾行。或忍便持重。令胞系了戾。屈抑不得舒張。遂成斯症。

（症候）臍下急痛脹悶欲死。坐立難安。飲食礙下。

（治法）宜用提補法。以升舉其胎。胎若一升。則脬仍還舊。而水道自通。

（方劑）

舉胎飲

白朮土炒　一錢五分　升麻　四分　甘草炙　八分　黃芪清炙　一錢　當歸　三錢　川芎　一錢五分　廣皮　一錢　絲通草　三錢

右方水煎。空心服。服後宜平臥片時。

導赤散加升柴

細生地　四錢　細木通　一錢五分　生甘草　一錢　升麻　柴胡　各五分

右藥水煎。空心服。

外治用倒豎法

使孕婦眠於榻上。將榻豎起。則胎自升上。而溺自出矣。又一法。令穩婆以香油抹手入子門託起其胎。溺必自出。然此時產戶未啓。手術未便施行。若開其交骨。反有墮胎之憂。故不若倒竪法爲妥。

胎動

(原因)脾胃弱而不能管束其胎。氣血衰而不能滋養其胎。又加起居失時。飲食失常。寒暑失檢。或男女狂蕩。嗜慾不節。或跌碰損傷。叫號動怒。似此者。無論月數多少。背能動胎。動甚則墮。

(症候)飲食飽脹。胸襟煩亂。或氣逆。或腹痛。或腰痠。甚則下血。

(治法)因母病而致胎動者。宜治病。病愈而胎自安。因胎動而致母病者。宜安胎。胎安而母病亦愈。

(方劑)

肝氣衝動　加味芩芍湯

細條芩　生白芍　各一錢五分　冬桑葉　川貝　各一錢　黑山梔　瓜蔞皮

各二錢　新會皮　淡竹茹　各一錢　生牡蠣　四錢

右方加薑一片。薄荷三分。後入。水煎服。

邪熱攻動　竹葉紫蘇飲

淡竹葉　三錢　連翹去心　二錢　生甘　淡條芩　各一錢　花粉　二錢

蘇梗　一錢

左方水煎。食前服。

痰火蒸動　竹茹梔子湯

淡竹肉　三錢　茯苓　山梔子　各二錢　括蔞皮　三錢　川貝母　二錢

杏仁　三錢

右方水煎。加竹瀝一瓢。薑汁二滴。食前服。

作事閃動　加減安胎飲

歸身　二錢　川芎　一錢　白朮土炒　細子芩酒炒　各一錢五分　蘇葉

七分　甘草炙　砂仁　各五分

右方加薑一片。棗二枚。水煎食前服。血動加阿膠一錢。艾炭五分。

房事觸動　加減四物湯

歸身炒　熟地炒　各二錢　淸阿膠　一錢　炙草　砂仁　各五分　淡竹茹一錢五分

右方水煎。加男子裩襠灰一錢服。

通治　安胎飲子

方見上滑胎門

四味安胎飲

白朮土炒　條芩酒炒　杜仲薑汁炒　川續斷酒炒

右藥加蘇葉三分。水煎服。

加減安胎飲

細生地　四錢　歸身　二錢　川芎　五分　白芍酒炒　八分　白朮　一錢

細條芩酒炒　一錢五分　杜仲炒斷絲　二錢　砂仁末　三分

右方加棗二枚。水煎服。

胡連丸

白朮　二兩　條芩　二兩　蓮肉去心　一兩　砂仁微炒　甘草炙　各五錢

右藥共爲末。用山藥粉打糊爲丸。米飲送下。

胎漏

（原因）婦人受孕。經水不行。聚之子宮。以養胎也。今有孕而血仍下。故名曰漏。有外受風邪而激動者。有血虛生熱而妄行者。有氣虛而不能攝血者。總之兩三月之間。胎息未實。勞動觸犯。辛熱毒物。房勞驚恐。皆能傷胎動血。　按孕婦又有尿血一證。與胎漏之證不同。尿血出於溺孔。漏血出自人門。所宜分辨。

（症候）若因觸犯感冒。必有煩躁不安。或腹中大痛。或氣逆喘息。若是氣虛血虛。則

問會

素君題

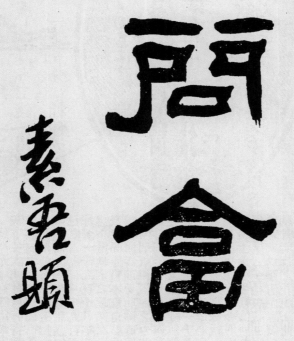

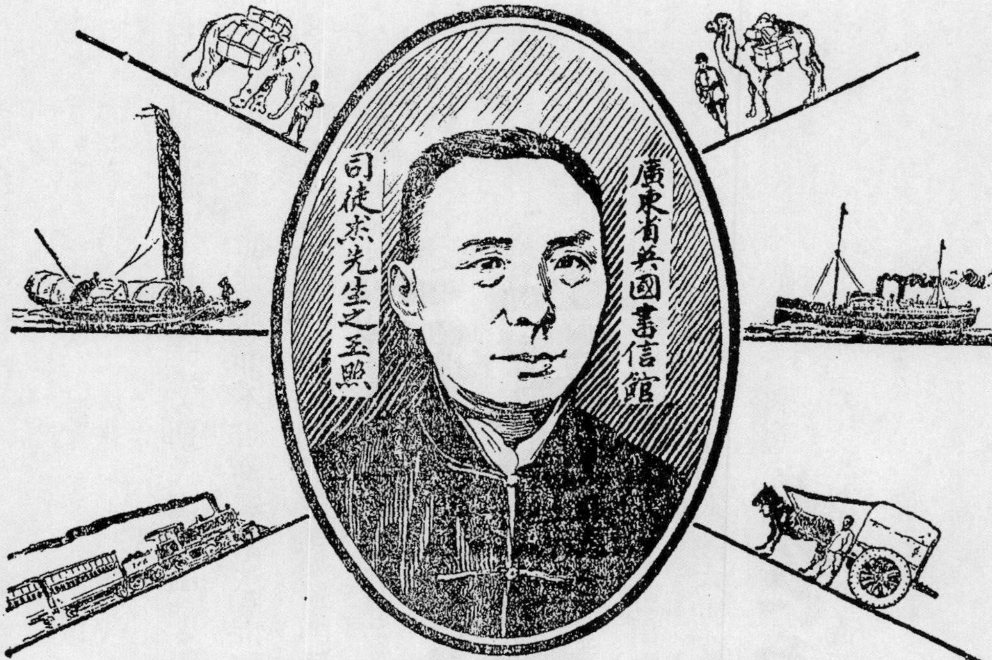

心房輭弱恐猝遭不測也

如此重症服用韋廉士大醫生紅色補丸得獲全愈迄今九年有餘仍然康壯尋樂也

天下各處來信均有寄到廣東沙面大英書信館中也故該處之大寫司徒杰先生甚爲忙碌其熱守極重要也九年前曾患心房無力之重症服用韋廉士大醫生紅色補丸得獲身體强健十分全愈此乃司徒先生自已之言也係一千九百零十年四月十六號所書之證據至一千九百十八年八月份彼再證明如左云余前患心房軟弱之症諸友代爲憂懼每逢驚觸心甚跳痛及晚間通宵不寐自思此病如何得了不禁暗然歎曰噫我何爲而受此慘苦耶每日趁趄至寫字間如將臨受熱刑秖緣氣虛乏力諸事懶乎著手商諸名醫雖承盡心調治終難釋我痛苦後有數友勸服韋廉士大醫生紅色補丸余身維無藥可療余疾因從余友之勸始購一瓶服之此係一千九百零九年六月份也余決不能忘其日期即爲余心病轉機之日也蓋此丸於余病甚爲合宜後再購數瓶計服月餘竟爲重造之新人心病盡除夜能安睡今則康健復原毫無疾病覺非全賴韋廉士大醫生紅色補丸之奇功哉心跳舊症係血薄氣衰症之一種病狀也係血虛之故韋廉士大醫生紅色補丸爲醫治血薄氣衰之聖藥以及凝治一切血虧腦弱所致之各症在此三十餘年之中天下各處治愈者已不知凡幾矣凡經售西藥者均有出售或直向上海四川路九十六號韋廉士醫生藥局函購每一瓶英洋一元五角每六瓶英洋八元郵力在內

此乃奉送

兹有血之疾病小書一本內詳一切衛生要言如欲索取即須寄一明信片至以上所列地址原班奉送

答八十八

常熟張汝偉

產婦大脫血。百脈空虛。傅氏專用溫補。對於尋常產婦。確爲不刋之論。若夾痰夾熱。一兼他症。卽不可拘泥常法。惟初產一二月。通瘀確爲最要。蓋產婦十月蔭胎。經水漸積。一朝兒下。瘀難卽清。故瘀停則百病生。瘀通則萬事安。亦有婦體素肥。濕重血少者。瘀爲痰阻。偶一不愼。墜入絡中。變爲外瘍等症。則當疏絡化痰。佐以通瘀。若三衝之急症。狂冒之猝來。發熱之不已。泄瀉之無度。又當各從病治。不可拘泥。徒用歸地淸滋厚膩。亦不能起沉疴而愈痼疾。惟童便一物。於初產時。多服。有益無害。以自還神化之妙。具育陰熄火之功。餘如血珀丹參。回生生脈。亦有可用之處。總之產後一症。不可忘却產後二字。余內於戊午七月產後。寒熱六晝夜不止。餘無所苦。惟覺氣促神倦。瘀阻。而少腹不痛。請女科專家馮某來診。立方用藥。全不從產後着想。用一派淸暑疏氣化濕方。開首用桑菊枳豉。杏苓翹瀉等品。服一盅。而神識遂糊。竟至狂厥一夜。幸服蘇合香丸血珀童便珠粉等。開之。達之。今已痊愈。可知產後一症。總不離乎瘀。今不通其瘀。而耗其氣。不清其魂。而歸其風。宜肝胆之虛陽。益形披猖。而衝心之敗症。猝然發動也。幸有痰濕。擋其血勢。得香卽開。不則危矣。益信夫藥苟中病。雖砒鴆無害於身。苟不中病。桑菊猶蒙其禍。蒙識微學陋。因王君之問。觸經歷之懷。不禁感慨係之。

答八十九　前人

花柳毒症。不外於濕熱混淆耳。通俗相沿之方。盡人皆知。又未有發明。今西醫用各藥之注射。雖屬有效。可一不可再。而於子嗣一門。殊有窒礙。以其傷膀胱。而耗眞陽也。夫溺道精道。同歸一竅。既出不能復入。今注射者。是反出逆入。經絡安有不傷。眞陽安有不耗者乎。先天爲人身立命之根。以意度之。豈可與外物相接觸。而況注之射之乎。況所謂毒也者。無非精與血耳。男子強忍以洩精。女子癸水已乾。玉莖放于牝戶。愈乾愈熱。愈熱而精愈不出。不知

問

其門膀胱之濕熱暗流。此精既出於道。而使留戀於竅門。及乎其洩。氣已憊矣。男子在上。氣憊則勢弱。而女子在下。陰火隨男子之氣而上蒸。陰火即壯火。壯火能食氣。氣爲火食。而濕熱與墜絡之敗精。有如蒸壺滴露。淋瀝不已。在膀胱者。爲橫痃。爲魚口。爲便毒。在玉莖者。爲馬口潰爛。爲燈籠朧燭諸疳。在少陰厥陰之絡者。爲淋爲濁。而過傷陽者。爲陽痿。遇傷陰者。爲陽強。原其治法。在一手順治。認定毒在何經。分用清肝清腎。清濕熱之方。如龍胆瀉肝。草薢分清。導赤九龍等。王道可治。若求速愈。莫如升藥底。加輕粉珠黃。此皆包醫用之。吾輩不忍爲也。蓋暫時雖愈。而終有性命之憂也。王君博通古今。必有高見在胸。蕪詞以答。冀投桃報李耳。

答

答九十　前人

王君懷普濟之心。憫疾病之苦。慨藥金之貴。悲貧窮之人。欲以犀羚相代。不至破產傾家。而可回生再造。其意固佳。其志更可欽也。考濕溫溫熱二症。葉氏雖云首先犯肺。逆入心胞。然非五六日。必不至此。倘於五六日中。得其竅要。何至神識昏迷。發蒙發厥。濕溫用芳香泄濁。倘濕重於熱。重化其濕。熱重於濕。重清其熱。則氣分之濕。有蔻朴蘇橘。杏貝喬苓。氣分之熱。有玉泉梔丹。芩連益元之類。溫熱之症。不外如吳氏之桑菊銀翹。葉氏之蘆根蔗漿。重則如玉女煎之類。有表熱者。牛蒡梔豉。裏熱重者。涼膈導赤之屬。甚至用瀉心陷胸承氣諸法。可隨手取效。惟有見犀羚珠黄之症者。十中僅全五六。苟能症不至此。最爲上着。若見此症。必用犀羚。而病家力量不能服者。則不得不用相將之藥以代之。余意濕溫溫熱。病至神識昏蒙者。非痰蒙。即熱閉。眞陰脫陽亡者。不數覯也。痰蒙用蘇合香丸。內有射香羚羊。其價亦貴。熱閉用犀羚。其值更昂。代之者。胆星菖蒲明礬鬱金。可開痰蒙。天麻一莖直上。能熄至高之風。同決明辰砂用。約之入肺達心。佐以涼膈等藥。既可熄風。又可化熱。余意可代犀羚。惟未曾試用。未知王君以爲何如。

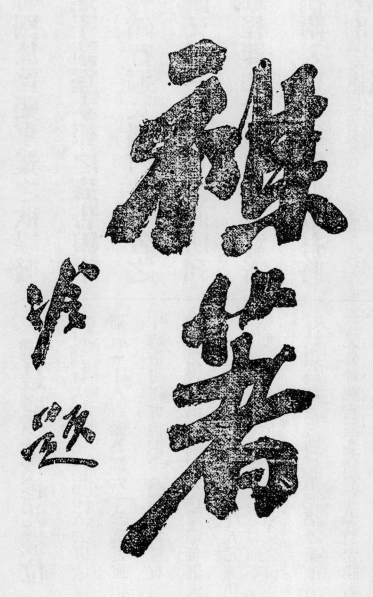

有關於醫藥事業之欲謀發達乎請登本報之廣告因本報銷行遍及國內外廣告之價又廉一查底頁裡面所列章程即知大概但請按章寄稿附入登費即當照登並將登出之報奉贈

本報廣告部白

購最廉之書趁此機位

本社刊行大增刊第一至第五共五大厚册有一千八百餘頁都六十餘萬言與報中聯訂可得專書四十八種皆爲極有價值之先賢遺稿與近人精作原定每部大洋一元外埠加郵費一角共洋五元五角亦祇收回工料近因本社謀積稿之流通亟欲周轉經濟凡倂購五册者減計實洋三元外埠郵費三角所存不過百份購者幸祈從早郵匯不通之處准用郵票代洋

紹城紹興醫藥學報社發行部啓

大便之研究

粵東黃楣蓀

飲食入胃。其渣滓由小腸入大腸。而爲糞。所以排洩積穢。使之外出。不致壅滯也。平居無病之人。大便每日一次。或二日一次。飲食有常。大便亦有常。從上口而入。下口而出。蕩滌汚垢。運行不息。若身內之溝渠焉。否則大便過多。則爲瀉泄爲濕痢矣。大便過少。則爲閉結爲燥屎矣。故大便之研究。有最關緊要者。夫大便之原質。由飲食所製造而成。其中有膏粱之分焉。有藜藿之別焉。故生在城市。與居在商埠之人。猪羊鷄鴨。魚蝦海味。不絕於口。其廣有貲財。而精求飲饌者。則蒸燒煎炒。極其烹調。海錯山診。恣其口腹。更加以每日飲酒。不少間斷。故腸胃之中。製造大便之原料。含濃厚之膏汁。至爲豐富。其質較粘。其味較臭。所以田家者流。樂購之以爲田料。因其含滋養之品至多。禾苗蔬果。得此肥養。發育生長之機。至爲快捷也。此膏粱之大便。有如此者。生在鄉村山僻之人。每日飲啖。除五谷之外。菜蔬而已。果品而已。雖間有牲體之供養。究非常用之食品。則腸胃之中。止米谷之精。無酒肉之氣。其製造大便之發源處。清淡之物質多。濃厚之物質少。消化以後。其色其味。皆屬淡薄。與膏粱者之重濁膏粘。色味俱厚者。迥然不同。此藜藿之大便。有如此者。醫者從此研究之。則知膏粱之人。病在大便。腸胃中之蓄積。較多粘膩可知。藜藿之人。病在大便。腸中之蓄積。較少粘膩可知。用藥以消之化之。攻之補之。自有得心應手之妙耳。至若大腸爲藏貯大便之具。飲食之渣滓。由小腸入大腸。其初尚未朽臭。及至大腸之後。外而空氣透入。乃始作臭。所以屁之有聲者不臭。因大腸空虛。大便之容積少。故氣激而成聲。所謂金空則鳴。正同此類。且大腸空虛。大便離糞門尚遠。空氣尚未透入。其味不臭。實由於此。更徵於屁之臭者無聲。則由於糞穢充滿。閉塞空竅。雖有氣以激之。亦力弱而不能成聲也。且其時大便已近糞門。透入空氣。所以其味較臭。更觀於所宰之牲畜。糞近糞門。始有臭味。相隔愈遠。臭味愈淡。足爲大便之臭◎由於空氣之證據耳◎至如大腸無氣◎不能輸運大便◎以出糞門◎ 又一原因◎多由年老氣弱◎下元無火◎脾胃大虧◎ 在上之壓力己微◎則在下之努力作勢◎ 亦不能如意◎以致腸內大便◎ 塡塞孔道◎下部之氣◎壅閉不通◎生出種種病候◎如此者◎苟無他病之障礙◎宜大補其氣◎元氣己足◎大腸之力自强◎卽下部之脾胃小腸膀胱諸臟◎亦賴此氣◎與大腸相扶助◎以行其輸送之權◎而大便暢通矣◎其次爲血枯陰燥◎大腸乾澁◎大便運行至此◎ 亦與之同化◎變成結硬之體而不得下行◎久而久之◎上氣日見煩悶◎ 胸腹日見喘急◎燥屎在大腸中◎攔截其下行之氣◎其患有不可勝言者◎此宜大補其血◎血足則陰液自生◎布護全體◎然後大腸得潤◎申縮自如◎不致停滯◎大便艱難之病◎卽從此解除矣◎又其次爲熱結下焦◎ 濕穢囤積◎結成燥屎◎ 積之愈久◎愈形堅硬◎ 甚且日積日多◎將大腸撐住◎致失運掉之能力◎而呆板不靈◎火毒炎炎◎上攻心肺◎至此時期◎非瀉不可◎且有屢瀉不一瀉者◎因根據之地◎盤踞己久◎ 不能不多用承氣

湯◎陷胸湯◎更衣丸諸劑◎以消火毒也◎又若寒結治法◎則宜辛溫下行◎與熱結亘別◎一有不愼◎差之毫厘◎失之千里矣◎嗚呼危哉◎此大便閉結◎如上所云◎理當研究◎更若大便下行不止◎又有瀉與痢二項◎古人五瀉之分◎有濕熱◎有濕寒◎有食積◎有脾虛◎有腎虛◎皆能致瀉◎或治以神朮散◎或治以六神丸◎或治以香砂六君附桂理中諸品◎或通因通用◎治以大小承氣◎塞因塞用◎治以檳片粟殼龍骨牡礪石榴皮之澁◎治瀉之法◎不外如是◎痢疾初起◎大半由濕熱在內◎或爲風寒所閉◎或爲飲食生冷所遏◎下部之火◎不能上升◎下降於大腸◎挾腸中之垢穢而出◎故裏急後重◎日夜二三十次◎以至百餘次◎甚者粒水不下◎噤口不食◎爲危急時期◎若非研究有素◎鮮有不臨事倉皇◎貽誤生命者◎故尋常初起之痢◎無論赤白◎以淸熱除濕◎解穢去滯爲主◎患痢已久◎脾虛下陷◎有用補中益氣之法◎虛寒下痢◎有用理中加桂之法◎一病之中◎寒熱各分◎初終亘異◎可不審哉◎吾觀瀉痢皆於大腸經過◎病勢輕重◎可驗於大腸◎大腸之

氣。冲出爲屁。故凡瀉痢者無屁。非無屁也。大腸之氣。隨大便出。下盡無餘。其口已有啓無閉。不能蓄其氣以成屁也。迨至有屁而病輕矣。然瀉痢之初愈。雖有屁亦不能作聲。則因大腸濕潤。氣薄力弱。有以致之。及至大腸乾燥。蓄氣成聲。而病全愈矣。吾人於望聞問切之外。診斷病症。則大便之色味。又當分辨。蓋大便之色。寒濕者色淡黃。虛冷者色淺白。深黃者爲濕穢。赤褐者爲熱積。黑燥者爲熱極。小兒虛冷其色白。小兒受風其色靑。此其大概也。更論其味。又有濃淡之分。大約虛寒者其味淡。實熱者其味濃。瀉痢之初。味雄烈者重。味淡薄者輕。朽腐之味屬虛。腥惡之味屬實。病症之分。可於此中徵別。唯老弱久病。便味臭穢。則不可一律診斷。因其枕席纏綿。飲食日少。製造大便之原質。甚爲缺乏。延至十日八日。始一大便。其便在大腸之時間日久。積少成多。方得下行。透入空氣之時間又久。所以臭味異常也。古書越王嘗糞。謂味苦可治。味甘難治。盡屬謬說。蓋無大便不苦之理。不過勾踐在吳王前。不敢直說。故言味苦耳。卽謂吳王病中。多服湯藥。藥味之苦。灌輸入內。亦爲事所常有。然獨不念大便之味。雄厚異常。無論何味。一經混合。莫不同化。斷無苦味之獨存耳。又或謂吳王當日。若果瀉水。苦性藥味。隨瀉而出亦未可知。病之完谷不化者。正與此類。何怪乎味苦也。余謂書固明言嘗糞。不言啜糞。爲成塊者可知。若如子言。則不用糞池。無從入口。尙何嘗糞之可言哉。大凡飲食入胃以後。消化不盡之物。不能爲血爲氣。爲精爲液。必排洩之于身外。方無壅滯之處。汗也唾也。涕也痰也。皆排洩之一端也。而與大便居于對待位者。則爲小便。一洩水液。一洩渣滓。有共同操作之責任焉。人生無病時。大小便各司其事。病作則失其故常。凡瀉泄痢疾。所以小便不利者。由于下部水濕之氣。全灌注于大腸。故其病愈劇。及病勢稍輕。始有小便。亦必于大便努力時。隨仝而出。小便不能單獨行事。短澁停滯。絕無氣力。其苦有不可勝言者。及至小便淸長。暢行無阻。能單獨行事。瀉痢之病。始全愈焉。又或因小便之時。稍一作力。大便忽然不禁。則由于大腸收縮力弱。不能緊閉其口。以遏阻之也。此大便與小便之關繫也。且夫大便之爲病也。亦已多端矣。方書言大小腸交。大便前出。小便後出。爲陰陽拂逆之兆。主以五苓散。及去濕利水之劑。而氣化自行。非若老弱之陰血乾枯。大腸燥結。便溺俱自前出。雖無別症。而氣血兩虧。亦難治療也。病人遺屎。有脾胃虛損。腸滑自遺者。有火性急迫。熱極而遺者。有脾腎兩絕。病久將死而遺者。分別治之。自不致悞。至若虛弱之人。久不大便。腹無所苦。與以滋潤藥品。積久自行。未可妄行攻下也。血痔爲最頑固之病。時發時愈。其艱苦之情形。有難言喻者。唯審其寒熱虛實。辨其表裏陰陽。自有因應咸宜之效耳。脫肛之症。有二種分別。一爲氣虛血弱。元氣下陷而脫。一爲大腸火熱。糞門腫脹而脫。一用升提。一用清熱。脫肛治法。不外如此。近日歐風東漸。來華之西人。每每月瀉數次。下部濕滯。導之外出。故腸無積穢。實有益於衛生。乃有無意識之華人。不察身體。

不顧寒熱。徒知效法西人。妄行攻下。致發生下部虛冷。命門無火。陽痿不舉。臀虧腹疼諸症。比比皆然。誠可感嘆。嗟乎獨不念西人體質。與華人異。先天已較爲强壯。且日食燒烤。熱積下焦。月瀉數次。無傷元氣。華人食品。湯水多而燒烤少。大腸已無積穢。何事於瀉。强不可瀉者而瀉之。能非大謬乎。故瀉丸瀉藥。華人偶一服之。尚無大害。至月瀉數次。效法西人。未有不害及身命者也。吾儕爲人治病。凡遇症象糢糊。莫辨虛實者。於望聞問切外。研究二便。未嘗不可助診斷之功用。而由大便致病者。原因甚多。症候不一。細心以研究之。善審症然後善用藥。其利益豈淺鮮哉。

治潮濕瘡膏奇效方

無錫謙吉堂錄

昔有善士。王君添鈺。嘗獨力施送各種膏藥而潮濕膏藥。尤爲奇效。鄙人曾與交識。因得其方。依法製備施送。凡有索者。一貼之後。未有不效。誠奇方也。爰特錄請登報。以公海內。如有好善人士。照方製送。所費無多。而其功德莫大◎試思腿足◎疼痛難忍◎竟致不能行動◎苦何堪言◎若遇有窮苦小本營生者◎害尤甚也◎鄙人行持已三十年矣◎僅此一隅之地◎未能普及◎深以爲憾◎今既登諸報端◎可期推廣◎惟是患斯疾者◎下部腿足俱多◎竟亦間有患於上部者◎却不過百之一二◎鄙人曾見腿部染患臁瘡多年者◎破爛流水◎醫治不效◎及貼此膏◎漸次見功◎竟獲全愈◎是誠可謂神效莫與比倫者矣◎錄原方於左◎

大紫草 四兩 細生地 七兩 花椒 三錢 大葱連根葉 半斤

象皮 一錢

右藥五味◎用眞坊麻油三斤◎一併下鍋◎文武炭火熬滾◎用長竹板翻藥◎熬至油黑渣枯◎過籠去渣◎再將油傾入鍋內◎然後將收膏之藥放下◎徐徐再熬◎加收膏藥用明礬末五錢◎石膏末七錢◎桃丹八兩◎鉛粉三兩◎銅綠一錢◎黃白臘各一錢五分◎放藥之後◎即須用竹板攪◎不住手◎再用蕉扇煽去油

煙◎待至藥色變黑◎卽以竹板將藥滴在水碗之中◎如已成珠◎卽是火候已到◎此時不用烈火◎卽用仿西草紙◎（每放鍋十張上下）頻頻下鍋◎浸透取起◎過一二日◎待火氣盡◎貼之者無不效驗◎以上各藥分兩數目◎本指一料而言◎如欲多辦◎每樣照加◎

又治濕痰流注方

白鳳仙花連根帶葉◎愈多愈妙◎先熬濃汁◎用缸盛之◎攤膏時◎用一茶杯鳳仙花汁◎加老葱汁一大酒杯◎水膠四兩◎三味一齊下鍋◎徐徐熬之◎以膠化爲度◎然後加以礬末四錢◎收膏以厚紙攤膏貼在患處◎無不效驗◎

此方錄自申錄◎海內不乏同志◎希翻刻廣爲傳播◎俾得普及爲幸◎

菉豆可治時行症

峯

菉豆性質淸熱解渴◎當此溽暑可畏◎流疫盛行之侯◎不得不講求衛生◎本醫院試行以來◎殊有見效◎爲此登報佈告◎無論老幼婦孺◎每日點飲一次◎另加一

搽薄荷◎則相得益彰◎誠第一便利衛生妙品　上海同濟醫院佈告

治齁病驗方

李程九

白芥子　三兩　白芷　輕粉　各三錢

共末◎薑汁調作餅◎銅錢大◎焙熱◎貼背心第三節骨上◎以熱痛難受爲妙◎輪流更換◎數次即效◎無論寒熱虛實◎鹽醬醋酒◎及痰氣結胸痰湧咳嗽等症◎均能除根◎先用鳳仙花連根葉◎煎水洗之◎後用此法更妙◎

治喉嚨腫塞水穀不下秘方

前人

用未開口新鋼剪子一把◎錯開入口內◎使病人兩邊大牙◎咬定剪子兩尖◎以艾絨團作棗核大◎置剪子軸上◎灸七次卽效◎

此鄰村婦◎今夏因風火凝滯◎喉嚨突腫◎滴水不入◎服藥敷藥◎均無效驗◎氣息奄奄◎幾瀕於危◎鄰嫗傳授此方◎云係破法◎治愈多人◎按灸法治病◎效驗最速◎此方不照穴灸治◎而灸剪軸以治病◎最易愚人◎不知剪開病人咬其兩

尖。而剪軸正應口鼻。艾氣由口鼻入竅。風火自散。腫毒卽消。出奇致勝。未嘗不可以取法也。

梅毒除根良方

餘姚明德齋主人

好冶遊者。易染梅毒。梅毒一染。遺患無窮。庸醫之徒。妄說包治。所用之藥。俱是升提。此乃一時敷衍之術。久之驅毒入骨。爲害更甚。往往所生子女。或經半載。或屆一年。必致爛死。甚可哀也。今有新得一法。患過梅毒者。所生子女。一經落地。卽用陳年黃酒七斤。燒酒半斤。（燒酒須用眞的）代水洗浴。如過夏季。可放嬰兒於地上。約一刻之久。使服地氣。若在冬季時候。則取起泥土。以紗篩篩過成粉。用花絮黏其粉土。輕撲其身體。凡取泥土。須在室中。人跡往來極多之處取之。尤所戒忌者。月內小兒。切忌以水洗浴。務祈注意。

預治臍風經驗良方

前人

此方專治小兒七日臍風◎十四日臍風◎百日臍風◎此症係胎氣所致◎方用帶子黄蜂窠一個◎（黄蜂窠各處藥店有得買）約重五六錢◎焙乾研末◎用開水吞下◎凡婦人所產子女◎每患臍風者◎則嗣後婦人受孕之後◎三個月上頭◎服一次◎六個月以內◎再服一次◎九個月之中◎又服一次◎此方確已屢試屢驗◎用敢刊傳◎

誤請先生

黄楣蓀

星洲有許某者◎開一小藥店◎平日問症發藥◎多歷年所◎尚未聞誤人生命◎在該店懸壺行道者◎則爲李某◎住店二三年◎遠近之人◎無不知該店有李先生也◎後因與許某不睦◎李某卽遷居別處◎許某見先生已去◎恐該藥店生理減少◎遂自己掛出方脈招牌◎儼然自命爲先生矣◎忽一日有葉某者◎年四十餘◎發熱頭痛◎令人往該店請李先生◎所使之人◎則不識李先生者◎第到該店◎言請先生而已◎在許某以爲吾在店懸壺◎已二三月◎彼請先生◎非我其誰◎卽令

誤請先生

來人少待。與之全往。葉某一見。心中拂然。謂彼冒認先生。然紅儀已交。人又到來。口中不敢說出。只得令他診脈。許某口若懸河。儼然華佗再世。謂該病爲風熱極重。若請他人。斷難救藥。今吾用藥。一劑發汗。病勢卽輕。二劑以後。敢包全愈。葉某爲其所愚。卽服該藥。時已黃昏後矣。蓋洋氈翕汗。八九點鐘左右。大汗淋漓。尙自起身。換過衫袴。謂侍病之人。各去安睡。吾病已輕矣。衆如其言。至次日八點。病者尙未起床。問之不答。用手摸之。死去久矣。於是病家大興問罪之師。謂彼假冒醫生。誤人生命。將藥方交出。令醫家研究。咸謂病人發熱頭疼。彼用風藥七八種。凉藥三四種。已用麻桂。又用荆防。再加以白芷川芎。表散大過。死者身體虛弱。大非所宜。然不應死得如此急速。得毋檢藥有誤。將藥渣細細翻看。又未有差錯。病家又謂彼將藥方中荆芥。寫作刑芥。字尙不識。何能識藥。若不償命。難消怨恨。後得和事老。出而講解。罰許某小金。始得了事云云。

紀事

一寒署

時令要書

濕溫時疫治療法　紹興醫學會同人編　一册二角

囊秘喉書　楊龍九先生原著張汝偉君增訂　一册三角

通俗傷寒論　俞根初先生遺稿何廉臣君校勘　四册一元六角

通俗喉科學　社友張若霞君著　一册一角

瘟痧證治要畧　社友曹炳章君編　一册三角

增訂傷暑全書　張鳳逵先生著葉子雨君增訂　二册六角

喉痧證治要略　社友曹炳章君著　一册一角

感證寶筏　吳坤安先生原著何廉臣君校勘　八册一元二角

廣溫熱論　戴北山先生原著何廉臣君重訂　六册八角

縣警所致本社主任公函

吉生先生閣下逕啓者紹城地面遼闊人烟稠密鋪戶居民每將糞缸糞厠沿路擺列相沿日久積爲慣習非特易釀疫癘抑且有礙觀瞻敝所爲保持人民健康道路交通起見迭經派警擇要取締無如城區以及附郭所列沿街糞缸糞厠多至九千七百有餘自非妥籌辦法殊不足以資實行業已擬定取締紹城糞缸糞厠辦法十條呈請

省長警務處核准在案不日布告曉諭分段取締事關公共衛生官廳務在必行誠恐無知愚民狃於習慣不免有積重難返之情生觀望不前之想自應借重就地紳商協力勸導以促進行素稔

執事熱心公益用將呈准辦法十條肅函奉達請煩先期隨時剴切勸導務使家喻戶曉早觀厥成實紉公誼耑此卽頌

日祉

紹興縣警察所啓

計函送辦法一紙

附取締紹城糞缸糞厠辦法

一本辦法專爲取締紹興城區附郭之糞缸糞厠爲保持公共衛生起見凡屬舖戶居民均應一律遵守

一本城及附郭地方無論何種街巷凡供人通行者其沿路擺列之糞缸糞厠一律遵照本所呈准之限期遷移空僻處所

一各舖戶後門沿河擺列之糞缸亦令一律遵限遷移

一各街巷應行遷移之糞缸糞厠分四期每期二十日本所督令遷移分期如左

(一)第一期　衝繁要道　(二)第二期　次要街道　(三)第三期　最要巷弄　(四)第四期　次要巷弄

前項街道巷弄由本所於出示定期飭遷時分別詳列布告

一如有經過本所限期不遵照遷去者卽由本所代其撤除並將厠主傳所按照行

政執行法科以怠金

一其非通行之屋弄所擺糞缸糞厠責令各戶主依照本所公厠式樣於一個月內改築完善並令逐日打掃清潔灑以避疫藥水不使臭氣外溢爲度若逾限不改築者則勒令遷除

一凡各街巷沿路所擺之糞缸糞厠按期遷移後由本所酌定適當地點設置公厠便所逐日責令清道夫打掃清潔灑以避疫藥水

一凡街巷空僻之處而地屬私有者其鋪戶居民願合資或獨資仿照本所公厠式樣自築公厠者應先呈由本所查勘如果地點相宜確於公共衛生無礙者得准其自築

一凡屬繁盛街巷無論公私均不得建設厠所

一各鋪戶之糞缸糞厠限令遷移後或無處所之可遷或因出料之不便得由本所招商承辦肥料公司令該公司逐日派人向各鋪戶出價挑運其價錢應照市公

平議定不得有壟斷抑勒情弊

一本辦法如有未盡事宜隨時由本所增修删改呈准行之

社友李雲年君抄示吳興縣公署致杭州醫學公會公函

逕啓者案據敝邑菱湖北柵人楊垂青訴稱竊垂青髫年就學謬列庠序迨因家人多病知醫道乃衛生之必要是以伏案有年不敢出而問世者亦自知醫之一道有奪人生命之危頻年鄉黨中來診視者日煩有徒由鄉里親族來相勸勉並以親老家貧薪水告乏聊娛高年之甘旨爲是盡友朋之勉勵在菱湖鎭懸牌行醫亦自愧素問難經乃我國醫理中之梯航平素雖研讀百篇常呼負負此非垂青矯情之語則每常內疾神明外傷請議不期於六年舊歷十月十四日鄉人徐順子有患時病者由許振德之家屬延垂青就診按脈之下投以銀翹散加減之方服後雖不見好尚未變症無如病者急欲求速於十月十七日另延陳九洲接診醫生察脈之下在

脈案上書寫被前診先生庸醫之法誤投桑皮銀花邪勢不克外達身灼不得遽化此症邪襲陽中之陰是用藥之難等語（陳方業已攝影呈案）然則照此案語明明自謂名醫蓋名醫之方必能超乎庸醫之上乃知該被告（即陳九洲）所用之藥連翹心焦山梔何以獨斥銀花復又象貝杏仁何以反對垂青方中之桑叶況且病人現症欬嗆痰出爽按之各種方書桑叶杏仁川貝是爲要藥並且此種藥性稍知醫書者莫不了解其有意侮辱者一也不但此也自命名醫之被告陳九洲又用枳殼焦白朮苦燥之藥以致病人徐順子燥氣鬱肺阻塞上焦驟變爲熱刼肺津胃液皆受其燥藥之害況且今庚冬令時氣偏燥再投以燥藥之加重當在意見之中此其自恃之悞用方藥反責人庸醫何其多見寧不自諒此公然侮辱者二也或云第一次診案特書庸醫偶一爲之尚屬可恕不期第二次診案之庸悞投銀花桑皮疹點難透身灼不克遽解憂肝風鼓動脈泛滑苔黃白咳嗽便紅症屬危險勿渺視之由是觀之則垂青確醫毫無疑義而被告之名醫可斷言也既云銀花桑皮疹點

難透何以該被告第二方中用生地麥冬柔膩之藥既知便紅反云銀花桑皮之悞然有意侮辱而何故一則曰庸醫再則曰庸醫此公然侮辱以成鉄症者三也以上三者指陳尚不足以證明該被告之行爲而病在徐順子連服該被告醫方病勢大變舉家倉皇一再而再另挽戚友向垂青道歉仍要垂青復行接續診視爲是疊進幾方病已痊愈則非桑皮銀花之悞該被告對于行醫同道在醫案上書明庸醫則其故意侮辱寧可言哉爲此黏呈垂青診方該被告攝影兩方請求察核立傳該被告陳九洲到案訊明律辦以儆奸險等情據查是項醫方究竟孰是孰非敝署未敢懸揣相應檢同原告醫方影片送請貴會查照希即評明是非尅日見復以便核辦

公誼此致

杭縣醫學研究會

具紉

社友張相臣君玉照題辭

范文正公有云不爲良相便爲良醫陸忠宣公留心於醫既已活國而又活人蓋以二公者皆有相國之責而又以醫學爲已任者也直省靑邑有張君相臣者幼得龍宮禁方三十後閱金匱秘書萬卷得醫之意上藥中藥下藥分其等察脈之眞五氣五聲五色識其徵錄衍桐君經宗炎帝亦曾三復折肱矣客秋蒙　馮大總統羅致公府任命醫官先生於公暇之餘凡有以疾告者莫不爲之審音察理俾各得其所欲以去婆心濟世堪稱下界福星妙手回春不愧萬家生佛藉藉者口碑獻頌煌煌乎國史留名夙昔得聆方言不啻倘子之遇扁鵲今者引瞻道貌竊效張良之訪赤松余生也晚師事先生幸不見棄試卽生平所得之於見聞者而略述之以表其仰慕云因爲之歌曰天行失度陰干陽何怪人人多病狂功參造化擅岐黃民命立兮國脈長昔君贈我一靑囊書中不曾傳此方自是君身有仙骨與君同遊丹元鄉

曾廣善　唐作霖謹識

和同社張若霞先生答裘會長吉生函索小照並

囑自述履歷詩原韻

僊谿胡友梅

狂瀾熟謂挽難回斯世斯民志未灰獨嘆岐黃醫國手濟時莫展逸羣才

儒醫學理不相蒙正在一爐合冶中復樂先憂師小范良醫良相本同功

鎮江袁祿野贈本社辭

嗟嗟人心不古風氣日下傷國粹之淪亡痛吾道之湮沒戊午仲春　楊君燧熙先生不棄葑菲疊寄醫報數册俗冗之餘翦燭山窗深宵兀坐反復展誦但覺金石聲宏雲霞色麗焉竊謂游夏之徒不能贊一辭因羨　醫界諸君子靡不口吐珠璣胸羅錦繡若夫著書立論學識淵源補前人所未備研求軒岐之奧旨闡發倉扁之元機誠度後學之金針亦濟世人之寶筏也深感　醫藥界諸公同具熱忱盡懷仁術若披榛以采蘭宛探驪而得珠　先聖先賢之精粹一旦賴之以保存慶人人同登乎壽域卓卓然厥功不朽當此中西醫藥競爭之世欣得衆材而支廣厦毅力維持不難權利挽回我中國醫藥振興計日而待也必矣

報價表

新報	全年	半年	一月
冊數	十二冊	六冊	一冊
定價	一元	五角半	一角

代派或一人獨定十份者八折五十份七折郵票抵洋九扣算空函恕復

舊報	一至十三期	十四至十七期	十八至四十四期	四十五至六十八期
定價	五角	三角	八角	二元

郵費	中國	日本台灣	南洋各埠
	加一成	加二成	加三成

廣告價表

等第	地位	一期	六期	十二期
特等	底面全頁	八元	四十四元	八十元
上等	社論前全頁	六元	三十三元	六十元
普通	各襯紙全頁	四元	二十二元	四十元

注意　所稱全頁即中國式之一單面外國式之一配奇如登半頁照表減半算

投函本社者注意

各處如有函件寄交本社務祈書明（紹城北海橋紹興醫藥學報社收）倘寫個人姓字郵局投遞不轉本社而無論銀洋書籍出入交涉均與本社無涉特此佈告

本社啓

本社出版醫藥書籍七十餘種皆世所罕見之孤本及名家未刊之精稿又代售各處社友手著最新醫書二十餘種定價皆廉因宗旨不爲謀利專爲流通也凡醫藥爲業者固宜爭先購閱以輸進學術於臨證治病大得裨益即普通人民購閱此種書籍稍備醫藥常識未病時得明保衛之法已病時勿爲醫藥所誤費小功宏較之購他種書籍其損益不待贅述印有書目奉送不取分文函索即寄

添聘代派

本報出版已至八十餘期無論醫界藥界即不業醫藥者亦多愿購閱因內有問答一門不啻人人之顧問有病即可函詢今爲各處來函訂閱者便利起見不拘前已設有代派處否再當廣爲聘訂凡愿担任者請示一明片即當奉約至酬勞格外從豐

紹城紹興醫藥學報社啓

中華民國郵政特准掛號認為新聞紙類

紹興醫藥學報

原九十一期戊午十一月出版

神州醫藥學會紹興分會發行

第八卷第十一號

本社發行部敬告

本報一年十二册已有十一册寄到閱者諸君矣而諸君雖多半已早惠到報費然未荷寄費者尚有數戶應請此次報到速行寄下為禱

紹興醫藥學報第八卷第十一號目次（原九十一期）

詔堂醫話 （續八十六期）（未完）越醫張魁封遺著駱季和校勘

雜著

海外醫談二則 星加坡同濟醫院醫生黄楣蓀著

答河南南陽衛生分會長張西亭君手淫病治法書

答盛澤宋賢芹弟遺精症治法幷方

紀事

上海總會來函一通

開大會通告

本年大會時提出議案如左

縣醫所令本會醫生報告診治表公函

紹興縣城鄉醫院醫生診病日報表

縣知事籌設臨時施診局公函

社友來函 平湖俞志勤

附稟稿

社論

醫須愼思明辨說

周逢儒

醫學乃助人爲業。非實業也。而人皆以爲牟利之一種。其出行醫。誤人豈淺哉。（蓋人誤解醫爲牟利之事。其於學術卽不甚深究。）夫醫與國家有密切之關係。故醫士之學術不可不博。道德心亦不可缺。診治一證。必審慮再三。然後下藥。方爲仁術。反是則一賈人也。不可名爲醫士也。今世國學凌夷。醫學亦一落千丈。苟不竭力研究以抵抗之。余恐西醫且竊笑其蒙蒙而暗中摧毀之也。然摧毀不足懼。所懼者。不切實研究耳。余聞毗陵張聿靑先生。每診一證。必審思經時。始書方案。診一重證。則深夜不寐。研究其故。嘗誡諸生曰。夫醫者須愼思明辨。確切不移。始可書方。若潦草診治。必至僨事。則名譽掃地矣。旨哉斯言也。嗚呼。若先生者。其可多得乎。余甚願全國醫士。深體此言而實行之。則中國醫學。蒸蒸日上。不保自存矣。

且醫理深奧。博學者窮年累月。尙虞所學未能深造。泛學之士。乃能一蹴而幾耶。況醫士秉生殺之權。若診治不審愼周到。稍有錯誤。卽遺害於人。今醫學不振。人皆知爲庸醫所誤。而人之爲庸醫。或因飢寒交迫。而出此策。或因營業不利。而改爲醫。一余嘗聞家人云。一鄉人窮極無聊。稍讀幾句湯頭歌訣。藥性賦。卽懸壺於市。而亦極忙。又聞有業藥材者。因生涯不佳。抄襲幾首成方。卽爲醫生云。余書至此。爲之一歎。一誤人誤國。其草菅人命。可勝誅耶。致西人謂吾國醫學紕謬。不可僂指。而吾國遂有取締醫士之舉。余望人之學醫者。勿急欲行醫。而誤人誤國也。故爲醫士者當具濟世之心。不可視爲牟利之事也可。

改訂醫學科目問題之私議

福建余禮和

我始祖黃帝作靈樞素問。探天人奧妙。啓萬世良模。卽後世西醫之新巧。雖基礎漢尼巴。而漢尼巴功深於靈素者也。近者周君伯嵒。議訂醫學科目。以解剖列首科。以針灸列十一科。則百家叢書。亦將以割症爲首乎。且古人治病。針灸所不及者。治以藥石。內經只有三方。迨伊尹著湯液。方劑始備。古人多資針灸治病者。明矣。厥後南陽仲景。醫中之聖。而金匱傷寒論。未聞解剖。神其術也。降至劉張朱李諸君。當時良

社論

醫。後學莫企而所依者。亦不外聖賢之心法而已。夫解剖明內形。而針灸明內穴。是靈素創於前。而諸賢崛起。繼其後者。勵精竭慮。反復推明。如明堂子午經。銅人圖。千金外臺。及針灸節要。針灸直指等書。所列臟腑之俞穴。經絡之循行。不知幾費苦心耳。昔人有未盡信者。於崇寧間。泗洲刑賊於市。郡守李夷行。遣名醫楊介並畫工。親剝皮膚。決募膜。曲折圖之。校之古書。無少異者。可知靈心慧眼。直等葉法善鐵鏡。實神而明之者。存乎人也。或曰。針灸治皮膚。不能治臟腑病。經云。善治者治皮毛。其次治肌膚。治五臟者。半生半死也。夫六淫傷人。莫不先皮毛肌膚。緣不善治。漸傳五臟。病入五臟。藥石倘無靈。即解剖亦難濟矣。間有賴解剖得生者。乃有形之結聚。非精血之枯竭也。或曰。針灸明於外。莫明於內。然內之不明。無研究價值耳。有諸內必形諸外。因其流可溯其源也。觀徐文伯望切孕婦曰。一男一女。宋太子欲剖驗之。文伯止之。針孕婦三陰交合谷。立產男女。朱震亨治昏仆遺溺。脈無倫次。曰此陰虛而陽暴脫也。得之病後犯酒色。詢之果爾。與灸氣海而甦。是二公望切雖神。不先以針灸。豈能呈功頌刻哉。雖然。際此醫學爭競劇場。故步自封。墨守古訓。而新理新法絕不研究。何以與西醫相抗哉。袁君桂生曰。西法可供參考之用。不可恃爲標準。實我心之所同然也。區區管見。妄參末議。當否乞裁。

前題

福建余杰三

自醫道衰。庸醫遍天下。人類之死於病者二三。死於醫者七八。而歧黃之道統幾成絕學。聲言及此。眞令人淚涔涔下矣。近以域外之醫術進。重在實驗。務於考證。著書立說。設館施醫。身價一躍而騰霄漢。中醫幾敝屣矣。自海上有醫學會之設。歧黃之道統。將絕而復續。晦而復明。不誠大快事哉。茲聞周君伯華編訂醫學科目。以解剖列首科。衆議譁然。此中或有未識周君之意者。或周君之立論亦有難與俗人道也。然以愚蒙之見。解剖學於醫道大有補益。惟醫者意也。有誠意上之功夫。故仲景爲醫中之聖。有調元贊化之功。苦以解剖列首科。爲醫學之初階。可爲醫學之究境。則不可。夫陰陽和。氣化順。則體自康。陰陽背。氣化逆。則人必病。此中玄微深奧。誠非解剖所得明也。我中國醫道獨絕千古。靈素金匱諸編。雖是聖人之遺言。亦是聖人之糟粕。先聖之眞傳實有在乎編章之外也。故得其人則傳。不得其人則不傳。據下愚所見。須從修養上立脚。科學上用功。修養卽不可無恒。當求諸已之意造詣總要深純。醫門始堪托足。近代無論中西醫士。强半以讀數卷書詡詡然曰。以某方醫某病。以某書載某疾。刻舟求劍。膠柱鼓瑟。誤藥者不知凡幾。且遇有疑難之症。或天行時氣。卽瞠目噤口。更不知所措矣。在會諸名醫。編訂醫學科。設立醫學堂。務於童蒙養正。端其本。正其源。以醫聖之心理心法。灌注入業醫者之腦海。俾家數正。而措施亦正也。溯流窮源。由堂入奧。爭上乘而不務皮毛。直解剖云乎哉。噫嘻。當此金鐵爭明時代。醫者猶欲保合太和。婆娑群類。於心有隱痛焉。

記者按。解剖學分系統解剖學。局部解剖學兩種。系統解剖學連屬有關係之臟器。解剖之。如消化器。直自口腔起。由食管胃腸以至肛門。及關於消化作用之膵臟。乳糜管。與各液汁等。而共同研究之。局部解剖學。祇取單獨之一部分

紹興醫藥學報　第八卷第十一號

解剖之。如口腔一處。但研究其近口腔者。有舌有齒。有唾液腺等。總之解剖學。即中醫之所謂內景是也。專爲明於人體之形質構造。故得爲醫學上之基礎。至於人體上之氣化功用。固別有生理學焉。不過形質構造之初。未始不本於生理而成。所謂無形生有形。記者於教授學生講義中。故敢易生理學爲前課。惟治療時之剖割。猶中醫之用刀用針。與解剖學三字。截然不同。未得併論。蓋剖割者。但對於疾患之處。而施出膿。或去腐。或取其有害物。俾早復康健之一種手術也。近因投稿之論調。難免混雜。特附識之。

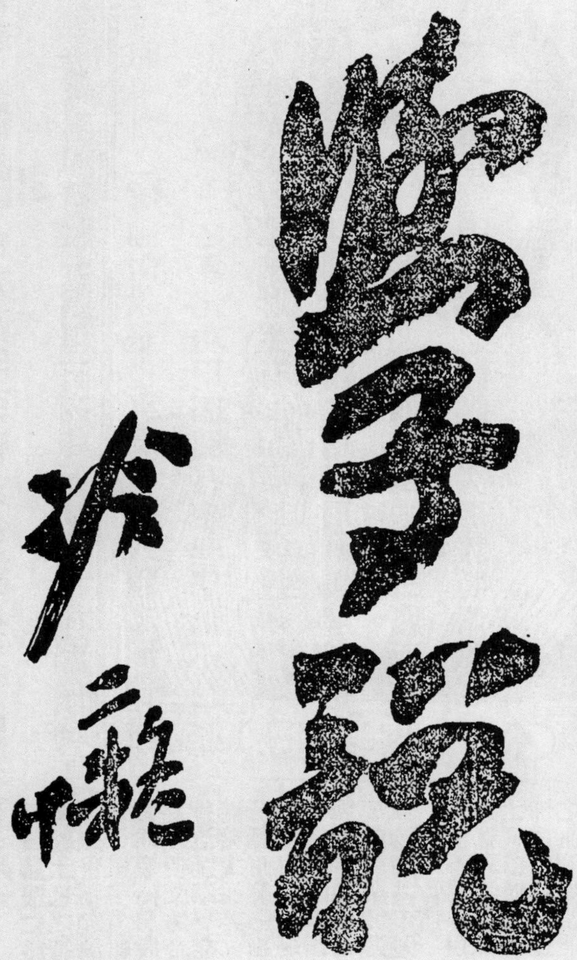
學說

適合華人體質　中華高明西醫如何述及天下馳名西藥

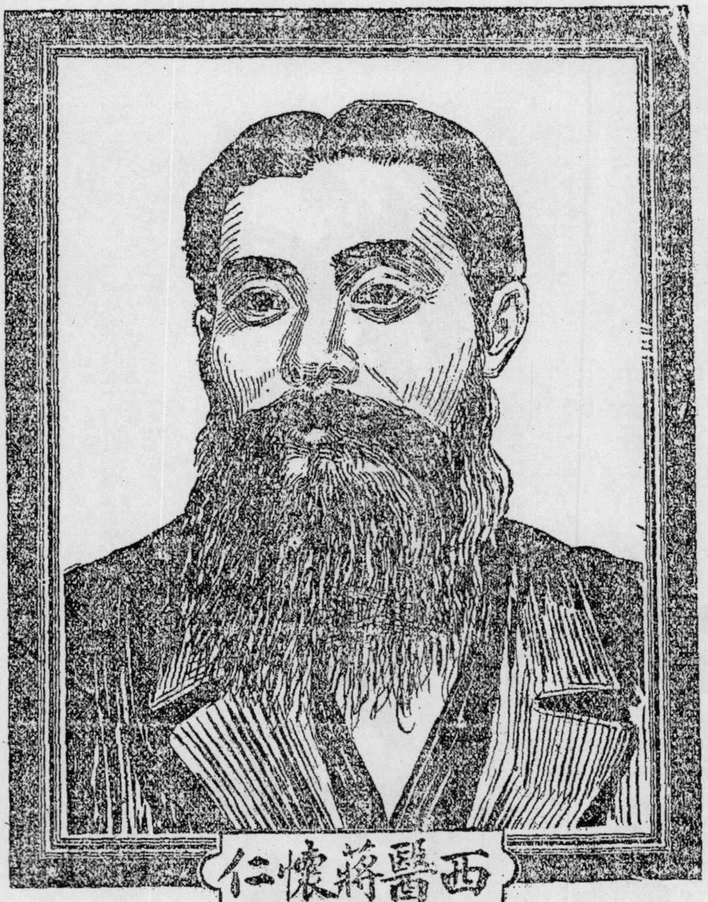

西醫蔣懷仁旅居鎮江係中國著名西醫士也才智超羣學有淵源且秉心藥善博施濟衆創設懷仁醫院於鎮江屋宇寬暢規模宏大逐日門診其爲擁擠另設華洋藥房於南首馬路以便配方合藥其行道二十餘年療治疑難各症無不得心應手也蓋蔣醫士並非直執成見嘗悉心研究各種西藥無論泰西各國各種新舊藥材有益於病者無不竭力提倡其於韋廉士大醫生紅色補丸相知巳歷十年驗得紅色補丸均係補身之要素故余於臨症之時常囑用之於就診者甚爲適用即如血薄氣衰瘋溼骨痛胃不消化以及婦女月信不調赤白帶下等症或男子精力就衰四肢無力等患余囑服韋廉士紅色補丸均稱奇效因此丸內涵補血之品適合華人體質其所滋生之血液甚富能使週身腦筋强健有力也韋廉士大醫生紅色補丸爲天下馳名補血補腦之聖藥爲西醫蔣懷仁與各處西醫所推爲無上妙品凡經售西藥者均有出售或直向上海四川路九十六號韋廉士醫生藥局函購每一瓶英洋一元五角每六瓶英洋八元郵力在內

奉送小書

如貴體違和或身體衰弱請爲來一明信片詳明病狀索取衛生小書一本閱之甚爲有益耳來片請按上列地址原班奉送可也

腹必不痛。即痛亦甚微。但覺頭目昏花。四肢倦怠。精神短少。及腰痠骨疼之類。

（治法）如下元不固。急宜補氣以固胎元。或胞中有熱。急宜清血以養胎氣。若失時不治。漏下無度。瀝盡其血。而胎必壞。或敗血湊心。致子母難保。

（方劑）

增損八物湯

西潞黨　三錢　白朮土炒　歸身酒炒　各二錢　熟地　四錢　白芍酒炒　條芩酒炒　知母　各一錢五分　川黃柏酒炒　八分　阿膠　三錢　淸炙甘草　一錢

右方加黑棗二枚。艾炭一錢。水煎。食遠服。

杜仲丸

杜仲薑汁炒。　川續斷酒洗　各二兩

右藥爲末。煑棗肉杵爲丸。每服二三十丸。米飲湯下。

景岳安胎飲

大熟地　四錢　蘄艾絨　一錢　白芍炒一錢　川芎　五分　湾炙耆　三錢

阿膠　二錢　當歸　二錢　甘草炙　八分　地楡　一錢

右方加藕節三枚。水煎食遠服。

四物加阿膠湯

熟地砂仁二分拌炒　三錢　白芍炒　一錢五分　川芎　五分　當歸　二錢

阿膠　二錢　黑山梔　三錢　側柏葉　細條芩　各一錢

右方水煎。食遠服。

加味銀苧酒

青苧　二錢　紋銀一兩　建蓮肉五錢　砂仁　七分　白稉米　一錢

右方水酒各半煎服。

止漏絕神丹

熟地炒炭　一兩　白朮炒炭　五錢　三七根炭　一錢

右藥水煎空心服。

激經

（略論）婦人受孕之後。仍復行經者。名曰激經。一曰垢胎。此體肥血盛。陰有餘而陽不足也。若陰陽俱足。必成雙胎。今不成雙胎而血足養胎。故月信來而胎不損。

（診斷）審無他證相兼。孕婦飲食如故。不須用藥。其胎長子大。能飲而經自停。若外受風邪。搏擊而見者。則仍作漏胎論。

胞阻

（略論）妊娠腹痛。名爲胞阻。其痛或上在心腹之間者。必兼食滯作痛。或下在腰腹之間者。多屬胎氣不安。若痛在少腹之間。非胞血受寒。卽停水尿難而作痛也。

（方劑）

食滯作痛　加味平胃散

陳皮 一錢 製川樸 四分 蒼朮 八分 甘草 五分 枳殼 八分 麥芽炒 一錢 嫩蘇梗 五分

右方水煎溫服。

腰腹作痛胎動下血 延胡四物湯

當歸 二錢 白芍炒 一錢 川芎 八分 生地炭 二錢 延胡索 錢半

右方水煎食前服。下血多。加阿膠一錢。艾絨四分。

停水尿難 五苓散

茯苓 三錢 澤瀉 三錢 豬苓 二錢 焦冬朮 一錢 官桂三分

右方水煎食前服。

胎上逼 卽子懸

（原因）妊娠四五月。胎氣上升。緊塞心胸。名曰子懸。此因平素痰多火盛。值君相二火養胎。內風動擾。痰火交爭。故有是症。然亦由於血燥不能潤胎。脾虛不能藏胎。

胎失所養。乃隨氣火風痰而上逼。

（症候）心腹滿脹。疼痛不可忍。喘息不得安。甚則昏暈欲絕。

（治法）解肝鬱以平內擾之風。養腎陰以制上逆之火。兼以和中化滯。降氣消痰。而胎逆自平。

（方劑）

子懸湯

沙參　丹參　歸身　白芍　各一錢　條芩　蘇葉　陳皮　砂仁　香附　各八分

右方加生薑二片。鮮葱白三個。水煎服。

紫蘇飲

紫蘇　一錢　大腹皮　二錢　陳皮　一錢　川芎　八分　當歸二錢　白芍丹參　各一錢五分　甘草　八分

右方加薑兩片。葱白三莖。蓮房一個。燒灰。水煎服。腹痛加木香四分。製香附一錢。咳嗽加炙桑皮一錢。枳殼八分。熱加黄芩一錢。竹茹錢半。嘔加砂仁三分。渴加花粉一錢。

又方

紫蘇葉　三錢　川連八分　黄芩　一錢五分　川貝母　二錢

右四味水煎溫服。此方亦名紫蘇飲。熱者宜用此。

胎不長

（原因）孕婦脾胃和。飲食健化。水穀而運。氣血則胎自漸長。若調理失宜。飲食減少。氣血虛弱。不能和營衛。化精微。養衝任。胎元內弱。所以胎不得長。過月不生。

（方劑）

當歸補血湯

當歸酒洗　五錢　黄蓍清炙　一兩　右藥水煎食遠服

黃耆湯

黃耆　二錢　麥冬二錢　白朮　茯苓　各一錢五分　陳皮　一錢　甘草炙　八分　西潞黨　一錢五分

右方加薑一片。棗二枚。水煎服。

白朮丸

白朮　黨參　當歸　熟地　各二兩　阿膠　一兩　川芎　五錢　煆牡蠣　八錢　湘蓮子　四十粒

右藥爲末。用糯米粉打糊爲丸。每服二三十丸。

鯉魚湯

鯉魚長尺許　一尾。去鱗剖洗淨煑汁。常常飲之。

腹中兒鳴

(原因)腹中兒鳴者。蓋緣兒在母腹。口含疙瘩。妊婦或舉手攀高取物。疙瘩脫出。兒口不能吮受胎乳。是以啼泣。

（治法）宜撒錢地上。令妊婦曲腰就地拾取。則疙瘩仍入兒口。啼哭自止。

孤漿

（略論）懷胎六七月。暴下斗餘水。或黃汁如膠。或如豆汁。其胎必依而墮。此非時孤漿預下。氣血皆虛。

（方劑）

黃耆糯米湯

黃耆清炙　六兩　白糯米　五合　川芎　一錢

右藥用水七升。煑取三升。分四服。日三服夜一服。

心痛

（原因）此症實由血虛。血虛則氣不宣通。清陽阻遏。濁痰邪火。得以盤踞中宮。與血相搏。故脘中作痛。似心痛實非心痛也。

問會

素君題

發行名著

隨山宇方鈔一卷爲烏程汪謝城先生曰楨所手輯所收皆有用之方先生別號荔牆蹇士爲海甯王孟英先生論醫之友王書多經先生評批人所共見獨是書皆欲覓而不可得荔牆叢書中雖附刊之乃因版毀書無流行本社主任裘君吉生知先生司鐸吾邑時曾有副刻訪求多年今果爲其嗣得原版歸社發行本國紙精印一大册定價二角不折不扣又寄售處勞要旨每部二册定價三角五分

紹城北海橋醫藥學報社啓

●天津東門南醫藥衛生淺說報廣告

本報准於陰歷十月間四十九期以後放大一倍全年報費一元半分之郵票二角四分凡早期預定者以前舊存之報奉送不取分文此啟

問

問九十二　王壽芝

縣署同仁周某◎不治之恙◎先寒熱◎繼則徒熱◎弟代治未得應手◎轉請王鄧二公◎藥味辛凉輕淡◎變下血◎舌腫而紫◎譫語◎面有藍斑之危侯◎鄧之弟來診◎說病轉機◎所開之方◎不知用何品◎比夜四肢搐搦而卒◎此等病理◎未識何解◎

答

答九十二　周小農

溫熱病傳於營血◎舌腫色紫◎又有由酒毒衝心者◎傷寒緒論云◎衝海受熱◎則逼血下行陽明症◎下血譫語◎熱入血室也◎男子亦有之◎至發斑係溫毒在胃◎襲於經絡◎血熱而瘀◎則色紫◎甚則色靑◎名藍斑◎多不治◎以其胃爛也◎廣溫熱論治法凉血解毒◎拔萃犀角地黄湯◎加金汁元明粉生錦紋川連靑子芩或十全苦寒救補湯◎若此病本屬絕症◎已竟對症用藥◎未可輕許必生耳

問九十三　王壽芝

日來天氣燥旱◎發現一種流行感冒◎初起寒熱◎或眼紅◎或頭極痛◎或咳嗽◎用辛凉合苦甘◎惟大人熱退咳止◎小孩多纒延不愈◎閱報見紹興嘉興蘇州均發時疫◎愚見此種咳嗽◎內含有爛喉痧之毒質◎小孩藏府嬌嫩◎故不易退◎未知先生所診◎有類似流行性病否◎

答九十三　周小農

不佞自舊八月下旬至今九月◎中見有類似流行之病◎是伏熱夾燥風爲患◎金氣受邪◎身熱咳嗽◎氣上逆◎嗌乾面塵◎痰濁厚韌◎夜多不寐◎間有夾血者◎鼻衄者◎若用痲杏甘膏非宜◎以旱燥已久◎且由夏令氣泄而來◎似嫌過開◎葉天士云◎春月爲病◎猶是冬令固密之餘◎秋令感傷◎恰値夏月發泄之後◎正謂此也◎鄙人所見辛凉清解◎而熱勢尋減◎轉額多冷汗◎肢厥◎似見脫竭之象◎恐其化源絕◎不得不轉固其本◎至肺金既虛◎氣不下行◎小便甚少◎神情沈迷◎亦有閉象◎所以然者◎兼伏熱晚發◎愈遲愈重◎秋燥既甚◎肺陰大傷◎其邪直犯肺

問答

金。所以有此現象。小孩甚則爲夾驚肺脹之凶證。至熱退咳戀痰多。較爲纏綿。費氏伯雄謂燥者乾也。攷其治法。宜於清潤。聿師於庚寅燥疫。有質疑之篇。大旨壯火食氣。則肺之氣傷。火爍陰津。則肺之陰傷。治法以甘寒清氣。潤燥清金爲治。張禾芬氏謂金疫多發於秋分後。有立時昏閉者。肺胃阻塞。藥不下咽。或元氣衰敗。肢冷汗厥。或津液乾涸。求汗吐下而不得。或疫毒爍陰。陡病吐瀉。隨瀉隨脫。俞根初氏謂久晴無雨。秋陽以曝。則病燥熱。香巖有云。夏熱秋燥。致病多由陰分不足。儻夾本虛。圖治綦難。惟錫地多濕。兼伏邪夾脾濕者爲多。初起身熱咳嗽。治以辛潤。如杏蒡前苑瓜瓣兜鈴葱豉。夾濕者。酌加蔻仁通草苓半之類。不宜多用。其夾濕化熱。酌加連翹滑石山梔竹葉。重者加芩連。此兼伏熱脾濕治法。如痰多靭厚。則以清滌。如蛤粉地栗汁萊菔汁梨汁竹瀝之類。見血者。酌加銀花竹茹茅根藕汁。至秋燥不夾伏暑。直清肺燥。清潤如瓜蔞南沙參知母川貝桑葉花粉之類。甚則甘寒。如參草麻仁石膏枇杷葉桑葉叭杏燕窩梨石斛阿膠之類◎如額多冷汗者◎前甘寒方中撤去桑葉石膏◎加天冬淮麥紅棗之類◎如熱邪內灼◎血分枯耗◎或酌加生地牛膝紫草赤芍玉竹人乳◎以柔肝養血◎至燥邪夾痰◎立時昏閉◎宜清潤開透◎如連翹銀花石菖蒲蘆根竹葉犀角尖◎加以製雄精◎川貝猴棗玳瑁研末另服◎小孩之熱痰內閉◎夾驚肺脹◎舊例之越婢加半夏湯◎麻黃宜慎◎少用爲佳◎加以茅蘆根兜鈴竹瀝製雄精◎以降肺熱而化燥痰◎至熱後痰咳不退◎竹葉茅葦莖枇杷葉瓜仁蟬衣兜鈴◎另用鮮薄荷雪梨萊菔地栗◎熱痰一清◎其咳自止◎鄙人在錫言錫◎以目下症情而言◎竊恐再不下雨◎險症且蠭起也◎至外埠之症勢如何◎未敢妄測◎略答一二◎乞恕草率◎

問九十四　王壽芝

家兄六旬之年◎今歲濕溫病◎二十日後◎滿口白糜◎服滋陰劑得全愈◎愈後舌右邊有一破隙◎後服補劑日小◎不意日來案牘勞神◎全舌麻木◎但知鹹辣◎不

問

知餘味◎右脈浮弦◎餘俱濡緩◎舌色淡紅◎後半有薄苔◎前半似沸湯泡過◎如有膜一層之意◎偏查方書◎無對症治法◎林仙耕氏指爲腦氣筋之氣◎不能貫注◎方用王清任活血通絡法◎未接全愈◎報告先生◎博學多能◎諒有以教我

答

答九十四　周小農

謹按經云◎心氣通於舌◎心和則舌能知五味矣◎又云◎少陰脈系於舌◎脾之絡脈系於舌旁◎肝脈系於舌本◎足太陽連舌本◎散舌下◎以勞心過度◎心氣不通◎則營滯而麻木◎卽他藏之氣◎亦形不足◎甘酸不覺◎肝脾之陰液較耗◎右脈浮弦◎非細故也◎醫統有云◎肝熱則舌木◎營血旣虛◎則風木僭也◎謹擬清養氣陰◎滋益肝脾◎兼通營絡法◎

西洋參　大麥冬　生玉竹　生山藥　金石斛　歸鬚　赤白芍　生地　杞子　茯神　生甘草　此從舌之正而着想者也　尊兄勞神過度◎大宜靜攝◎而節慾亦屬要圖◎煙酒五辛◎宜禁食也◎

又按口舌痲木。而痰涎多。或手指痲木者。久恐防中風。沈氏有止痲消痰飲方。則蠲痰息風。苓半陳皮胆星蔞仁天痲蒂蔡之類　令兄體氣腴澤何如。有痰涎否。無從懸揣。終嫌隔膜。謹陳一二以備　審擇

問答二集終

古籍選刊

醫藥學社

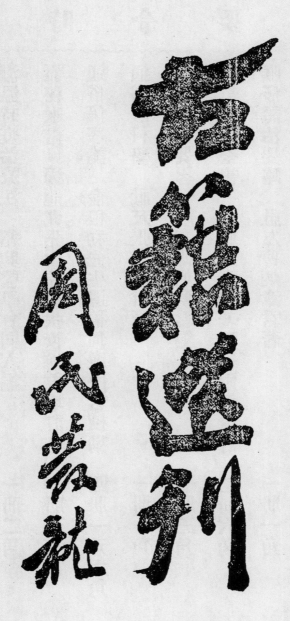

時令要書

濕溫時疫治療法　紹興醫學會同人編　一册二角

囊秘喉書　楊龍九先生原著張汝偉君增訂　一册三角

通俗傷寒論　俞根初先生遺稿何廉臣君校勘　四册一元六角

通俗喉科學　社友張若霞君著　一册一角

瘟痧證治要畧　社友曹炳章君編　一册三角

增訂傷暑全書　張鳳逵先生著葉子雨君增訂　二册六角

喉痧證治要略　社友曹炳章君著　一册一角

感證寶筏　吳坤安先生原著何廉臣君校勘　八册一元二角

廣濕熱論　戴北山先生原著何廉臣君重訂　六册八角

治受邪◎有正柴胡飲◎及一柴胡二柴胡三柴胡四柴胡五柴胡等方◎具見新方八陣◎如柴胡果能殺人◎不應奉以爲主◎而加入各經藥味◎但用不得法◎貽誤致斃◎或亦有之◎則參耆歸地◎以及本草書中常用之品◎無不皆然◎如世俗所謂桂枝下咽◎陽盛即斃◎承氣入腹◎陰盛即亡者◎又豈惟柴胡而已哉◎

咳嗽吐血◎未必成癆也◎服知柏四物之藥不止◎則癆成矣◎胸滿不快◎未必成脹也◎服山查神麯之藥不止◎則脹成矣◎氣滯膈塞◎未必成噎也◎服青皮枳殼之藥不止◎則噎成矣◎面目浮腫◎小便閉澀◎未必成水也◎服木通澤瀉之藥不止◎則水成矣◎此論本趙養葵◎確有見解◎但舍却知柏查麯青枳通瀉諸品◎從何治病◎患在無補氣藥以統領之耳◎前四症皆由正氣先虧所致◎宜以參耆薑朮之類參之◎而後治嗽治脹治噎治水之味◎得以奏功◎將所指斥者◎無不可用◎此亦治肝病者所宜知也◎

趙氏所論諸藥◎猶屬品味和平◎不甚峻厲者◎要之治病猶治民也◎用寬用猛◎

各適其宜。得宜則刑亦可稱祥。不得宜則禮樂適滋作弊。用藥猶用兵也。兵以殺賊。非以擾民。善用之則干戈實啓太平。不善用之則將帥皆堪召亂。故凡用藥。以病爲主。果所當用。卽如黃硝巴豆之導滯。莪朮三稜之破氣。甘遂大戟芫蕘商陸之行水。亦未嘗不取效如神。又當中病卽止。不可過劑。過則生災。醫者烏可以不愼諸。

專用攻瀉消導。而無補藥以制之。固有弊矣。近人喜補惡瀉。亦有遇病專用補劑。而不知治其病者。究之邪氣不除。則正氣不復。濁氣不降。則淸氣不升。勢必愈補愈傷。而其弊有不可勝言者矣。且卽如虛損症。亦各有受病之所由來。或寒或風或溫或火。其類不一。宜一一消除淸理。而後血氣和平。自能復元無恙。否卽日服參耆。非徒無益。而又害之也。

本朝葉天士治病。獨於表裡之外。必分三焦。實爲發前人所未發。肺爲上焦。脾爲中焦。肝腎爲下焦。邪在上焦。宜散宜吐。邪在中焦。宜和宜導。邪在下焦◎宜攻宜下◎蓋人之表裡◎由外而內◎如天之有緯度也◎人之三焦◎由上而下◎如天之有經度也◎一縱一橫◎交相爲用◎不可偏廢◎且風寒中人◎多從毛竅襲入◎故宜分表裡◎暑濕中人◎多從口鼻吸入◎故宜分三焦◎此尤不可不知者◎

人之一身◎陰陽而已矣◎陰陽所分◎營衛而已矣◎營衛所生◎氣血而已矣◎血屬陰◎氣屬陽◎血屬營◎氣屬衛◎人人共知◎因謂氣欲其升◎不欲其降◎血欲其降◎不欲其升◎然氣下陷◎則爲泄爲脫◎而氣上衝◎則爲喘爲呃◎血上涌◎則爲吐爲衄◎而血下泄◎則爲崩爲漏◎皆病也◎故參耆補氣◎皆取提品◎而必輔以補陰之藥◎則升中有降◎歸地補陰◎皆取潤下◎而必輔以補陽之藥◎則降中有升◎

凡用藥◎甘以和中◎苦以燥濕◎酸以收斂◎辛以發散◎鹹以軟堅◎淡以滲泄◎此正治也◎寒因寒用◎熱因熱用◎通因通用◎塞因塞用◎此從治也◎虛則補其母◎又曰◎子能令母實◎實則瀉其子◎又曰◎子能盜母氣◎因相生而兼相爲用◎此常法也◎脾病平肝◎肝病壯脾◎腎病淸心◎心病滋腎◎此隔二治法也◎肝病益

肺◎（左金湯之類）脾胃病煖腎◎或助命門火◎此隔三治法也◎神而明之◎思過半矣◎

世人以劉李朱張四家並稱◎皆以張爲仲景◎竊思仲景係西漢時人◎所立方論◎悉本素靈◎實百代醫家之祖◎豈三子所能肩隨者◎後閱陸定圃學博雜識◎謂仲景不在四家之列◎張應指張子和◎乃與東垣河間丹溪相伯仲◎其治法亦各明一義◎卓然成家◎此論甚允◎實獲我心◎因亟錄之◎

補氣藥多溫而少涼◎補血藥多涼而少溫◎此陰陽之所分也◎然肺主出氣◎腎主納氣◎氣虛之症◎有宜滋陰補腎者◎涼藥亦爲所用◎而要不得以知柏丹梔◎爲氣虛人用◎以過於寒涼◎非所以助正氣也◎陽生則陰長◎氣壯則攝血◎血虛之人◎有宜輔陽補氣者◎溫藥亦所宜用◎而要不得以硫附椒薑◎爲血少人用◎以過於溫熱◎適足以耗血也◎

人參爲扶元極品◎無論表散攻瀉皆宜用之◎故古方用參極多◎但所用人參◎出

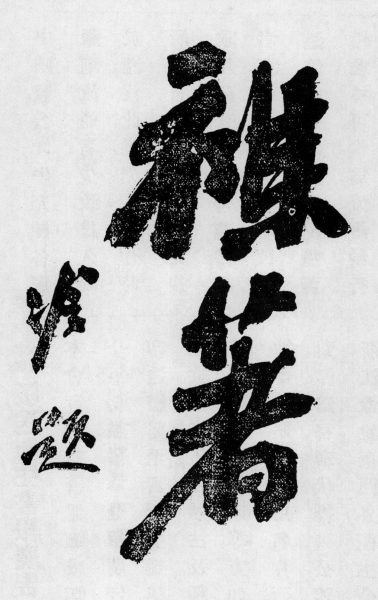

海內外藏書家鑒

中國醫書汗牛充棟各家藏刻流通者少致日久歸於湮沒此豈先人著作時所願料及耶本社竭力搜求凡藏有各種醫藥書籍者務祈開明書目卷數價錢等示知本社當出重資相求并可代爲流傳發行

紹興醫藥學報社啓

不取分文 敬送衛生書報廣告

本會實行慈善遐邇咸知今年仍照舊章登報廣告印送婦嬰至寶衛生雜誌急救良方防疫妙法及種子保胎急救難產等方如欲得此贈品只用名片函索即爲寄奉伏維 公鑒

浙江餘姚東門外衛生公會分會啓

海外醫談二則

星加坡同濟醫院醫生黃楣蓀著

神籤

戊午五月初三◎清早五點◎有李氏婦◎叩門請往診病◎云其子病重◎宜急往診◎余至其家◎見病者年十三四◎發熱昏惘◎狂言譫語◎六脈洪數◎燥渴異常◎余曰此正陽明症也◎用白虎湯加減◎自可見愈◎囑其母不必憂慮◎開方令服二劑◎後二日再當診看◎殊料事過四五日◎不來請診◎余以爲前藥無效◎另換醫生矣◎否則病勢急重◎已斃生命矣◎心中疑惑不定◎至第六日晚間◎其母蒼惶來寓◎請余往診◎云其子瀉泄無度◎終日昏睡◎面無神色◎絕不飲食◎未知倘可救藥否◎余至診看◎則六脈沉遲◎其細如絲◎而色靑白◎奄奄一息◎問之則不言不語◎似睡非睡◎余謂大瀉亡陽◎脾虛下陷◎急用回陽救急湯大劑◎令彼服之◎當晚安睡◎諸恙皆順◎明早再診◎仍用原方瀉泄卽止後用附桂理中◎調治全愈◎此原日極熱之症◎忽變極寒◎其理由深可研究◎經余詳細探問◎始知熱症變

海外醫談二則

寒。爲勢所必至。理有固然也。蓋李氏子於五月初一日。發熱頭痛。卽請一醫服藥無效。初二日早。另請一醫。服藥又無效。其母惶駭。下午往觀音處。求藥籤服食。中有桂附等味。與病相反。婦女信神。不知藥性。服神方後。至晚而大熱之症發矣。初三早。服余白虎湯加減一劑。卽能安睡。不至如前之狂燥。明日其親屬聞之。咸來看視。有送家藏猴棗者。有送熊胆者。無不一一服食。蓋氏家頗富。其親屬亦皆巨富也。更兼李氏家中。有犀角一具。衆皆言犀角可服。遂磨水代茶。再服白虎湯一劑。燥渴皆止。至初五日。已熱退身安。又兼端陽佳節。拘於俗說。不再服藥。唯磨犀角。以當茶飲。及初六日。百病俱退。唯昏昏思睡。其家以爲此番病愈。皆犀角之功效。病退思睡。亦人事之常。況犀角爲己有之物。再服何妨。於是復行磨服。不見動靜。計數日間所食諸物。無非清凉之品。初不虞其過寒也。及初七日。忽然大便暢行。合家歡喜。以爲日前大便閉結。今已暢下。病愈可知。殊料日夜七八次。大瀉不止。至初八日。已奄奄一息。大汗大喘。危在頃刻。於是急請余診。余用回陽救急。附桂理中。得治全愈。雖前藥與後藥相反。絕不遲疑。其中亦煞費苦心矣。乃其家反以爲觀音之力。謂神方已先用桂附。今果用桂附治愈。於是牲燭酒醴。往謝神力。而不審病之時期。有先後之不同。寒熱之各異也。嗚呼愚哉。

食飯

星洲地方。廣福二省人爲多。凡有外感之病。戒食粥飯。不論病症。習以爲常。有得病七八日。至十餘日。尚不敢食飯。唯食番薯以度日。嗚呼愚哉。余懸壺廿餘年。細心體察。唯時疫之症。確鑿不可食飯。往往病已漸愈。因食飯增重者。數見不鮮。其次爲發熱之病。胃火上炎。得飯食以助其燄。其勢更張。此皆不可食飯。外此百症。無有不可食飯者。卽發熱之病。七日後亦無不可食飯。蓋發熱已久。其勢已輕。雖有食飯。無礙於事。蓋飯爲每日所必需。豈有長食番薯。可以充飢者。恐反因飢火中燒增重火勢耳。至若飽悶濕滯之症以及痰

海外醫談二則

症暑症。初起之時。清餓一日二日。使腸胃中消化。而無壅塞。極爲有益。過久則非所宜。無如當世之人。一有疾病。卽將飯食。懸爲厲禁。不問病症。不知病體。不論遲久。不察寒熱。寧非大謬。吾請將其利害。一一而確鑿言之。古者后稷教民稼穡。由鮮食而艱食。自有生以來。未嘗一日離也。今其病與食飯無關。而不使之食飯。坐令腸胃消化之機。失其功用。其害一。人有疾苦。或脾胃薄弱。而不思食。或口舌乾燥而難下咽。或戒口而食齋蔬。絕無可口之物。種種原因。皆足令有病之人。粥飯難下。今更戒絕之。則必致肚腹空虛。精神困憊。於疾病外。加一層辛苦矣。其害二。人身最重要者。莫如脾胃。李東垣脾胃論一篇。千古推其卓識。今忽不令食飯。則脾胃已於無形中。受其打擊矣。其害三。平居無病之人。飲食略爲減少。則精神日見困憊。可知五穀之養補。其力至爲偉大。况當有病之時。方慮其不能食飯。今因習俗移人。能食而不使之食。則身體中受無形之損。精神上吃絕大之虧。其害四。大凡百病。氣虛血慮。常占多數。發出症候之類於外感者。亦爲不少。其淺學無識之人。誤認外感者無論矣。即能辨爲氣血虧損。宜用補劑。每每因病症之障礙。而參茸桂附。有不適於用者。唯食飯每日三餐。於無形之中。大補脾胃。而人不自覺。今誤認爲實症。而禁絕之。是何異天寒地凍之時。而褫其衣服。令彼赤身受凍也。落井下石。莫過於斯。遂使虛者愈虛。誤人至死。而諉之命數。殊不知無形之中。損失實大。其害五。有此五害。不明辨之可乎哉。大抵習俗移人。明者亦多不覺。有得病數日。偶食粥飯。頃覺不爽快者。則歸咎於食飯所致。而不知原因甚多。有他藥致誤者。有因食飯而因疑生病者。有疾病時輕時重。會逢其適者。試問病已多日。豈蕃薯雜物。可以充飢。當念日食三餐。每餐一碗二碗三碗不等。今因病而悉禁絕之。徒代以雜物。腹中何以支持乎。吾儕爲人治病。當明白開導病者。以破除其迷惑焉可矣。

答河南南陽衛生分會長張西亭君手涼病治法書

答河南南陽衛生分會長張西亭君手涼病治法書

六四　張汝偉

西亭先生惠鑒。久懷慕藺。未得瞻韓。頃接　尊示。展讀之餘。有如把晤。欣甚快甚。惟於過譏之處。慚愧莫名。　尊述手涼之症。揆厥由來。已非朝夕。海內名家。咸不能指摘確實。矧譾陋如諤者。烏能洞見癥結乎。爰就心知。以伸腷臆。惟　先生鑒之。夫人身半以上。天氣主之。身半以下。地氣主之。天氣主之爲陽。地氣主之爲陰。陰陽和則身體舒𣈱。手足溫和。若陽虛。則生外寒。陰虛。則生內熱。此寒熱陰陽之大關鍵也。而先生手指。至肩畏寒。於秋分以後。爲病之發生日期。春分以後。爲病之痊愈日期。習以爲常。已非一日。是亦大可研求也。夫秋分以後爲陽衰之令。四肢爲諸陽之本。而兩手又爲百脈之會。合乎天者爲陽。應於腑者爲胃。交秋分而手便見涼。是陽氣衰弱。胃土不能生乎。肺金溫煦之氣。於是也淡。是以微涼。及至冬令爲腎水主司。陰氣過盛。汩沒其陽。水來尅土。是以涼至肩肘。至春分漸愈。是陽氣已盛。水不能尅土◎反以助土之生長◎是以漸愈◎如遇陰晦而咯吐溫水◎逢飲酒而臂軟無力◎値龍雷火動◎而手心發熱◎是皆陽氣式微◎陰火欲冒◎濕痰入絡◎陰翳時蒙之症◎非益火之源◎不足以消陰翳◎非化痰滌飲◎不足以通絡氣◎非健土和中◎不足以養胃陽◎此三意焉◎治之機焉◎即脈之尺微關旺◎亦由於脾胃虛陽◎不能互抱其眞陰所致◎謹擬煎丸方各一◎祈試之◎庶有效焉◎囑寄拙著琉球百問◎幷以附上◎希察收爲荷◎專此佈泐順候　台安

煎劑方

竹半夏　二錢　陳胆星　一錢　炒枳殼　片薑黃　二味各錢半（合打）

川桂枝　五分　東白芍　錢半（二味合炒）　上肉桂　四分　炙甘草　五分（二味合炒）　小川芎　一錢　大杏仁　去尖打　三錢　左秦艽　錢半

雲茯苓三錢　引　二至丸　包三錢　冬虫夏草　錢半　酒炒桑枝　五錢

丸劑方

老山人參二錢　闢血片五分　雲茯苓五兩　首烏藤三兩　綿黃耆二兩

上於朮三兩（土炒）　竹半夏二兩　賴園紅二兩　川桂枝一兩　奎白芍（炒）一兩五錢　粉當歸（酒炒）一兩五錢　白芥子一兩五錢　眞川貝三兩

海風藤三兩　炙黑甘草一兩　厚杜仲三兩

右藥研末。另用龜鹿二仙膏四兩。梁溪二泉膠四兩。眞好陳紹酒一斤。燉烊。和藥末搗爛爲丸。每於時午服三錢。臨臥服三錢。冬至後始服。至立春服好。

答盛澤宋賢芹弟遺精症治法并方

宋君寧波人。經營綢業。在盛澤永盛號。因伊弟幼年犯手淫之症。遂致精關滑脫。旬日之中。必遺五六次。多至七八次。十三歲起。今年二十五歲。已歷十二年之久。骨瘦如柴。中西藥遍服無效。來函問治。余乃按病書方於後。

遺精有年。勢成滑脫。腰膝酸楚無力。面瘦神呆。雖犯手淫。究竟下焦濕熱未能遽清。鄙意固攝之中。宜交心腎。而清濕熱。懸擬方。呈高明正之。

鹽水炒粉萆薢三錢　人乳炙淮山藥三錢　硃砂拌雲茯苓三錢　鹽水炒菟絲子三錢　酸棗仁三錢　遠志肉錢半（同打）　南北沙參各三錢　秋石水炒川黃柏錢半　生苡米三錢　鹽水炒潼沙苑錢半　甘草水炙黑大豆四錢　厚杜仲鹽水炒三錢　帶心湘蓮肉（拍）七粒　龜鹿二仙膠（包）五錢爲引

按服前方之後。大效卓著。有函來謝。惟於半月之後。又遺一次。再求施一常服之方。於是復定下方。

投清濕熱交心腎法。顯係相火失位。君火不明。所謂熱獸炭之盈爐。而不能代燭光之照者也。拙意用孔聖枕中丹。合三才封髓二方之法。加減成方。合丸藥服之亦可。

答盛澤朱賢芹弟遺精症治法幷方

答盛澤宋賢芹弟遺精症治法幷方 六八

青黛拌天冬 一兩五錢 硃砂拌雲茯神 三兩 鹽水炒丹皮 一兩五錢 辰砂拌麥冬 一兩五錢 硃砂拌雲茯苓 三兩 潼沙苑 一兩五錢 細生地炭 三兩 鹽水炒菟絲子 三兩 南北沙參 各三兩 秋石水炒黑元參 三兩 敗龜板 三兩 春砂仁 一兩(同打)金毛狗脊三兩(去毛炙)川續斷 鹽水炒 厚杜仲 三兩

加威喜丸三兩 炒苡米三兩 右藥研細末。用水法丸。每日服三錢。用湘蓮肉七粒。大紅棗二個。煎湯送下。

醫藥雜著五集終

記事

一寒署

上海總會來函一通

開大會通告

敬啓者竊本會成立以來瞬逾五稔際遇時艱愧尠成績然曾經兩次請願欲創立學堂醫院凡所規畫實關根本今幸賴熱心同志之力學校業已成立醫院亦正在着手籌辦數年來本會所懷抱之目的之希望至今日始獲覩其萌芽諒亦爲海內外同志所樂觀厥成者也惟對於此後若何而謀基礎之永固若何而能遍及於各省問題正多諸待公决蓋非集思而廣益難期措施之適當爰乘照章更選職員之際特開大會公同討論務祈四方同志屆時戾止各杼偉見共策進行醫藥前途實深利賴會期細則附列於后耑此順頌

日祉　　　　　　　　　　　神州醫藥總會啓

一開會期陽歷十一月十七號(卽陰歷十月十四日二時)

一會場卽在新閘麥根路新橋堍二十二號洋房本會內

一各分支會派代表來滬須具正式公函
一外埠各分支會代表及會員到滬膳宿費由本會供給(以五天爲限)
一各會員應照章將常年費繳納庶編名册時可列入
本年大會時提出議案如左
一修正教科書辦法
二各分支會保送學生之辦法
三建築費經常費籌畫辦法
四組織總會職員辦法
各分支會有未能派代表莅會者務將以上議案先爲議決寄呈本會以便會議時採集意見

縣警所令本會醫生報告診治表公函

逕啓者近日紹地時疫流行死亡相繼自應設法防止以保健康究竟是項疫症情

形若何敝所因未設有衛生醫務專員調查諸多不便除另製調查疫症死亡表令發各派出所警佐查報外所有是項疫症流行情形以及治療方法各醫院各醫生每日診斷定必知之有素現由敝所製定醫院醫生診病日報表式分函各醫院各醫生按日將所診病症依表塡報送所以便查核除分函外茲將表式函送

貴醫生察收希卽於函到之日起查照辦理爲盼此致

醫生裘吉生君

紹興縣警察所啓

計送表式一紙

紹興縣城鄉醫院/生診病日報表　月　日第　號

類別／姓名	年齡	住址	男女	病症	病狀	治法	附記

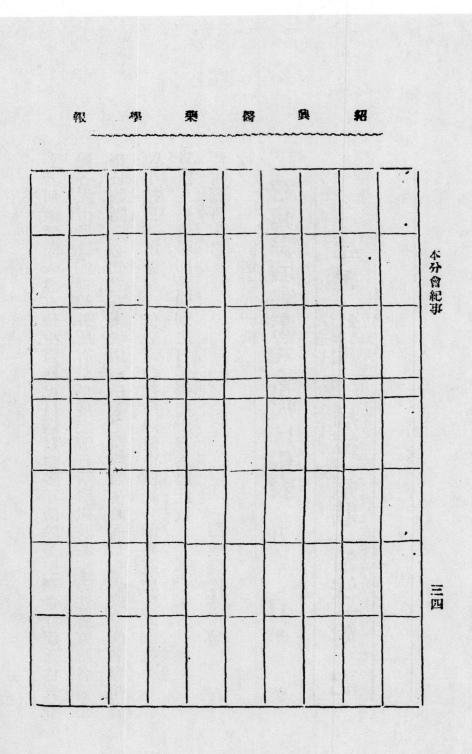

備考

中華民國七年　月　日

縣知事籌設臨時施診局公函

吉生先生大鑒逕啓者近來天時不正時病流行擬在本城先設中西醫臨時施診局各一處籍資療治夙仰

先生廣譽流傳經驗宏富擬由縣敦請擔任施診事務茲定於夏正九月二十七日
下午二時駕臨敝署茶話藉商一切想
先生善與同人當仁不讓必勿稍吝
玉趾也此請
台安並盼
速駕　王嘉曾啓

按同時收到是項公函者計　何廉臣君　陳越樵君　包月湖君　胡東皋君
錢少堂君　徐仙槎君　楊厚齋君　楊哲庵君　高愼生君

社友來函

平湖俞志勤

醫界諸同志鑒民生不幸天災橫行吾浙近來各處因天時不正致疫癘大作竟有蔓延難遏之勢幸我醫界諸同志同心捍衛得以稍抗其勢惟顧我內地醫界既無聯合之團體又乏聲氣之相應一遇時疫流行仍不過方成一紙其效驗不問也其

死亡不知也盡一己診治之外並不知以防疫爲維何一任其自起而自滅不圖補救雖在上者無提倡之人然爲醫者豈可不貢所知以備當道之採擇是以鄙人不揣翦陋聊效寒蟬之鳴謹於月之六日上杭州警察廳一稟茲將原文附錄於後在防疫之道雖創自西人然應世界潮流豈宜固守若必在通商之地經外人之高聲疾呼而後欲顧主權始勉强出而敷衍則能不爲外人所竊笑乎鄙人今發此議雖能否爲在上者所採納尚未可必但未識在我醫界諸同志以爲然乎否乎

附稟稿

稟爲疫癘蔓延呈請設法防止事竊民生疫癘政府本任預防而疾病傳來醫士豈能坐視伏查近來吾浙各處時症流行蔓延日盛甚至有棺木爲之賣罄者其死亡之衆言之可爲寒心惟吾國向來人民之死亡並無表册致不能明確其數且加以吾國人之痲痺聾聵雖同處一方之内而死亡枕藉者亦若不知有其事事卽有知者亦惟禱於天地禳於鬼神徒滋擾擾無補預防於事安有濟哉至於此症是否爲

疫雖未可確指然其傳染之速死亡之衆則其病菌之毒爲疫之癘亦可概見一班矣查東西各國每遇時疫流行必設法爲之防堵其傳染及預籌治療之方法近時吾國雖亦有仿行者然必在通商之地經外人之高聲疾呼方始注意而防疫事情又皆委之西醫在中醫既無督責之人又無統系之處使惟知盡一己診治之習慣者仍一承其舊但服藥後之證變現狀既無檢查報告則其治法或有不善者亦必覆轍相循誤人而不能自悟當今疾病之多不治者未始不半由乎此也故苟不亟事檢查則哀我黎民必既罹劇疫之災又遭醫治之誤此則本醫生不得不爲民請命者也然則維何曰惟有設法籌立地方防疫醫院率合地方醫生責成其查察報告不得坐視因循放棄其職而使墨守者改良之不善者研究之如此則庶幾民生之疾苦或除而癘疫之傳來可止如蒙不棄而下納芻蕘則當另行繕呈防疫醫院之組織法及率合地方醫生責成其查察報告等法以呈鈞座仰憑採擇而期實行

添聘代派

報價表

新報	全年	半年	一月
冊數	十二冊	六冊	一冊
定價	一元	五角半	一角

代派或一人獨定十份者八折五十份七折郵票抵洋九扣算空函恕復

舊報	一至十三期	十四至十七期	十八至四十四期	四十五至六十八期
定價	五角	三角	八角	二元

郵費	中國	日本台灣	南洋各埠
	加一成	加二成	加三成

廣告價表

等第	地位	一期	六期	十二期
特等	底面全頁	八元	四十四元	八十元
上等	社論前全頁	六元	三十三元	六十元
普通	各襯紙全頁	四元	二十二元	四十元
注意	所稱全頁即中國式之一單面外國式之一配奇如登半頁照表減半算			

投函本社者注意

各處如有函件寄交本社務祈書明（紹城北海橋紹興醫藥學報社收）倘寫個人姓字郵局投遞不轉本社而無論銀洋書籍出入交涉均與本社無涉特此佈告

本社啓

中華民國郵政特准掛號認爲新聞紙類

原九十二期戊午十二月出版

紹興醫藥學報

神州醫藥學會紹興分會發行

第八卷　第十二號

酬勞

本社因各代派處爲推廣本報銷行不遺餘力特於每年終凡代銷最多數一名與次多數二名必將各處贈本社書籍轉贈之以酬勞今年贈品不多本社特自備出版書籍奉贈

計開

南京包農輔君代派十九份爲最多數

贈周氏集驗方易簡方合刋十部

處州何九齡君代派十六份爲次多數

住日本施鶴鳴君代派十五份爲次多數

各贈隨山宇方鈔十部

紹興醫藥學報社發行部啓

醫藥叢書第二集已經出版

計六種

一　李冠仙知醫必辨全　四角

二　市隱廬醫學雜著全　三角

三　莫枚士研經言卷二　二角

四　羅謙甫治驗案卷下　三角

五　吳鞠通醫案卷二　三角

六　惜分陰軒醫案卷二　三角

全集定價壹元六角

（外埠均加郵力一成）

紹興醫藥學報社總發行

●各處大書坊均有寄售

本社特告

一本社自七卷十二號報端宣佈信誓凡每年十二冊按陽曆每月二十號出版不誤期日一年以來踐行不爽現已出至九十二期信用昭然自九卷一號起仍當確定每月二十號爲出版期以慰閱者之望

一閱者諸君因多年定閱以爲本社必按年接寄往往於十二號報收到後不再函訂致本社不敢續奉數月後函來補定乃已出之報不能一時再版補送此次報到後務希惠函重訂

一定報必請將報資洋一元郵力洋一角二分一同郵滙方可發報如不通郵滙之處須以五厘或一分之郵票代之

一各代派處繳欵仍照舊章惟定報份數亦祈於本號報到後卽行訂定本社以便九卷一號之報可先期寄上

注意緊要廣告

本社爲推廣報紙銷行起見凡直接向本社函訂第九卷全年者特加贈品定章列下

一凡在九卷一號未出報以前寄足報郵各費預向本社直接定報一份者贈値洋三角之囊秘喉書一冊定報二份者贈値洋四角之醫學問答一冊又値洋三角之醫藥論文一冊定報三份者贈値洋一元二角之通俗傷寒論三冊

一定報三份以上者照三份加算除三份內規定之贈品外餘准以本社出版書籍任便擇贈（寄售書籍不在此例）

一代派處按期繳價另算折扣者不在此例凡願照此辦理亦但請預定時付足不折不扣報郵各費亦可照贈

寄售玉歷良方

本書爲大昭汪君所輯經驗良方取便賤驗三字而採收以濟世經昭文俞君復輯續錄分科增入越數年俞君又續補之每方更加以注期選用者無誤初版爲仁和金肖農先生校刻轉至吾越而蟲蝕鼠嚙損毀已極經本社裘吉生君備價購得將家藏初印者校勘補刻完全出版由本社發行每部四册定價大洋四角外埠加郵力一成

本社發行部啓

醫藥叢書第一集再版亦出

計六種

一　莫枚士研經言卷一　二角
二　周氏驗方合刋全　四角
三　羅謙甫治驗案卷上　四角
四　吳鞠通醫案卷一　四角
五　惜分陰軒醫案卷一　三角
六　重刻唐氏人參考　一角

全集定價壹元六角

（外埠均加郵力一成）

紹興醫藥學報社總發行

●各處大書坊均有寄售

流通醫藥書籍有限公司招股簡章

一　本公司定額一千股每股五元

一　股本自一股或數股任人認附惟一人不得獨認至五百股以上

一　代招股本在原股額內不定限制

一　家藏醫藥書籍亦可計價附股惟須先寄頭本商定價目

一　正股一千之外另備紅股二百股凡一人代招上十股或自認十股以上者得贈紅股一股上百股者得贈紅股二十股百股以上照百股推計

一　正股官息每年一分自公司正式成立以收股欵之次日算起付給

一　紅股得以一律分給盈餘

一　無論正股紅股一經收到卽掣暫行股單爲執一俟股足呈部立案憑單核給正式股票

一　公司詳章均俟股東照部頒章程公定

一　公司辦理人亦均由股東中公推公舉

一　公司未正式成立之前由發起人擔任義務辦理一切

一　公司現已出書多種銷行甚廣皆由發起人墊欵辦理以期速於進行進行事略已在醫報上報告十二次其發達可知

一　公司本爲紹興醫藥學報社同人發起現在籌辦事務所卽附設社內凡寄欵通信概寄社中可也

一　無論自認代招其欵皆可由郵局匯兌如無郵滙之處得以將（五厘至三分爲止）之郵票掛號封寄抵銀滙費寄費當由公司聽認

發起人　常熟張汝偉
　　　　紹興裘吉生同訂

研究中藥之要書

規定藥品之商榷	一册	三角
草藥圖攷	一册	四角
藥物學集說	一册	二角

又參攷書

醫藥論文初集	三册	八角
醫藥學說	二册	二角
醫藥雜著	三册	五角
塔涯軒醫藥漫錄	一册	三角

吾人生存於世上爲親長下爲子弟中及於已當無不謀一身之健康然必略知衞生方法並醫葯常識方克臻此至於衞生方法之入門與醫葯常識之輸進莫善於費洋一元一角二分由郵局匯寄或購五釐或一分郵花一百十二分封寄（紹興城中醫葯學報社）定紹興醫藥學報一份可得一年十二期按月不誤能到之醫報無異聚全國醫師之良者月月任吾人衞生之顧問因報中有問病一門答者皆各省之國手也其報現已出至九十二期信用昭然且又刊行醫藥書籍百數種以醫藥爲業者購讀之獲益更多印有書目贈送欲索者但用明信片一張原班即見寄上

紹興城中紹興醫藥學報社啓

紹興醫藥學報第八卷第十二號目次（原九十二期）

雜著

證治叢談

論痢疾症之不宜用丸藥　華醫王潤霖
讀鄭君振德論中風症之原委及其治法（附原文）廣東陳伯豪
內傷外感源異流同論　儀徵時逸人
人身之病應乎四時二十四節氣中節次感受之病宜如何分別施治並論其寒熱之變　常熟張汝偉
時疫秋燥療治問答　古黔王壽芝
豬肉病　紹興施惠康

醫藥雜著六集

與楊嘉祿問症研究書并附錄臨證醫案　常熟張汝偉
幼科庸醫曹仲容不驗方案　古黔王壽芝
醫學叢書第二集序　鎮江袁桂生

紀事

楊厚載君來函及本分會致魯君函

社論

醫藥論文四集

醫藥學報社同人著　紹興裘吉生編輯

辯保存中國舊醫學不宜墨守一說論

時逸人

昨日恭讀神州醫學會紹興分會。九十期月報中。首篇載有周逢儒先生保存中國舊醫學不宜墨守一說。說中（一論）保存醫學宜恃實力。（二論）保存之說。宜開新醫士思想。（三論）當採東西醫學之所長以光大中國之舊學。（四論）中國醫學無可亡之理。種種議論。出人意表。於保存中國舊醫學之道。可作模範。可作典型。正未可妄加訾議也。然僕竊有疑焉。

中國舊醫學。以本經內經爲宗。神農以氣味陰陽。五行生尅。辨明藥性。而治百病。是爲本經。黃帝則講夫經絡臟腑之原。內傷外感之異。天時運氣之理。及制方之意。針

辯保存中國舊醫學不宜墨守一說論　二

灸之用。是爲內經。然其中講針灸雜法爲多。而方藥尙少。至伊尹而有湯液治病之法。迨扁鵲倉公而湯藥之用漸廣。及漢張仲景先生出。著傷寒雜病論。專以方藥爲治。遂爲千古用方之祖。然其方俱本神農黃帝之精義。皆歷聖相傳之方。仲景不過集其成耳。此四書者。實中國舊醫學之根本也。自此以後。執方治病。而醫風從此一變矣。至唐孫思邈王燾輩出。其論病未嘗不依內經。而不無雜以後世之臆說。其立方未嘗不遵仲景。而不無雜以近代之偏言。其用藥。雖知本經而兼取雜方單方及通治之品。故一方中藥品。有多至數十味者。其中對症者固多。不對症者亦復不少。大抵專重在藥。而古聖人制方之精義不傳。棄藥治病之風。由茲而起。此醫道中之又一大變也。若陳無擇許叔微朱奉議輩。不過草澤一家之言。與事無補。迨元代張潔古之流。專重於藥。遂成一議藥不議病之世界。劉河間李東垣朱丹溪張子和四家。則承其波而揚其流。且各有所偏。而以一隅自守。此皆不足道也。至若薛立齋趙養葵張景岳輩。專溫補。舍病論藥。其亂尤甚。及至前清。醫界分爲二派。張隱庵高士宗喻嘉言徐靈胎輩。拘於古派者也。葉天士吳鞠通王孟英輩。趨於時派者也。醫書愈多而醫道愈晦。予故曰中國舊醫學。除本經內經傷寒雜病論而外。皆屬左道之旁門耳。醫者不知趨向而誤入岐途。各偏其所偏。則病者前途。尙何堪設想。此生靈所以夭札而無可挽回者也。豈祗利權外溢已哉。僕用是痛心疾首。懷整頓中國舊醫學之思想。已非一日。今觀周君所說。故不能無言焉。

夫中國醫學。不患其不精。特患其煩多而無當。不患其不全。特患其臆杜以混淆。追原其始。皆緣人立一說。各是其是。所以臆言杜撰。雜書汗牛充棟。後世之書愈多。古聖之道愈晦。今特爲保存之法曰。

一(宜定宗主也) 論用藥之道。以本經爲宗主。論病源之理。運氣之道。以內經爲宗主。論治病之法。立方之義。以傷寒雜病論爲宗主。

一(宜知趨向也) 晉唐宋元明清諸家之書。可備參考。而不可奉爲典型。可資比例。而不可依爲規則。當胸有定見。而後自具隻眼。觀其循經合道者取之。離經叛道者去之。

一(宜明變通也) 內經等書專言氣化。而註家絕少實驗。故註言非支離。卽穿鑿。縱有暗合之處。不過千慮一得。當於東西醫書中細胞黴菌微生蟲等類可以證明經旨者。當變通而取之。

一(宜合時勢也) 溯源靈素。問道長沙。參用晉唐宋元明淸諸家之論。兼引西人之說。博通乎古。融會乎今。能盡用中醫諸法。以之治病。已游刃有餘矣。

總之保存中國舊醫學之道。宜墨守本經內經傷寒雜病論等書。參合晉唐宋元明淸諸家之論。及西人之說。乃其餘事也。今爲保存中國舊醫學。有二禁忌。曰、(一不可開新醫士之思想) 開則人立一說。各私其私。各是其是。蹈前代諸醫之覆轍。以先聖遺法。棄如土苴矣。而左道旁門。頓生出千溪萬徑。其流害不知依於胡底也。(一不宜參行西術) 中華俗子。類皆厭故喜新。一經參用西術。則耳目爲之一新。日趨於西術。中國醫學。勢必無人過問矣。余故曰中國醫學雖無可亡之理。若既開新醫士思想。又參行西術。則其亡必矣。然其亡也。非西人亡之也。實自亡自耳。可不辯哉。僕因周君之說。頓感素懷。故不忍緘默焉。想周君而心存乎濟世者。當亦不致以僕言爲河漢也。

論歷代醫書各有所偏

時逸人

天下無一偏之病。而後無一偏之藥。則無一偏之醫。亦無一偏之醫書矣。故凡醫書者。皆歷代一偏之醫所作也。然非醫偏也。因病偏也。亦非病偏也。實緣天時有春溫夏熱之不同。五運六氣之迭轉。地氣有南北燥濕之各異。陰晴風雨之不侔。人類有老少壯弱之等別。高粱藜藿之殊途。若欲求其概一也。烏乎可哉。故歷代諸家之書。自後人觀之。皆覺其偏。而不知其爲當時制宜耳。卽如以金元四大家而論。劉河間恪守苦寒。李東垣例行溫燥。戴人輒投吐下。丹溪法重滋陰。在管見觀之。必謂其各執一偏。各以一隅自守。在明眼者觀之。必謂其各有所宜。各有所當耳。惟知其各有所當。則知其所立方論。皆爲當時一偏之病而設。非爲後世普通治療法也。降此而下。如趙養葵張景岳之功專溫補葉天士吳鞠通之法取輕靈。徐靈胎陳修園之泥古。王孟英唐容川之趨時亦皆各有所當不過作維時補偏弊之計。非足為萬世準繩也。乃後人誤認其意。以為前代名家自可依據。於是僅誦一家之言。而不求博覽。遂致入主出奴互相訾詆。紛紛擾擾。醫業中釀成各守黨派之世界。言熱者擯寒宗潤者遺燥。未辨病源。先存藥見。其治愈者。惟賴病合藥耳。不然則莫可云何矣。豈非生民之厄運耶。故不才有大胆一言。敢為　諸君忠告曰。歷代各家之醫書。可備參考。而不可奉為典型。可資研究。而不可依為規則。神而明之。變而通之。活法在人耳。未審

高明以為何如。尚希有以教我。是幸。

李士材醫宗必讀有云。使學者但熟此帙。已無遺用。不必復事他求。普明子醫學心悟。有此書不偏之語。故作者有所感而言云。

著者附記

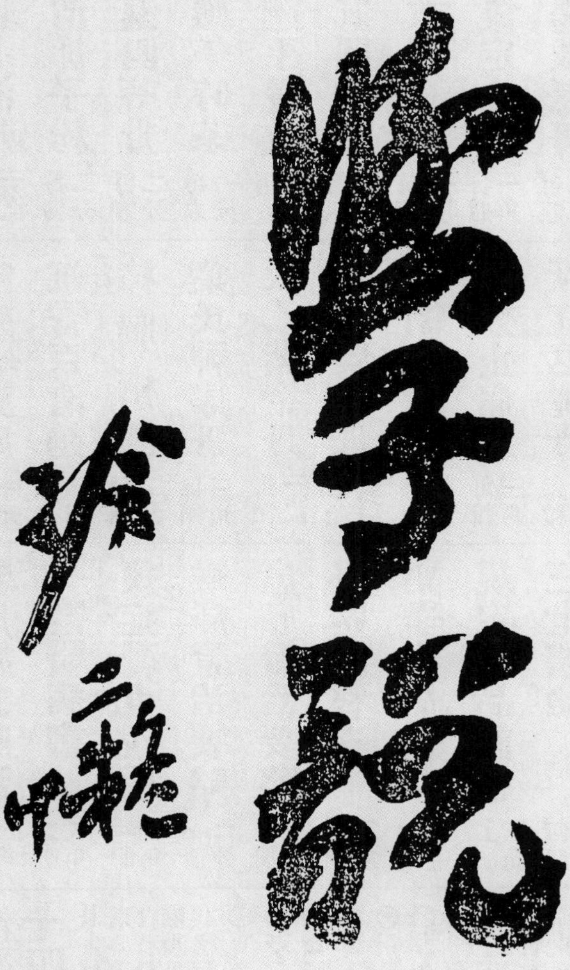
學說

（治法）祛痰降濁。以清中宮。養血平肝。以順胎氣。

（方劑）

苓附化痰湯

茯苓　三錢　製香附　一錢五分　黑山梔　二錢　廣鬱金原打　一錢　橘紅鹽水炒　八分　川楝子　二錢　山查肉　一錢

右方水煎食遠服。

蘄艾煎

艾葉鹽水炒　三錢　小茴香　四分　川楝子　二錢

右三味水煎溫服。

歸桂枝湯

川桂枝蜜炙　八分　白芍酒炒　一錢　歸身酒炒　二錢　甘草清炙　八分

淨白蜜　一瓢沖　川椒泡　二分

右方水煎。溫服。

腰痛

(原因)腰痛由於腎虛。固不待言。而婦人腰間有帶脈一條。以司約束。今帶脈空虛。不能約束其胎。故腰痛如墜。

(治法)宜補帶而兼補腎。

(方劑)

固帶保胎湯

白朮土炒　一錢　歸身酒炒　二錢　杜仲炒斷絲　三錢　川斷　二錢　大熟地　三錢　麥冬　枸杞子　各一錢　青苧　絲瓜藤　各三錢

右方加桃肉二枚。水煎服。

杞子當歸湯

甘杞子　三錢　當歸酒炒　三錢　小茴香　五分　茯神　三錢　川斷　杜

仲　各二錢　核桃肉三個　羊腎一對

右方水煎食前服。

腰痛神效丸

猪腰　一對　青鹽五錢

右方先將猪腰去心凈入青鹽於中。焙乾。研末和丸服。

臟燥

（原因）由血少不足蔭胎。血熱不能潤胎。胎火熾盛。臟陰受灼。致有此症。

（症狀）時而怒駡。時而哭泣。悲傷哀痛。若有鬼神憑依而行動操作。仍一如其常。

（治法）宜清潤滋養。切忌誤認痰迷。而用溫燥辛竄之品。

（方劑）

甘麥大棗湯

甘草　二兩　小麥　一升　大棗　十枚

右藥用水六升　煎三升　分三服或加池藕一兩同煎服

竹茹湯

西洋參　麥冬　茯苓　炙草　各一錢　小麥　一合　青竹茹　一團

右方加薑三片。棗五枚。水煎。食後服。

清燥湯

當歸　白芍　各二錢　蔞仁　靑子芩　各一錢五分　鮮生地　麥冬　各二錢　松子仁　麻子仁　各三錢

右方河水煎。入白蜜一瓢。服大便燥結宜此方。

吐血

(原因)受孕之後。過食椒薑熱物。五志之火內燔。胎氣不安。血亦隨之而上溢。

(症候)心悶胸滿。腰酸脇痛。咳嗽嘔噦。煩燥不寧。

(治法)清營熱以止血。養胃氣以安胎。

（方劑）

加減逍遙散

歸身水炒 一錢五分 東白薇 三錢 靑子芩 一錢 生甘草 八分 黑山梔 三錢 池菊花 二錢 冬桑葉 一錢

右方加白茅根一握。竹葉廿四片。水煎服。肝經熱用此方。

黃芩淸肺飲

枯條芩 二錢 馬兜鈴 一錢 生甘草 八分 貝母天冬 各二錢 杏仁 三錢 茯苓 一錢 竹茹 錢半

右方加鮮枇杷葉三錢去毛凈水煎食後服肺中有火用此方

加味淸胃散

知母 麥冬 各三錢 靑子芩 一錢 鮮生地 鮮石斛 各四錢 黑山梔 一錢 天花粉 二錢 側柏炭 三錢

右方水煎。加生藕汁一杯冲服。胃熱用此方。

加味地黃湯

細生地　三錢　淮山藥　三錢　山萸肉　一錢　澤瀉　茯苓　各二錢　地骨皮　釵石斛　麥冬　各三錢

右方煎成。加清童便一杯服。腎虛有火用此方。

生地阿膠湯

生地炭　三錢　阿膠　龜膠　各二錢　元參　三錢　女貞子　三錢　白芍炒　一錢二分　茯苓　二錢

右方煎成。入童便一杯服。陰虛衝氣上逆用此方。

加減安胎飲

淡條芩　一錢五分　白朮　八分　歸身　一錢　細生地　三錢　生白芍一錢　生甘草　八分　麥冬　三錢

右方加竹葉七片。荷葉蒂三枚。水煎服。胎熱用此方。

跌扑傷胎

（略論）孕婦體質強壯。胎元堅固。偶有損傷。移時輒安。惟血氣素虧。略受跌扑。胎便不安。或轉瞬卽墮。或多方調治。卒致無功。故有孕在身。起居動作。最宜謹愼。

（症候）或腰腹齊痛。或下血不止。甚則胎從上竄。悶絕欲死。

（治法）既經跌扑。其血必瘀。故治此症者。於補血活血之中。必兼調氣化瘀之法。庶瘀散而胎自安。若胎已損傷者。不治。

（方劑）

救損安胎湯

當歸酒洗　五錢　白芍酒炒　一錢五分　生地酒炒　五錢　白朮土炒　二錢　甘草炙　西黨參　各一錢　蘇木搗碎　三錢　乳香去油　沒藥去油　各一錢

右方水煎服。服後宜安臥片時。

安胎參蘇飲

台參鬚 蘄艾 川芎 各三分 當歸 一錢 細條芩 生白朮 各一錢
陳皮 紫蘇 生甘草 各四分 阿膠一錢

右方水煎。空心服。有外感加葱白四寸。腹痛減蘄艾。加砂仁四分。

腹痛作瀉

（原因）此症有冷痛熱痛二因。冷痛者。或多食生冷。或坐臥濕地。寒氣客於胞中。並及大腸。遂致痛瀉。熱痛者。平日喜啖椒薑熱物。內火素盛。腸中之火。與胞中之火。互相搏激。便成痛瀉。二者致病各殊。而傷脾則一。

（症候）腹中拘急。臍下疼痛。大便清滑。胎氣重滯。此爲冷瀉之候。發熱口渴。小便短數。瀉出臭穢。腹如雷鳴。胎氣上逆。此爲熱瀉之候。

（治法）始宜定痛止瀉。痛瀉既止。即宜扶脾陽。培中土。惟恐胎前未愈。延及產後。致脾腎虛寒而成終身之瀉利。

(方劑)

安胎和氣飲

訶子麪煨　二錢　白朮土炒　一錢　廣皮　八分　白芍炒　一錢　木香煨　四分　泡薑炭　四分　甘草炙　五分　茯苓　一錢

右方加陳米一撮包。水煎服。屬寒者用此方。

安胎清氣飲

白茯苓　三錢　木豬苓　二錢　靑子芩　一錢　川連酒炒　五分　廣皮　一錢　澤瀉　二錢　大腹皮　錢半　嫩蘇梗　四分

右方加絲瓜絡二錢。水煎服。屬熱者用此方。

四君子加烏梅白芍湯

黨參　八分　白朮米炒　一錢　茯苓　三錢　廣皮　一錢　白芍酒炒　錢

半　烏梅肉　一個。

右方水煎食前服無邪者用此方。

附錄

十月胎形

一月如露珠。二月如桃花。三月分男女。四月形象具。五月骨節成。六月毛髮生。七月動右手。八月動左手。九月三轉身。十月滿足生。

分經養胎

一月名胚胎足厥陰肝經養之。二月名始膏足少陽胆經養之。三月名始胎手厥陰心包絡養之四月始受水精以成血脈。手少陽三焦養之五月始受火精以成氣。足太陰脾經養之。六月始受金精以成筋。足陽明胃經養之。七月始受木精以成骨。手太陰肺經養之。八月始受土精以成膚革。手陽明大腸經養之。九月始受石精以成毛髮。足少陰腎經養之。十月五臟六腑關節皆備。氣化卽能產矣。

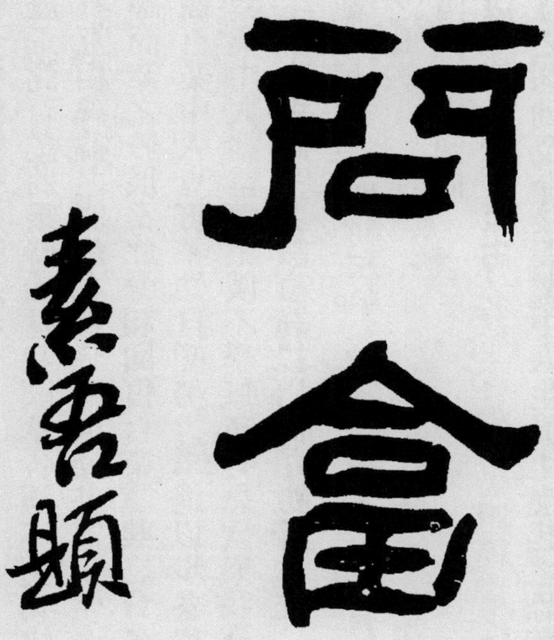
問會

徵求振興中國藥業之意見書

歐戰終結各國農工商百業將乘時勇進我國承各國不棄爲協商國中之一員實因我國與各國有互相裨益之關係在蓋我國天產甚富可供各國工廠之取求人數衆多可助各國商業之發展當此平和回復百業重興之會各與國既力謀乘時進取我國農工商百業中人豈可不知自愛努力求進以步各與國之後而增進世界之光榮哉僕藥業中人請言藥業僕不學無文有急欲與我全國同業及邦人君子中關心此事諸公共相研究者數事謹提出問題數條如左

一年來中國藥業不振之概況

二中藥與西藥之比較

三社會對於中西藥物之傾向

四中國藥物所以一蹶不振之原由

五中國藥物本位之搖動及今後藥業中人生計上應起之恐慌

六對於中國藥業根本救濟之要着（此條最重要提出各種方法尤爲歡迎）

如荷海內同志慨賜　教言或各條都有發揮或擇要指示均極歡迎謹當擇要公布藉謀實進以求我國藥物之進步

提議者藥業一分子周慮白

通訊轉紹興醫藥學報社

醫藥問答三集

問答積帙日多前號遂以二集告終俾便專訂單本惟同人囿於聞見限於學識致問案未答者不少還望海內學家不吝珠玉而垂教焉

問九十五　古黟王壽芝

我國醫藥。俱屬天產。有鮮有乾。鮮者藥力强。治疾易愈。乾者氣味散。療病少功。如藿香。佩蘭。紫蘇。青蒿。各色鮮花。蓄蘊一種馥郁香氣。鼻觀嗅之。各有不同。此種香質。有輔助臟腑。刼滅鼻官吸入炭濁毒氣。胃口納入食品毒汁。不知有法提取其香質。如檀香油丁香油或如芳香丁幾等用瓶盛。以備醫家臨床之用。勝於藥鋪或乾而霉。或碎壞而香氣已散者多矣。

問九十六

內地藥鋪。用木甑蒸各花露。色清如水。略含各花香味。恐療病力薄。今秋錫地發生秋燥。流行咳嗽。闔戶沿門。藥鋪售一種肺露。廣告說得天花亂墜。

鄙人小女等亦患秋燥咳嗽。購來服之。連服三四日。全無效驗。每肺露一兩。售錢四十文。訪之他人同病者服之亦然。鄙人親造該藥鋪訪問。據用藥二十幾味。內有麻黃。紫苑。象貝。半夏。杏仁。廣皮。生地等藥。用木甑蒸汽水。嘗之僅有杏仁氣味微苦。色澄淸水如水。想他藥性質凝重。不隨蒸汽上升。故治病有名無實。如仿日本舍利別劑。越幾斯劑製造法治病。或比各露要勝一籌。理想如斯。不知可否

問九十七

錫地姙娠分娩後。大家小戶。俱煎益母草湯飲。每煎量數。或數兩。或半斤。臨盆後飲益母草十幾斤者甚多。其習俗認爲補品。賫食雞子。或嬰兒洗澡均用之。我邑則不然。分娩後每日吃赤砂糖水三次。每次三四兩。參以極淡酒水。約飲一禮拜。每日俱淡食薄粥。或用黑芝麻同米磨羹食。訪之他處習俗。有分娩後。即飲雞湯及雞子。各處不同。如方言之各別。莫可究詰。分娩後飲

食調養將息。以何者最爲得中。食品以何者爲宜。錫地益母草飲如許之多。於臟腑受納。有無損益。乞
社長賜敎。

問答

問九十八　　時逸人

敬啓者。去歲八月間。舍弟年僅六齡。偶患時症夾食。適鄙人外出。舍間卽延伍醫。用發散消導之藥。服後汗出熱退。以爲病愈矣。而次早卽形勢昏沉。面色如睡。家父母以爲爲藥所誤。遂改延兒科專家孫謹臣者。伊云。此是結胸。乃用苦辛開降法。以四磨合半夏瀉心湯。與服。服後則大渴引飲。飲入則吐。呼吸短促。鼻孔乾燥。身絕無汗。小便極多。舌苔滿白。紋色靑紫。脈象浮滑等症。鄙人疑是邪阻淸道。（此病名出陳修園醫學實在易書中）擬用麻杏石湯未果。而家父母已延本地兒科老醫唐少珍矣。伊云。此是時邪閉陷。逆傳心胞。用紫雪丹。以石菖蒲汁白蘿蔔汁生薑汁等。兌服。接進數次。毫無效驗。而次

早遂死矣◎今歲九月間◎此病敝處大行◎而小兒尤甚◎相繼死者◎五十餘人◎鄙人目擊心傷◎而無法挽救◎因特函致　貴會◎諸道長前◎想必有以教我也◎

問九十九　施惠康

平水張永興飯鋪女媼◎年逾三旬◎舊秋身抱嗆咳◎便溏◎吐衄◎幾延月日◎胃納漸衰◎邀惠診斷◎決其胎孕◎血不養胎◎胎熱炎熾◎　血逆妄行◎宜用順氣安胎◎清熱和營◎服後吐衄兼除◎惟泄瀉依然不解◎咳嗽仍屬依然◎　親鄰主張更醫◎病家渾難自主◎改延陶某◎治作時邪伏暑◎每次一方◎每方兩劑◎續診四五次◎病益增劇◎復邀惠診◎已至重危◎思維再三◎無法挽救◎覆後忽作腹痛◎似產而下◎穩婆伸手摸之◎外有筋膜包裹◎驗之若腐◎聞之腥穢◎下後停七八句鐘◎一命逝世◎究不知胎孕之霉爛◎抑不知何物之腐敗◎惠寡聞疎才◎索解不得◎　故特登明醫報◎乞希

高明學士◎賜教是幸◎

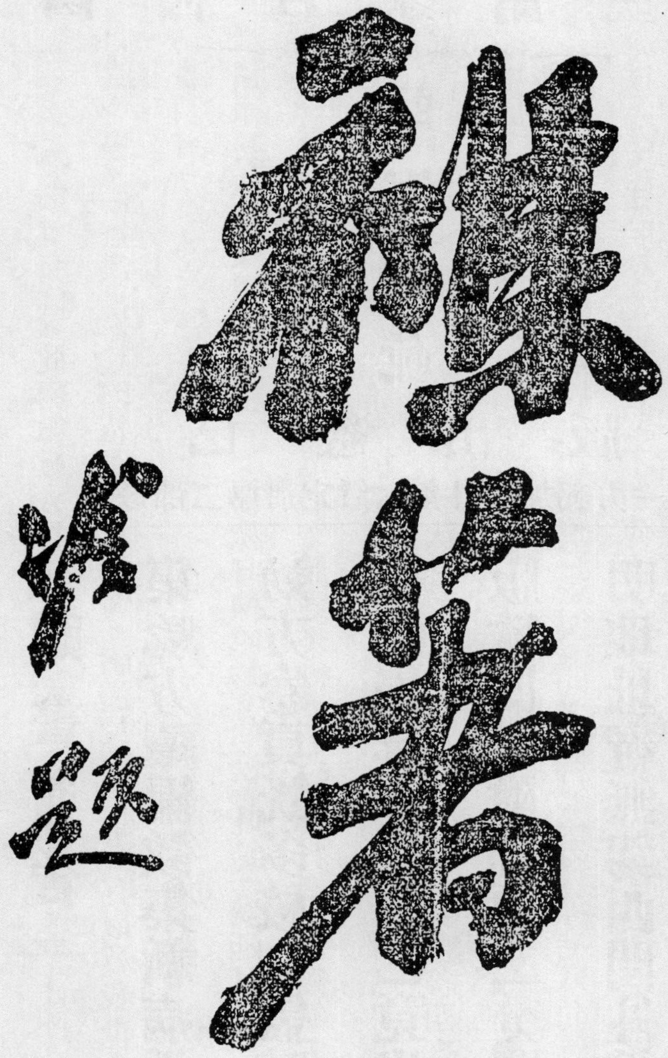

國醫百家第三種

薛案辨疏

已經出版

每部二厚册定價六角外埠加郵力一成

贈書通告

集驗方續編徵集新病近効方卷頁既多校刋需時先輯集驗方撮要已竟出版欲閱者附郵票二分開明地址寄無錫西門外棉花巷周小農即行寄奉

證治叢談

醫藥學報社同人著　紹興裘吉生編輯

論痢疾症之不宜概用丸藥

華醫王潤霖稿

竊嘗察四時之病◎以夏秋爲最多◎夏秋之病◎以瘧痢爲尤多◎瘧病之治◎ 西法皆用金鷄納以都截之◎中法則分門別類◎辨晰毫芒◎似較西法爲完備◎吾無間矣◎獨於痢疾一症◎吾華醫不能革除舊習◎變化出新◎ 致有不問病情之輕重◎而執用現成之丸藥治之◎雖至致死而不任其咎◎千方一轍◎莫敢或變◎一若非此則不能盡其治者◎比比然也◎夫患痢疾者◎且不論其有寒熱虛實之異◎而爲一種腸胃呆滯◎消化不良症◎固已中西共認者也◎古人又稱滯下◎亦可顧名而思義矣◎爲之治者◎既知病由腸胃呆滯而來◎宜如何使之活動通暢◎安可再執堅硬難化之品投之◎而蹈益病之譏乎◎或曰◎否◎子言過矣◎ 夫痢下病之用丸劑◎先哲立法於前◎後人用之◎效輒不爽◎且檳榔丸也◎香連丸也◎皆所以去其

滯。而救腸胃活動者也。如子之言。非近於欺人。卽類乎一筆抹殺。而予之斤斤以爲不可者。偏在彼。不在此。顧普通治痢丸劑。其用料中。未嘗無一二攻伐之物。可以廓淸痢垢。而認爲對病之良劑者。獨惜乎肆中丸藥。皆泛成在平時。或年深月久。舊料不用完。卽不肯配新料。且封置瓶罐而恐其受潮也。更塡之以石灰。逾時既久。將丸中之原汁。吸收殆盡。而只賸其枯竭之渣滓。臨時需用。鮮有不徒服渣滓而益腸胃之滯以僨事者哉。予故曰。治痢疾之丸劑。惟七液丹爲最可取。亦以其新鮮而猶存原汁耳。其他諸丸。與其循名失實。不若改用湯劑之爲直捷了當也。錄登貴報。未識　海內同道。有表同情否。

讀鄭君振德論中風之原委及其治法　陳伯豪

嗟夫。吾國醫道之不可問也亦已久矣。眞詮失傳。人逞臆說。徒快其私。而置民命於不顧。余甚悲之。願與海內有志之士。互相考證。以求古法復著於世。而謬妄者無所售其欺。昨讀鄭君此論。不禁於我心有戚戚焉。因就原文。略加辨正。以問於世。幷使世之患是病者。不致盲從。以喪其生。或於斯道不無小補歟。

(偏枯一證古名中風)偏枯一證。數見於靈樞素問。非近今始有此名。(總由土濕陽衰氣虛血滯以致脈枯筋萎)此竟取之玉楸。而欠明了。爲甚不將玉楸下文全抄來(氣虛不能行血而血滯血滯不能和氣而風生)何以血滯不能和氣而風生。殊多語病。(滯者即成偏枯)前謂氣虛血滯。此獨謂滯者卽成偏枯。何前後不符如此(枯者如草木無液而焦萎偏者血不流通而不能左宜右有也)看他分釋偏枯二字。且先說枯而後說偏。虛滯偏枯。逐字解釋。越欲明白。而越糾纏。(夫近日物理家言冷熱空氣相激盪而成風人身小天地也陰血如冷空氣之偏虛)冷空氣偏虛。是物理家何人說過。(故欲吸收陽氣之熱氣)陽氣之下。接以之熱氣三字。想陽氣分爲冷熱二種。故加此三字以識別之耶。一發奇絕。(陽氣衰不受血吸因而相吸)血有吸力。氣亦有吸力。發前人所未發。(血隨氣偏）氣因何而偏。（震動肝之筋膜）意謂肝風藏也。一震肝膜。卽變爲風耶。（是故變氣爲風亦卽變震爲巽之義）又引易來了。有何意味。（成風之理天人揆一）揆一二字。簡得可笑（是故古人名爲中風中者內字之義耳古今來皆訛讀爲去聲）此乃張君之說。曾發登紹興醫報。余久欲闢之。不圖鄭又掠之以爲已美也。內經云。風中五臟六腑之俞。又云各入其門戶所中則爲偏風。明明邪從外來。故有是說。鄭君尙得讀此中字爲平聲耶。（旣是外中之風何以是證初病不見發熱惡寒耶）夫傳經之邪。客於肌腠之間。毛孔開發。邪氣欲入而未入。故惡寒。毛孔闔閉。肌腠之邪欲出而不出。故發熱。若直中之邪。有直入臟腑之勢與邪之客在肌腠者。判若天淵。安有一定發熱惡寒之外候哉。（又何以治是證者皆用祛風之藥而反耗血不愈耶）仲景侯氏黑散。亦用祛風之藥。不知誤了若干人（蓋猶血涸不能上滋腦筋氣虛不能運轉神經致腦筋與神經偶有不相接續故作暈亂而仆矣）又引生理學來。原非所知開口便錯。夫神經之名。吾國舊譯爲腦氣筋。專司知覺運動。人身凡毛甲而外。無不被神經所周佈。今以神經與腦筋分而爲二。殊屬荒謬（至於二便常遺語音不明人事似童似痴皆由血竭氣虛觀夫小兒氣血未充之時可知也）中風之證。既云血虛氣滯矣。又云大便不行。是血少不潤。氣虛不能傳送矣。今又謂二便常遺。何也。夫小便不禁。此證極多。大便常遺。則絕少也。其所以小便不禁者。因腎經受邪。失其開闔之機也。音語不明者因心脾受邪。致舌强不能語也。似童似癡。神經失其常性也。小兒初與世接。一無所知。亦固其宜。而乃以中風爲比。謂爲氣血未充所致。彼强不知以爲知者。必自以爲氣血過人萬萬矣。至於所製之方。自誇其妙不可及。且引振德醫案以爲證。此將何以取信於人人哉。况此方乃就王清任中風門中補陽還五湯原方另加數味而已。自謂獨得之秘。不知識者已笑其後矣。總之。病有臟腑之不同。人有老壯之殊異。萬無固執一方統治百變而不誤者。至謂小兒之驚風。獨大人之中風。竟欲以此方兼治小兒驚風之病。其流毒將安窮哉。末云。哀彼下泉之人。念我同門之友。二語乃玉楸一片婆心。不料鄭君亦能抄來。夫玉楸於此二語之下。接作天人解句。鄭君乃接以幸勿輕視斯法斯治云云。豈不可笑。對上同道之友句。尚說得去。至下泉之人。鄭君欲其重視斯法。照方服食。以回其生耶。嗟嗟。鄭君。可以休矣。

附鄭君原文

偏枯一證。古名中風。究其病源。總由土濕陽衰。氣虛血滯。以致脈枯筋痿。蓋氣血爲生命贍養之本。筋脈爲運動功用之機。若夫氣虛不能行血而血滯。血滯不能和氣而風生。氣燥相煽。筋脈不利。虛者日益其虛竭。滯者卽成爲偏枯。枯者如草木之無液而焦萎。偏者血不流通。而不能左宜右有也。夫近日物理家言冷熱空氣。相激盪而成風。人身小天地也。陰血如冷空氣之偏虛。故欲吸收陽氣之熱氣。陽氣衰不受血吸。因而相吸。血隨氣偏。震蕩肝之筋膜。是故變氣爲風。亦卽變震爲巽之義。成風之理。天人揆一。是以古人名爲中風。中者。內字之義耳。古今來皆訛讀爲去聲。陳修園又解爲如矢石之中人。試問既是外中之風。何以是證初病。不見發熱惡寒耶。又何以治是證者。皆用祛風之方藥。而反耗血不愈耶。古人有知。亦當啞然。本醫士一悟至此。不禁大聲疾呼。此一中字。悞讀悞解。害盡天下蒼生。風動火作。痰閉熱成。又有悞用陰寒之味。以壞正增病。曷勝浩歎哉。至於此證。是因病致仆。非因仆致病。蓋猶血涸不能上滋腦筋。氣虛不能運轉神經。以致腦筋與神經。偶有不相接續。故作暈亂而仆矣。則常眩暈將仆者。是證之起點也。口角流涎。非痰也。乃是氣虛不能攝固其津液。以使津氣逆礙流溢也。大便不行。亦是血少不潤。氣虛不能傳送也。口眼歪斜。血隨氣偏。理固然也。至於二便常遺。音語不明。人事似童似癡。皆由血竭氣虛。觀夫小兒氣血未充之時。各事可知也。故宜用黃耆四兩以補氣。俾氣足血通。筋膜潤平。而內風不生矣。况耆爲補氣之長。故名耆。其性善通而不塞。其味平淡而不烈◎助以桃仁紅花川芎赤芍歸尾◎諸多行血之藥◎使氣足生血◎血能流行周身而不偏也◎加首烏交陰陽之爻象以熄風◎巴戟以溫斂其肝腎◎絲瓜絡地龍靈仙桂枝◎通脈絡而不滯◎附子以振興其坎陽◎此等方陣◎乃探源之治法◎廟算之精微◎其奏效之妙◎又昭昭可考也◎（見予振德醫案）迨夫小兒之驚風◎亦猶大人之中風◎奈兒科不明病源◎其專科之書◎尤皆用治痰治風之方◎壞其元氣◎絕人嗣息◎罪不勝誅◎其名爲醫◎更爲可笑◎哀彼下泉之人◎念我同道之友◎幸勿輕視斯論斯法◎使彼老年人少却一番苦楚耳◎

內傷外感源異流同論

時逸人

外感者◎感風寒暑濕燥火◎六氣之病也◎內傷者◎傷喜怒憂思悲恐驚◎七情之病也◎二者之分◎前輩論之詳矣◎蓋外感者◎自外而入◎內傷者◎自內而出◎幾微之別◎毫厘千里◎然亦有當分者◎有不當分者◎有雖分之◎而不得盡分者◎此不可不別也◎夫內傷由於臟腑之神志◎外感起於軀殼之經絡◎此視而可見◎言

而可知◎所謂當分者也◎設外感而入於臟腑◎則神志亦病◎內傷而出於軀殼◎則經絡亦病◎且在內氣血既病◎而在外之榮衛◎未有不受病者◎在外之榮衛既病◎而在內氣血◎亦未有不受病者◎其理如此◎所謂不當分也◎更有外感而兼內傷◎內傷而兼外感◎如風伏肝陽◎兼病肺熱◎且素腎虛◎則外而寒熱咳嗽◎上而眩冒咯血◎下而遺精漏泄◎諸症幷作矣◎將以外感目之耶◎抑將以內傷目之耶◎此所謂雖分之而不能盡分者也◎嗚呼◎內傷外感◎源雖異而流則同◎可不辨哉◎世醫治病◎必先分內傷外感◎何其不明此理耶◎愚故聊具芻言◎謹申鄙論◎敢以質之

高明焉◎

人身之病應乎四時二十四節氣中節次感受之病宜如何分別施治並論其寒熱之變　　張汝偉

去冬甌海道道尹黃慶瀾設立官醫局於道尹公署出題考試甄別等次幷

給訓辭謬讀之餘深有感近今政界中之能留心醫學昌明國粹鼓勵醫學士之精神者正如鳳毛麟角黃君留心若是良可欽佩惜關山阻隔不能越俎謹將黃君之題除第一題未曾身歷其境不將懸擬外餘均不辭謭陋敷陳其說以博　黃君一燦并以待海內高明之士有以教我也則幸甚矣

汝偉附白

人爲一小天。天氣之流行。與吾人之呼吸。微息相應。是以寒暑溫涼。各得其時。生長收藏。盡其妙用。人得天時之和。氣血調。精神足。四肢百骸均安適。不知節令雖有常數而不移。氣候竟無定刻而或遷。古先聖賢。知天人相一之奧理。造曆令以定天干地支。自甲子始。迄癸亥止。每六十日爲甲子一周。每歲一周。分六甲子。每一甲子。分四節。四六二十四節。而大要則以冬至一陽生。夏至一陰生。爲一歲中陰陽之大關鍵也。然冬至陽生之後。復有小寒大寒。陽愈潛伏而外愈寒。夏至陰生之後。復有大暑小暑。陽愈顯露則內愈寒。

否極則泰◎剝極則復◎自然之理也◎是以君子固密◎愼藏其精◎而冬不傷寒◎偶或未至而至◎至而不至◎至而不去◎至而太過◎卽爲天時之失常◎ 人因之而得病者◎爲節次感受之病◎卽所謂四時之病也◎內經曰◎春善病鼽衄◎ 仲夏善病胸脇◎長夏善病洞泄寒中◎秋善病風瘧◎冬善病痺厥◎ 此四時之病◎惟仲夏卽三四月之交◎爲土令主司◎又曰◎四季之交◎各十八日◎爲脾胃主司◎是以喻氏嘉言◎有鑒於此◎將內經之冬傷於寒◎春必病溫◎春傷於風◎夏生飧泄◎夏傷於暑◎秋必痎瘧◎秋傷於濕◎冬生咳嗽◎ 改爲春傷於風◎夏傷於暑◎長夏傷於濕◎秋傷於燥◎冬傷於寒◎以五氣配五運◎自覺妥洽◎然猶言其常◎未言其變◎更有逆春氣則傷肝◎夏爲寒變◎治宜疏肝◎不可用連桂理中◎逆秋氣則傷肺◎ 而冬爲飧泄◎治宜解肌◎不可用剛燥礙脾◎逆冬氣則傷腎◎春爲痿厥◎ 治宜滋養培補◎不可用治痰疏風◎此所謂母病及子◎而治當從母◎故治四時之病◎◎必先明四時之氣◎◎察其從所勝來者◎◎從所不勝來者◎◎分明賊邪微邪◎◎隔二隔三之

治。則了無遺蘊矣。雖然。天氣若此。地氣亦異。西北風高土燥。每多傷寒。東南濱海卑濕。每多溫熱。風俗之不同。臨病人問所便。此之謂也。譬之發熱惡寒。頭項强痛。發於冬月者。即傷寒之太陽症也。若不惡寒而有汗。發於春間。即爲溫病。傷寒宜麻黃以發表。溫病用桂枝以解肌。若三四月間。但頭痛而有汗咳嗽者。名曰風溫。治又宜清疏肺胃。微用辛凉。若於春末夏初。夏末秋初。發熱頭痛。始惡寒。後但熱不寒。胸次痞窒。舌白渴不欲飲者。即爲濕溫。治宜芳香化濕。兼以清營。若於七八月間。頭痛發熱。惡風。咽中痛而咳者。名曰秋燥。治宜宣肺化痰。此爲四時之時症。而三春之傷風。盛夏之霍亂。深秋之瘧痢。隆冬之中寒。則爲四時之雜症。其他如痰飲咳嗽。水腫黃疸。關格消渴。吐血下血諸症。皆時症之變象。細繹其故。未有不由於時症誤治所致也。其他如毒門之下疳淋濁。婦女之調經崩帶。胎前產後。小兒之熱痰風驚。以及咽喉七竅。癰疽外瘍等症。雖似無關於天時。然未有不以寒暑增減。凡治病者。。皆宜深求。。豈獨拘拘於時症爲然哉。。至於寒熱之變。。治法之岐。。尤貴神而明之。。存乎其人。。余每讀內經之必先歲氣。。無伐天和。。無盛盛。。無虛虛。。而遺人夭殃。。無致邪。。無失正。。而絕人長命數句。。未嘗不拳拳服膺。。而有所悟也。。故曰。知其要者。。一言而終。。不知其要。。流散無窮。。甚矣。。醫道之貴乎心領。。而非可以言傳與筆墨窮者。。益信矣。。（尚有五篇按期續登）

時疫秋燥療治問答

古黟王壽芝

玉宇無塵。銀河瀉影。月色橫空。短檠夜闌。與客躡足登樓。凭欄悵望。忽聞咳嗽之聲出於簷端。靜而聽之。覺有老者喘呼聲。幼者頓咳聲。洪音振壁。壯者之連咳頻仍。痰阻不開。弱者之微咳聲細。聲聲不已。此歇彼揚。如秋蟲之互答。噫。中國豈眞爲病夫之國耶。客聞咳嗽繁多。毛悚不安。繼而問曰。秋旱亢燥。空氣之水點不多。吸入失於滋潤。肺葉膹鬱。有此流行之咳嗽乎。抑久旱水污。黴菌發生。漾散淸空。肺系受此刺戟。有此感冒之咳嗽乎。或彼此傳染。不識隔離。如肺癆菌之媒介。或起居不愼。肺受風侵。致肺枝管之發炎。請吾子詳言病因。以當風月之談。

予曰。醫有中西之別。治有華夏之分。西醫之述咳嗽。有喉頭軟骨膜炎。毛細管枝炎。養氣吸入。冲擊膜炎。喉間癢刺。悶如烟熏。肺氣不降而上冲。咳則因之而起。肺葉間之津液。凝結成痰。現症有急性慢性。刺戟有瓦斯黴菌。他如肺結核蔓延。肺壞疽惡臭。初起治之。如臭剝。杏仁水。別刺敦那越幾斯。安質必林。安質歇貌林。其咳嗽而喘息難安者。治如莫兒比涅。莨菪越幾斯阿片。拕氏散。結麗阿曹篤。臨症投藥。治不參誤。俱能應如桴鼓。中醫之述咳嗽。有聲無痰爲咳。有痰無聲爲嗽。治分內傷外感。 症有寒熱虛實。 咳嗽之爲症夥矣。內經云。秋傷於濕。冬生咳嗽 。喻氏改爲傷於燥。夫燥者乾也。或曰冷也。不知燥有冷燥熱燥之分。冷燥爲勝氣。其感人也。頭痛身熱。鼻鳴而塞。 狀類

中國近代中醫藥期刊彙編　第一輯

風寒。唇燥噎乾。兩脇串疼。乾咳連聲。佐以辛甘。如三拗湯。香蘇黃豉湯。去香附。加杏仁百部紫苑白前。痰多加五仁。瓜蔞薤白。溫潤開通。冷燥自解。熱燥爲復氣。其感人也。頭痛身熱。氣逆而喘。鼻乾唇燥。胸懣脇痛。心煩口渴。舌邊俱紅。須以辛涼佐以苦泄。如桑杏湯。清燥救肺湯。氣喘者。加蘇子柏子茅根。痰多者。加川貝竹瀝。涼潤清滋。熱燥自平。若不分清界限。遺誤實多。

客曰。冷熱之燥。既聞命矣。何以嘉興紹興等處。秋燥一症。傷人不少。錫地鄉間亦有時症發現。與此有無涇渭之分。

予曰。此秋燥含有一種時疫傳染性質。卽討克新之微菌肆虐也。伏結喉間爲爛喉痧。伏結肺管爲時疫秋燥。治此症也。不能見咳治咳。初起之時。必於疏散之中。佐清涼甘潤解毒之品。如鮮生地天冬麥冬元參霍石斛銀花菉豆蘆根梨汁等品。富有殺菌助肺之功。不使毒菌積集全肺。上焦華蓋一清。而中下二焦自無池魚殃及之患。彼刻舟求劍之治。急則肺脹氣逆。緩則不醒成癆。客問所答。許爲時疫一得之言。予俟客去。泚筆誌之。以質於岐黄大家。

豬肉病 施惠康

余行醫以來。適遇有患豬肉病者。其病狀惡寒作熱。頭痛脘痞。四肢痠痛。百藥無效。病者自言豬肉病。祇要一觔紅燉肉。就好愈病。親人傍聞。如法試之。果然一盌紅燉豬肉。一餐食盡。次日惡寒不作。肌熱得凉。胸寬肢健。頭目清爽。效驗若神。是症之奇。推其原因。其人之性情。素愛食肉。臟腑之性質。亦習慣自然。久不食肉。胃氣必餒。頭痛陽氣衰也。脘痞胃氣虛也。肢痛脾陽虧也。四肢主脾。脾與胃相表裡。胃虛脾亦虛也。陽虛惡寒。陰虛發熱。不受藥餌者。臟腑之性質所愛豬肉也。

按食慾動而未得。往往外現病狀如感證者。酒癮烟癮。亦無不類如上所述也。

醫藥雜著六集

醫藥學報社同人著　紹興裘吉生編輯

與楊嘉祿問症研究書并附臨証醫案

常熟張汝偉

楊君嘉祿。字典臣。湖南長沙人氏。授職於吳江。因徐友丞氏之介紹。問症於余。余因楊君之疾。起於幼時。今年已五八。非診察苔脈不可。楊君遂於戊午年夏歷十月。由申廣益醫院。來常就診於余。余爲之定方。頗蒙見許。服之有效。故敢再登報端。以供海內學士。研求其故。余之所見。然乎否乎。并有以教我者。則感甚。

第一診。脈右弦數。左弦硬。而滑。病起於十五歲。由手淫過多。遂致玉莖萎弱不舉。從未交合。今年三十有八歲矣。飲食起居如常。渴不多飲。溺後時有精糊。五更微舉卽萎。自經中西醫士注射固澀之後。五更且不舉矣。餘無所苦。惟兩足畏寒。頭頂眩暈。有時痳木。余斷爲心腎不交。坎離失位。一月遺精兩次。不爲過也。此乃宗筋不克主司。肝脈不隸任督所致。先投疎肝以淸濕熱。繼用升任督。以運陰陽二維。今將前後二方。附錄於下。

第一方

鹽水炒粉萆薢淮山藥生熟苡米鹽水炒菟絲子雲茯苓鹽水炒淮牛膝二至丸各三錢細菖蒲一錢上官桂五分同川黃柏錢半炒鹽水炒肥知母錢半威喜丸四錢引龜鹿二仙膠五錢帶心蓮子辰砂拌七粒

右方卽在常熟旅館中煎服。服後卽覺頭眩大減。足膝有力。溲亦淸長。繼服第二升任督方。

鹽水炒破故紙靑黛拌天冬辰砂拌麥冬鹽水炒川黃柏各錢半鹿角霜敗龜板女貞子半貝丸京元參細生地砂仁一錢同打硃茯苓茯神各三錢冬蟲夏

草四分川桂枝三分炒東白芍錢半引金毛狗脊去毛炙菟絲子鹽水炒各三錢◎服後囑余代擬常服膏方◎因今冬授室◎進退維谷◎余乃擬一膏方◎另呈

楊君◎并附一函◎均錄於下◎

典臣仁兄先生大鑒前日　駕臨敝地◎天假良緣◎得挹　芝字◎無任欣幸◎雖言語稍有阻隔◎較之燕雲齊樹◎不能一晤者◎尤勝萬萬也◎惜各以事牽◎匆匆賦別◎未盡地主之誼◎旋誦分襟之句◎南浦停雲◎祇覺惆悵不已也◎然足下隱痿之疾◎由拙方治愈◎將來鸞鳳和鳴◎酣歌宴爾◎螽斯輯輯◎瓜瓞緜緜◎弟亦爲之欣喜◎而與有榮光◎前接蘇郡旅次之函◎藉知路途平安◎今呈善後膏滋之方◎再申脈因證治◎脈左弦硬◎肝陽旺而心陰虧◎右弦滑◎脾濕重而胃陽弱◎頭頂時暈◎督脈之升機不利◎腰膝畏寒◎任脈之維繫失常◎今從奇經八脈以治◎猶孔明之志在北伐而必先南征也◎服澀

與楊興臣問症研究書幷附臨證醫案　四

精而弛縱益甚。病不在於陰竭。溯起居與飲食如常。更不關乎後天。方用壯腎强陽之品。卽王冰益火之源。以消陰翳之意也。此皆拙見所及。經驗而來。尙希試服。庶乎有效。惟　先生主裁是荷。至於服法忌表。别在膏方之下。諒可明鑒。春方如陽起石鬧羊花硫黃等。切不可嘗試。深恐轉變陽强。而治更難矣。此方王道純正。儘可常服。異日魚雁往返。地址遷移。尙須註明爲要。(下略)

膏方　關血片一錢研末冲入元米炒臺參鬚六錢研末冲入膏內

佛蘭參元米拌炒一兩上上猺肉桂六分同東白芍三兩炒江枳殼六錢同上於潛朮三兩炒北柴胡四錢同金毛狗脊去毛炙三兩蜜炙升麻一兩同大有耆三兩炒漂淡肉蓯蓉二兩炒淫羊藿一兩遠志肉五錢同甘枸杞二兩炒巨勝子一兩同補骨脂三兩炒鹽水炒潼沙苑鹽水炒川續斷各三兩磁石粉一兩同製熟地三兩炒人乳一杯拌淮山藥蒸酒炒小川芎一兩同全當歸三兩

炒益智仁一兩同雲茯苓三兩打製陳胆星五錢同宋半夏二兩打淡秋石五錢同川貝母三兩打女貞子二兩同兎絲子三兩炒鹽水炒福澤瀉蜜水炒甜廣皮各一兩五錢炙黑粉甘草一兩右藥照方如法製炒文火煎成濃汁去渣另貯

另加血餘炭四錢研細同血片參鬚調入汁內另煎海狗腎一對生鼈頭三個炙地龍七條煎濃煑爛去粗渣另貯自加荔枝肉龍眼肉各一兩大津紅剪芡實湘蓮肉各三兩煎濃汁去渣和入前汁內另再用眞陳紹酒二斤浸烊霞天膏四兩龜板膠魚鰾膠各四兩上三味將酒燉烊化入前汁內再用文火煎煑烊入文冰四兩煉福蜜四兩緩緩收膏。每日用百沸水冲服一匙。忌食魚腥油膩蘿蔔諸物。天暖失和。身體少舒。停服一二天。最妙於臨臥時服。

幼科庸醫曹仲容不驗方案

古歙王壽芝

小女誕生十月。適夏歷二月望日。母喂以油菜飯三湯匙。後女傭抱嬉戶外。

幼科庸醫曹仲容之不驗方案　六

不免風吹。久之見女面有倦容。十六日晡泄瀉糞夾痰涎色黃。每日四五次不等。鄙人以不服藥爲中醫宗旨。至二十四日病瀉依然。自進以疏散導滯劑無效。二十五日改進四君加減。服後每日便瀉次數見減。小便清長。停止湯藥。恐傷柔脆臟腑。而每日便瀉或二次或三次不等。迨至三月五日晡復肢冷發熱。初六日請某氏按摩家推拿。流通營衛。入夜熱覺退。至子夜一句鐘時又發熱。小便清長。大便本日瀉四次。糞不多色黃。腹部不時鳴響。初七日依然發熱。大便瀉三次。鄙人以小女病瀉日久。萎疲已極。聞錫地世醫幼科曹仲容。赫赫有名。敦請降診。乃知竟有大謬不然者。方抄於左。

（方案）邪滯深蘊爲便泄泄久傷氣脾土亦傷近加身熱形瘦神倦面靑脈糊數

漸入慢驚之門高定

炒葛根錢半　廣鬱金錢半　炒麥芽三錢　大豆卷三錢　廣木香三分

製殭蠶三錢　赤白苓三錢　後入砂仁三分　象貝三錢　乾荷葉錢半

入煎寸金丹一粒　酒炒防風一錢

方内無固氣培土之藥。與愚見相氷炭。　繼請幼科馮志顯。　方與曹大略相同。鄙人幼科素少經驗。决以曹方煎服。服後肢加冷。額出汗。目欠神彩。　腹熱便瀉較前益甚。徬徨無措。細觀小女額角顯靑筋。脣紅。而啼哭時。眼有淚。鼻有涕。糞非老黃色。溺洩時以手指醮之。並不熨指。憶書云。胃虛則惡寒。脾虛則發熱。陳飛霞先生云。七味白朮散。有鼓舞胃氣。上行津液。又解肌熱。治脾胃虛弱泄瀉之聖藥也。夏禹鑄先生。治陳是菴幼郎。　脾瀉將慢。用六君子湯。倍加人參又附子五分。　兩服卽愈。鄙人奉二公言爲圭臬。用台參末四分野於朮一錢研末。另用淡附片四分去粗皮油肉桂二分煎水。冲參朮末服。　每次不及一分。服後肢冷漸溫。精神漸旺。連服二日。熱退瀉止。　今將曹方與鄙人當日所開之原方。貼附於右。非鄙人耐心搜求。試問曹方可能起此沈疴否。愚意忖之。曹君藉祖傳庇蔭。如商標之老牌。不知商售死貨。醫售活方。其中難易。不可同年而語。曹君不過僅記衣缽湯頭。浮泛歌訣。以爲枕中秘訣。所有幼科諸籍。全未寓目。腦中記幾十味草藥。爲筆下得意文章。生則己之功。死則人之命。以若輩在社會操生命權。而社會且尊奉之如神明。若輩之程度可悲矣。而社會之程度更可悲矣。當此東西醫本科學醫理。有捲土重來之勢。仗若輩爲前驅勁旅。無異挾腐朽之弓矢。抗綠氣之藥彈。一敗塗地。毋庸龜著卜也。證之天演淘汰公例。優勝劣敗。適者生存。讀赫胥黎氏之言。不禁爲我醫界前途抱無涯之悲憫耳。

醫學叢書第二集序

袁桂生

嘗謂一國之文明。恃乎一國人維持之力。而定其發達之程度。伏羲之畫卦。倉頡之造字。神農之嘗藥。使非後人起而維持光大之。亦烏能傳於今日耶。故大易曰。作者之謂聖。述者之謂賢。韓昌黎曰。莫爲之先。雖美弗彰。莫爲之後。雖盛弗傳。然則學術之興衰。文化之優劣。其繫於人何如也。中醫自歐化輸入

雜著

以來。淺識之士。往往厭故喜新。是丹非素。豈知中醫學術。有超乎西醫之上者。全國藥材。有補歐美之缺者。此其故。蓋有數因焉。一則中國文化。發明在先。其精神所到之處。已非歐人所能及。故中醫古書所言之理。多有爲西醫所不能道者。一則中國地大物博。金石草木之中。多有奇效藥品。爲歐美所無者。一則數千年來。名醫輩出。一家有一家之長。一書有一書之用。融會貫通。已覺應用無窮。以視彼醫校之數卷講義。其精粗得失爲何如耶。有此三因。故中醫學術。徽獨相傳至今不墜。且將永傳於無窮也。顧自洪楊亂後。名家著作。湮沒失傳者不尠。近歲兵革疊興。烽烟所至。城邑爲墟。生命財產。舉莫能保。而書籍之損失。殆不知有幾千萬卷也。豈非至可惜之事哉。紹興裘吉生先生。湛深醫術。年來與其鄉邦名宿。設會刊報。提倡醫學。洵今日之有心人也。近復鑒於古書零落。先賢遺籍。湮沒不彰者甚多。因慨發巨資。選刻叢書。第一集已刻成者。爲莫枚士研經言。周氏易簡方。集驗方。羅謙甫治驗案。吳鞠通醫案。惜分陰軒醫案。人參考。今第二集刻工又竣。於研經言數種外。復收入市隱廬醫學雜著。李冠仙知醫必辨。其中或爲先賢遺籍。或爲時賢名作。皆極關重要之書也。學者誠得此書而研究之。已如入寶山而握驪珠。其必能深造無疑也。或者謂中國醫學。今日已窳敗極矣。而子獨津津贊美之何也。余應之曰。中醫之窳。非窳於學術之不良。實窳於人之不學。亦猶今之國事敗壞。生民塗炭也。豈眞中國之不可治哉。執政者之不得其人也。不但掌兵符之將帥。不能如郭汾陽之赤心爲國。而懷經濟之儒臣。亦多心存利祿。則國事安得而不敗哉。惟醫亦然。故欲求醫學之昌明。必先提倡學風。苟人人皆以學術爲本。精益求精。則良醫必遍天下。若不此之務。而惟門戶之爭。吾恐中醫固不良者多。而西醫之不良者。將接踵而起也。豈不令人浩歎哉。然則裘君此書。當爲提倡醫學之嚆矢。而於醫學前途。有絕大關係者也。爰樂爲序而歸之。

中華民國七年戊午九月江都袁焯桂生甫拜敘

紀事

一寒署

楊厚載君來函及本分會致魯君函

敬肅者厚載於本年九月十三日由李守楚介紹爲南街魯建堂之妻楊氏診治症係秋燥時邪食復重感惡寒發熱乾咳痰艱苔黑帶膩唇焦口渴腰腹俱痛脈洪大無神病狀確已瀕危當日診切之後對魯建堂曾有恐防不測之說方內有淡豆豉八分拌鮮生地三錢初寫時淡豆豉本用一錢繼而躊躇恐其過表隨筆改爲八分此時魯建堂在場目擊並將改正之處囑其注意蓋厚載數十年來對於方藥素不稍涉鹵莽也詎至廿四日魯建堂突來診所稱其妻已故妄云致死原因係由淡豆豉用八錢所致之故聞之不勝驚駭卽經據情爭辯乃魯某一派胡言意圖訛詐厚載卽向介紹人李守楚嚴重交涉旋由李守楚將原方取回留待評判查魯某之妻病故後並無異議乃相隔十餘日始行發生詐擾其中難免有人串唆圖詐情事似此無理取鬧將來醫生營業後患不堪設想爲此臚叙實情請求開會公判（下略）

啓者本會接到醫士楊厚載來函略謂本年夏歷九月十三日由李守楚介紹爲其

戚家南街魯建堂之妻楊氏診治症係秋燥時邪食復重感苔黑而膩腰腹俱痛脈洪大無神病狀確係瀕危當日診切之後對魯建堂曾有恐防不測之說方內淡豆豉八分拌鮮生地三錢初寫時淡豆豉本用一錢繼而躊躇恐其過表隨筆改爲八分當時魯某在旁目擊並將改正之處囑其注意詎夏歷九月念四日魯建堂突來診所稱其妻已故妄云致死原因係淡豆豉用八錢之故聞之不勝驚駭即經據情爭辯乃魯某一派胡言意圖訛詐厚載即向介紹人李守楚嚴重交涉現由李守楚將原方取回留待評判查魯某之妻病故後並無異議乃相隔十餘日始行發生詐擾其中難免有人串唆圖詐情事似此無理取鬧將來醫生營業後患不堪設想爲此臚敍實情請求開會公判并請逕向李守楚取出原方以明實在等情本會爲醫藥公共機關負有監督之責固不容醫生誤用方藥亦未便任聽病家蹂躪醫界究竟如何實情自應邀集雙方公開談判以明眞相而伸公理（中略）務希足下將當時實在情形於二日內詳細答覆（下略）

本社出版醫藥書籍七十餘種皆世所罕見之孤本及名家未刊之精稿又代售各處社友手著最新醫書二十餘種定價皆廉因宗旨不爲謀利專爲流通也凡醫藥爲業者固宜爭先購閱以輸進學術於臨證治病大得裨益即普通人民購閱此種書籍稍備醫藥常識未病時得明保衛之法已病時勿爲醫藥所誤費小功宏較之購他種書籍其損益不待贅述印有書目奉送不取分文函索即寄

海內外藏書家鑒

中國醫書汗牛充棟各家藏刻流通者少致日久歸於湮沒此豈先人著作時所願料及耶本社竭力搜求凡藏有各種醫藥書籍者務祈開明書目卷數價銀等示知本社當出重資相求并可代爲流傳發行

紹興醫藥學報社啓

報價表

新報	全年	半年	一月	代派或一人獨定十份者八折五十份七折郵票抵洋九扣算空函恕復
冊數	十二冊	六冊	一冊	
定價	一元	五角半	一角	
舊報	一至十三期	十四至十七期	十八至四十四期	四十五至六十八期
定價	五角	三角	八角	二元
郵費	中國	日本台灣	南洋各埠	
	加一成	加二成	加三成	

廣告價表

等第	地位	一期	六期	十二期
特等	底面全頁	八元	四十四元	八十元
上等	社論前全頁	六元	三十三元	六十元
普通	各襯紙全頁	四元	二十二元	四十元
注意	所稱全頁即中國式之一單面外國式之一面奇如登半頁照表減半算			

投函本社者注意

各處如有函件寄交本社務祈書明（紹城北海橋紹興醫藥學報社收）倘寫個人姓字郵局投遞不轉本社而無論銀洋書籍出入交涉均與本社無涉特此佈告　本社啓

第九卷第一號
原九十三期己未一月出版

紹興醫藥學報

神州醫藥學會紹興分會發行
中華民國郵政特准掛號認為新聞紙類

誌謝

蒙儀徵時逸人君贈救急錄一册無錫周小農君贈集驗方續編摘要五册餘姚徐友丞君贈廣益良方衛生叢刊各一册無錫承夢琴君贈種痘淺說一册天津丁子良君贈說疫一册四明曹炳章君贈秋瘟證治要畧十册拜領之餘彙鳴謝忱

本社謹啓

介紹新出版書籍

廣益良方 三角

衛生叢刊 三角

餘姚東門外衛生公會總發行

本社亦有寄售

本社廣告二則

一凡與本社有銀錢物件及書籍往來須直接寄（紹興城內紹興醫藥學報社）收庶無他誤

一凡寄銀至本社最妥用郵政局滙票否則以郵票代銀須守下列三項

（一）郵票須購半分頭或三分頭

（二）封入時必用油紙夾襯

（三）一百另五分郵票抵銀一元

紹興醫藥學報第九卷第一號目次（原九十三期）

雜著

古籍選刊

社論

敬告舊醫家當善用問診

宜興倪炳榮

我國醫家漠視問診也久矣。自歧黃所傳診病心法。不外望聞問切此四種診法。苟神用其一。雖皆足以察知病情。然斷非墨守舊法者所能語此。蓋病原病情。至不一也。若者宜用望診。或望非肉眼直接所能辨。及必藉顯微鏡而病原始知。喉頭子宮等鏡。而體腔諸病變始明也。或望非由理學所能確斷。必藉化學檢查得某反應而始瞭也。若徒以顏面或局所之潮紅與蒼白。或浮腫與瘦削等狀態。為盡望診之能事。烏足恃乎。若者宜用聞診。或聞非耳鼓直接所能判別。必間接由器械以洞悉體內之聲響。若徒以聲音笑語之高低緩急等情形。為盡聞診之能事。又烏足恃乎。若者宜用切診。或切非撓骨動脈所得悉。必兼觸診他部。始知其詳。若徒以三部之浮沉遲數等消息。為盡切診之能事。又烏足恃乎。若者宜用問診。或問非患者所能述。必旁詢侍者之已往與經過。若徒以現在症狀之繁簡輕重等景況。為盡問診之能事。又烏足恃乎。是望也聞也切也問也。我國固有之診斷學也。惜未能推廣用法。故

敬告舊醫家當齊用問診

病情多不能表白。獨怪今之司命。有沽名釣譽者流。棄問診不用。自作聰明。惟憑陰陽五行等幽晦難明之說。令人末由捉摸。雖以其平日臨症之多。致能大多與事實相符。然以是作非。指鹿爲馬者。仍所不免。噫人命至重也。豈容以生死關頭供若輩之試驗哉。今既鄙夷先哲要法而不用。又無何項診查法之發明。惟因陋就簡。偷安旦夕。吾知優勝劣敗。天演公例。向之自命爲神聖者。不轉瞬受淘汰矣。夫問固爲四診中之首要也。凡病有非望而知之。聞而知之。切而知之者。而問無不知也。如景岳之十問。士材之三書。言問詳矣。陳修園曰。種種問法。實活人之捷徑。醫不論古今中外。莫不奉問診爲診斷寶筏。以平易且較確實。非如望聞切等診之有助診器械之繁。何獨師心自用者。道在邇而求諸遠。事在易而求諸難。必立異爲高而蔑視良法。抑何自欺欺人之太甚耶。矧西醫望診有鏡。聞診有筒。切診有表。仍不憚煩於問診。而我國之守舊醫者。除目之所見。耳之所聞。指之所觸外。一無他助診之具。反以問診爲不屑。是直以人命爲兒戲。頑固者吾固不暇責。彼惟望我同道中之虛衷者。仁愛者。愼重將事者。遇複雜及疑似等症。既望而復聽之。既聽而復問之。既問而復切其脈。病情斯無逃遁。較之模稜兩可。摸索於五里霧中者。其相差不可以道里計。雖然。問亦非可漫然也。有問現病前之既往症。有問現病之既往症與現在症等。貴一一探詢。不可忽也。往往因某症候。而本病卽得重要之診斷者。或者曰。道與術相輔而行者也。今對病者而詳詢病歷。處處示人以實在。毋乃於道不行乎。不知士君子立身處世。最重正誼明道。醫者營業之發達與否。雖與術之工拙相消長。但術之義亦正廣。有道卽是術。術卽是道。有道外無術。術外無道者。苟惟術是務。置道不顧。是謂枉道。則其居心惑世。明者自燭其奸。究其結果。必致自誤誤人。世不乏通人哲士。其以余言爲然耶否耶。

釋開新醫士思想

周逢儒

夫中國舊醫學。本以內經本經難經傷寒論金匱要略爲宗主。然泥於古說。不足以賅變也。必萃古今中外之學說。聚於一鑪而融會之貫通之。其中大醇無疵則取之。

背乎義理則闕之。然人之聰明。不能統一。甲有甲說。乙有乙說。二說皆持之有故言之成理。所謂見仁見智。在人之學識然也。天下之事。常長短相倚。利害相伏。有利者。害必隨之。其能不偏不倚之說者尠矣。讀本報醫藥論文四集。時君所辯拙論以愚見測之。似近於偏矣。時君之所辯。理足神完。吾固不惜降心相從。若顧此失彼。則姑相與往還其說。以求最後之眞理。余恐世人讀時君之辯。而未明拙論之意。乏抉擇之能力。勢必窒礙進行。故不得不竭所知以糾其謬。試懸一鵠爲進行之標準曰。拘守內經本經傷寒金匱諸書。則百病可治。將謂棄國醫百家乎。語云。盡信書。不如無書。況古籍之中。多有錯簡。若一拘牽文義。貽害甚鉅。又有不得不闕疑者。今以余所不解者。舉之如下。（定宗主條論用藥之道以本經爲宗主）爲問晚近發生之病。本經所無。如痘如濕螺痧等症。時賢新發明之藥。摒去不用。抑求古籍彷彿之症之方以治之乎。此其可疑者一。再本經中藥多久服延年之語。後人可奉爲長生不老仙丹。詎非夢讝乎。（病源之理運氣之道以內經爲宗主）然內經所論病理。確切者故多。而外誤者亦有後人以爲漢儒之著述。安得起黃岐一一正之。且運氣以六十年甲子。司天在泉。推測病證。劃一循環。早爲明哲所詬病。譬如鼠疫由地氣鬱熱。鼠先成疫。傳染於人。閩粵年年有之。而曰五運六氣。關何天干地支耶。（論治病之法。立方之義。以傷寒雜病論爲宗主。）詎知中有衍文。難索解人者。昔年某君强解表有熱裏有寒。白虎湯主之一條。可作龜鑑。此皆不善闕疑之過也。時君之所辯。中有半似吾前所論者。惟時主墨守。余則主張滙通。欲醫識之完善而無缺憾。此不同之點也。

更有說者。時君分醫士爲守舊時派二種。既云墨守古籍。則何取於左道旁門。參用晉唐宋元明清諸家之論。一則曰宜明變通。一則曰宜合時勢。又保存舊醫學。不可開新醫士思想。不宜參用西術。左手執圓。右手持方。一篇之中。舉棋不定。自相矛盾若此。使後賢何所適從乎。信斯言也。人人抱殘守缺。故步自晝。則國醫百家可以輟刊。各存守舊之想。舊而能守。斯亦已矣。余恐不善讀古經而註家絕少實驗支離穿鑿。（此二句乃時君原文實則何嘗無善本特舛誤脫簡總不免耳。）則死於句下也。君言醫書有偏此言過矣。明孫一奎醫旨緒餘論諸家長短謂張仲景不徒以傷寒擅名。守眞不獨以治火要譽。戴人不當以攻擊蒙譏。東垣不專以內傷奏績。陽有餘陰不足之論。不可以訾丹溪。而攖寧生之技。亦可並垂不朽。四庫提要引爲千古持平之論云。夫先哲成一醫書皆有精神獨到之處。身歷經驗。語有折衷。非經學家攷据。可以向壁虛造。吾人但取其精華。闕其舛誤可也。萬不可妄加訾議。以啓世惑。余云融會貫通。誠能眼觀四表。心澈古今。以人之長。補我之短。後賢之書。可作典型者甚多。何得謂唐宋以後書皆左道旁門。效黃元御之惡詈。爲世人所齒冷也。彼元御著述。何嘗不貫串內經。特以堅持僻說。故其書流行不廣。余甚不忍中國之舊醫學。亡於泥古派也。爲開新醫士思想下一註脚曰。我輩誠尊舊醫學。當直接其精神。毋拘墟其形跡。開新之說。亦以新學識。發明舊醫學之奧義。使古籍相得益彰。卓然常存於全球。歐西譯讀。亦知我古籍確有眞實之理。來日方長。願諸君各起竭力以圖之。毋屑屑如攷古家。抱三代鼎彝。摩挲金石以自貴也。則幸甚矣。

蒙謂醫學之壞。在二派耳。一如日本漢醫。惟抱傷寒論爲寶筏。一如中國時醫。恃祖傳衣缽。熟識成方。不事外求。診治之暇。嗷著以嬉。若兢兢業業。於新舊學說。研究會通者。有幾人哉。居今之世。若仍閉關自守。猶以古時之弓矢。禦歐洲之礮彈耳。嗟乎嗟乎。開新醫士之思想。寧可緩耶。不寧惟是。治病惟求其愈耳。而古方新病。往往不相珀合。近時之新病。爲古籍所無者甚多。輓近某君補瘟疫說於張氏醫案。有云。中國云瘟疫。西國云鼠疫。其實一也。樣本新鐫。家君急馳函。附以粵中治鼠疫書。吳氏方悟。尋删此說。嗚呼。同在中國。僅閩粵患此。不知者亦謂此乃左道旁門可乎。因時君之辯。語病甚多。故附白於此。想時君閱之。憮然有間也。

釋疑篇

前人

余閱福建余君之論。不禁有感矣。二君誠世之有心人哉。然誤矣。醫本不僅務皮毛。若不從皮毛入手。由淺及深。則不能至上乘也。孩孺初學步。即責之令行。其不顛仆者乎。故必使之倚牆行久而始能自立。學醫亦何異於是哉。以解剖冠首。使知內景。亦此意也。若以針灸爲首。斯大惑矣。語云。一物不知。儒者之恥。醫可不知內景乎。若刻舟求劍。膠柱鼓瑟。亦一物不知之類也。君誤解解剖爲剖割。故有此論也。蓋解剖者。釋內臟構造之學也。君何不細察而驟出此論。以爲駁難耶。然余最喜與朋輩相問難。以爲可交換智識。故爲此言。幸君之不見却也。

辭源解剖注。研究生物體內部組織構造之學。人體解剖。尤爲專門之學。分生理的解剖。與病理的解剖兩種。

與報社社友商榷改良醫報材料徵求投稿實事之意見書

時逸人

紹興醫藥學報社諸同人公鑒。逕啓者。逸年幼愚蒙。素多疾病。因略備方書。聊具常識而已。蒙諸君子不棄。可爲同調。時賜法言。互相討論。逸得資私淑。獲益良多。茲際民國八年一月初日。此逸已未年第一次執筆。即不能忘情於諸君子。亦不能忘

社論

情於報社。而諸君子之意。逸料必所見相同也。原卽此而論之。夫醫報者所以提倡醫學。研究至理。交通智識。推廣天產。保存國粹者也。爲吾諸同人應盡之職責。諸同人自必戰戰競競。以盡言職。共思至理。組織報章。障百川而東之。挽狂瀾於旣倒。正在吾諸同人斯時事也。吾諸同人宜如何而盡厥旨哉。今有一言與諸君約。諸君其首肯乎。（一）每期必投稿也。　學以時進。道以日增。礎切之餘。方受其益。互相研究。進步莫大焉。袁君桂生謂人人皆於醫藥學說精益求精。則良醫必遍天下。將來抵制外人。自倡國學。春情萬錦。化日方長。孰不頌諸學之德哉。（一）投稿必互相爭辯也。　學問之道。愈切磋而愈明。愈煆煉而愈精。醫報之設。原爲切磋煆煉計也。切磋煆煉。非一人才力所能及。必待諸君之稿以成也。設諸君之稿。各言各事。各執各見。則連篇累牘之醫報。不過彙集諸君之言耳。豈切磋煆煉計耶。逸原張君汝偉之意而知投稿者。必互相爭辯也。未審張君果懷此意否。（一）投稿必代釋紛爭也。一事而數人共議。意見歧。理想各別。勢必互相爭辯。擾擾不休。爭而不釋。漫無寧日矣。

與報社社友商榷改良醫報材料徵求投稿實事之意見書　一六

惟賴後之投稿者。疏發其蘊。綜觀其旨。辨其是非。釋其爭攘。直勝屈敗。理自攸分。故投稿和事者不可無焉。(一)投稿必分科進行也。一人智識有限。事理研究無窮。以一人之身。而無科不習。雖博學而無所成名矣。故專科之學。不可少也。唯投稿之事亦然。理多則無當。學泛則不精。此指逸淺見言之也。倘諸君子有天縱之識。生而知之。聞一知十。博廣淵源。固非逸所致望矣。(二)投稿必自具特見也。成文抄襲。蒙混成章。隨人顰眉。拾人牙慧。嚼餘唾而自甘。言途說而不恥。無知俗子。誠可笑也。吾願諸同人聞而知警。望而知省。有則改之。無則加勉。非但爲本社之幸。亦海內諸同胞之光也。故凡非眞知灼見。至理名言者。諸同人各宜自愛。愼勿致貽笑大方。

逸年幼無識。妄議是非。但區區私衷。不能自已。今特提議投稿事宜五則。登諸報簡。而與我諸社友一商榷焉。倘荷同聲響應。而整頓精神。實事求是。則前途猛進。逸之幸耶。本社之幸耶。諸君子之幸耶。全國醫學之幸耶。吾知必皆有關係焉。紙短言長。未盡私意。專肅佈達。敬請

公安江左逸人謹啓

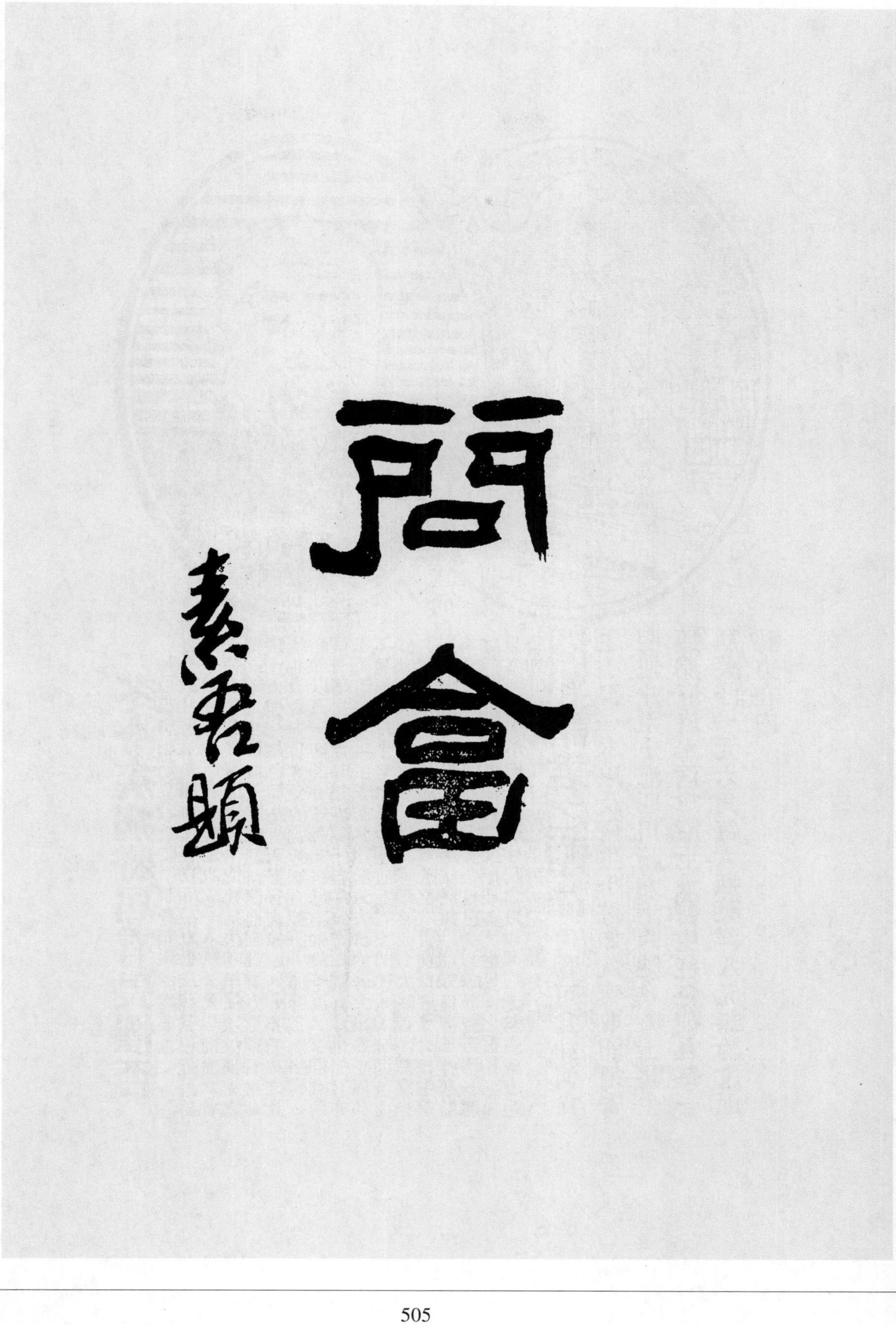

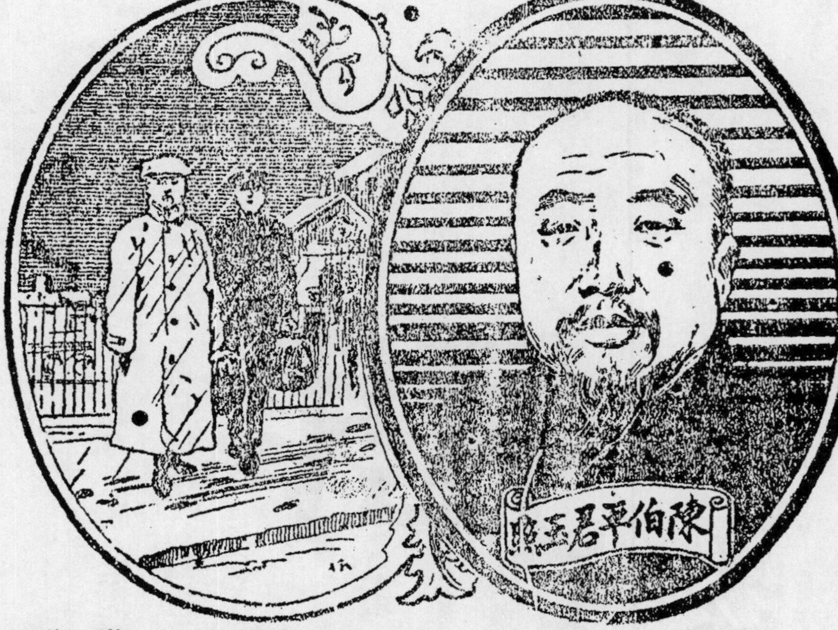

冬令疾病將屆有畏懼否

如恐疾病相侵覺若及時早將身體調補為要也夏令數月暑氣相逼血氣必衰薄無力也及初冬相近最易為患者係瘋濕疼痛之症是也故一入秋令先以補血為首要使血氣強健有力則冬令之疾病決不相侵矣故補血之藥必不可少補血能生新血使血強健有力之藥首推韋廉士大醫生紅色補丸也天下各國無論何藥不能與之比擬也蓋是丸曾經救治胸肺無力瘋濕背痛腦筋刺痛舒歷酸楚以及一切冬令各種疾病已不知幾千萬人矣則如前江西贛州府贛縣知事現任省長公署顧問官陳伯平君亦千萬治縣中一份子也其來示云去秋因公至浙冷受風邪入於肺部口中略血鼻中衄血已盡疲嗽不止矣且渾身血結快映[illegible]閉門肢疲倦而日晡潮熱飲食大減臥不成寐困苦異常延醫調治服藥無效承友指引向韋廉士大醫生藥局購得紅色補丸三瓶照法試服頗見微效連服半打居然全功盡奏竟然霍然無恙矣余自患病以來頗覺苦惱一服紅色補丸諸恙盡除精神復振誠不愧世界中之靈丹也無以為報謹奉小照一張聊作紀念以告同病尤為感激靡此鳴謝

閱報諸君之贈品

何物可食如何食之小書一本以及衛生小書如欲索取即須寄明信片至上海四川路九十六號韋廉士醫生藥局原班奉送韋廉士大醫生紅色補丸每一瓶英洋一元六角每六瓶英洋八元無論遠近郵力在內

答九十五　時逸人

原問頗具卓識。逸人極力贊成。但提取其香質。收藏匪易。行之維艱。非手法熟習之人。更有精奇製法。不易爲也。今王君特爲提議。諒必自操算。有思想不可及之秘法矣。尙希教我是幸。

答九十六　前人

中國發散辛香等藥。維取其氣。只須一沸卽飮。倘稍停二三沸後。則氣味全無矣。此視而可知。言而可見可者也。貴處藥鋪。以麻黃陳皮杏仁等藥。用木甑蒸取汽水。名爲肺露。以治時行秋燥之症。逸聞命之下。不覺失笑。蓋蒸取汽露。耑用味厚之品。取其味之醇也。故西人藥露。概用金石。此爲左證。若用麻黃陳皮。氣勝於味諸藥。一經蒸資。則藥氣已隨熱氣外散矣。嘗之則有杏仁味者。因杏仁味勝於氣故也。其理可深知矣。治病不效。又何疑焉。原問謂想他藥質性凝重。不隨蒸汽上升。誠非確論。蓋由於不知氣與味之別也。又尊意欲仿日本舍利別劑。及越幾斯劑製造法。亦未嘗不可。但非素業此道。及手法熟習之人。不易爲也。

答九十七　前人

產後百脈空虛。臟腑嫩弱。溫燥之品。固宜禁忌。而清涼滋膩。尤不宜投。尊處黟地分娩後。每早吃赤砂糖水三次。每次三四兩。滲以極淡酒水。約飲一星期後。每日俱淡食蓮粥。或用黑芝蔴。同米磨饔食。與敝處風俗。大略相同。初產後食品。逸意以此爲最宜。若他處之食雞子肚肺腰子雞肉等類。誠恐難於消化。在初產半月以內。皆不宜食。錫地重用益母草。此藥清肺行血。確與有瘀血者相宜。設無瘀者便當嚴戒。倘不論有瘀無瘀。概行久服不止。恐成血崩之患。以上皆指無病時之調養法也。若一染疾病。自當隨症診治。不在此例矣。

答九十九　前人

因胎孕而致喘咳。便溏吐血。幾延月日。胃納漸少。施君斷爲血不養胎。胎熱炎熾。血逆妄行。川順氣安胎。清熱和氣方法。服後吐衂兼除。惟泄瀉不解。咳嗽仍然。逸按此人必身體清瘦。飲食素少。肝有鬱熱。肺氣不清。吐衂嗆咳者。肝逆上衝。氣機失調也。便溏肺移熱於大腸也。胃納漸少。胃液衰弱也。 此病卽俗傳所稱之抱兒癆。唐蓉川用喻氏清燥救肺湯治之。 俾肺氣得安。清肅下降。肝熱自除。胎火自熄。胃液自充。諸狀自止矣。原法順氣安胎清熱和氣。則香附砂仁黃芩白朮當歸熟地諸藥。在所必用。辛溫必耗其氣。苦燥必傷其血。氣下必吐衂兼除。而肺熱轉增。胃液轉損。泄瀉不解。 咳嗽仍然者。職是故也。改延陶某。治作時邪伏暑。則清暑滲濕諸方。如霍香正氣六一三石五苓輩。自必雜然并進。再傷其氣。最竭其液。病益增劇。理固然也。迨腹痛欲產。朽胎未下。而命已傾。皆緣藥誤所致。腹中敗物。驗之若腐。聞之腥臭者。蔭胎之血。和胎俱化爲膿也。此病若內癰然。亦由高粱厚味。痰火濕熱。 內蘊所致。但開手治此症時。認眞以清肺爲主。何致醸禍至此耶。 逸理想深思。管見若此。敢以質諸施君。未審以爲然否。候政。

答九十七　　儀徵盧育和

婦人產後之調養。藥餌飲食。各處不同。良由習俗使然。而所用之方法。遂亦因之有異耳。如王君云。錫地於臨盆後。俱飲益母草湯。服至十餘斤者甚多。賚食雞子。或育兒均用之。吾黟之婦分娩後。則飲赤砂糖水。。攙以極淡酒。每日俱淡食薄粥。或用黑芝蔴同米磨虀食。訪之他處分娩。食雞湯及雞子者。鄙人僻處鄉偶。見聞寡陋。僅就敝地儀揚一方面之風俗言之。凡値產後。亦飲砂糖水。彌月乃止。並常飲艾湯。上床時。進糯米稀糜。（均和以紅糖）午餐則或食乾飯。洗三日進豬腰子湯。或母雞湯。半月外。乃啖大葷。此分娩後。將息諸品。因地以殊。隨俗而變。種種不同者如是。然畢竟以何者最爲得中。食品以何者爲宜。豈可不一加研究乎。余嘗讀婦科書。產後用益母草二兩。濃煎去渣。加芎歸末各二錢。陳酒童便各一盞。可免腹痛血暈之患。且大有補益。冷盧醫話曰。此方名奪命丹。爲產後聖藥。然考益母草。本經所未見。只有益母花子。氣味辛甘微溫無毒。主明目益精。除水氣。久服輕身。陳修園曰。今人奉爲女科專藥。往往誤事。且獨具之長反掩。至後世醫學。始載有益母草。謂其辛微苦寒。入手足厥陰。消水行血。去瘀生新。調經種子。爲經產良藥。愚意此藥。性偏辛散。產後過服恐傷氣血。至於艾葉。辛熱純陽。理血逐寒。設產婦誤服。則反刼陰津。惟赤砂糖一味。乃蔗汁製成。性味甘溫。近據某雜誌云。能稍助消化。並能泄瘀。是因含有少量硫酸鐵之性質。觀此。可知其功用。主泄瘀益胃。再加以淡酒。能通行週身經絡。不使敗血稍有停滯。此法可稱王道。分娩服之。有益無損。最爲合宜。至食物一節。按黑芝蔴氣味甘平。補五內。益氣力。合米磨虀。施於產後。頗屬妥洽。至若煮熟雞子。新產食之。則呆胃難化。豬肉豬油。投之太早。則經絡滯塞。惡露難行。莫妙於清粥白飯。佐以野菜園蔬。間用鯽魚湯。或清蒸白鯗等皆全淡食。蓋淡味本乎天。淡食能多補。苟或富貴之家◎膏粱之體◎平日多需厚味◎每餐必啖肥濃◎口腹習慣◎胃納易化◎若一旦産後◎遽令戒葷◎反致腸胃空虛◎營養缺乏◎勢非所宜◎則三日內◎儘可進豬腰豬肚等湯◎或新雞原汁◎一星期後◎可以食肉矣◎惟未滿月時◎最忌諸般鹹味◎與夫辛熱之物◎濃烈之酒◎(例如麥燒高粱白蘭地啤酒等)及燒烤炙煿等◎蓋喜食辛熱◎則陰燥而津涸◎不戒鹹味◎則血凝而液傷◎皆令燒乾乳汁◎害及嬰兒◎其遺禍可勝言哉◎他如初生洗浴◎舊有一方◎爲益母草五兩◎煎水洗◎不生瘡疥◎愚謂夏月◎可加銀花甘草之屬◎以解熱毒◎冬月可加蘇防葱莖之類◎以祛風寒◎治法在人◎豈堪執一◎因閱上期報◎載有明問◎不揣謭陋◎謹據理答陳◎愧無心得◎還以就正

蘭遠先生◎並乞

社長垂教是幸◎

據聞北徐土俗◎分娩後◎必飲黑胡椒湯一盌◎倘産婦平昔體質◎偏於陽盛陰

虛。而臟腑無沉寒積冷。得此純陽辛熱之味。難免不耗傷陰血。轉助虛火。發生他症。吁。可慨也。育和附識

答九十七　鎮江袁綠野

王君下問錫地妊娠分娩後。必煎益母草湯飲之。其量或數兩。至十數斤者。習俗認爲補品。臟腑受納。有無損益。夫益母草。功專行瘀非補物也。大凡產後行瘀。固屬要務。瘀不去則新不生。然則產後百脈空虛。今服如許之多。不無偏勝之患。如敝地分娩後。須濃煎艾湯數盌。陸續飲之。赤砂糖必多多益善。又以炒黑芝蔴同赤砂糖舂勻。隨意食。每日食以香粳米稀粥。味取乎淡。頻以豬腰子湯。繼食肚肺湯。豬蹄湯等。要之產後藥品。以何者最爲得中。食品以何者爲相宜。鄙人年來思得一方。用　貢潞黨三錢。炙有耆三錢。炙粉甘草八分。丹參四錢。益母草三錢。　紅花四分。川續斷三錢。　清阿膠三錢。同陳酒一兩。隔水燉化沖服。陳艾葉錢半。鮮生薑二片。黑大棗四枚。去核。　水煎服。每

產後服數劑。較之單服益母草及艾湯爲穩妥。若論飲食之中。香粳米粥。黑芝蔴糖。雞蛋豬腰子湯。活鯽魚湯。老母雞湯等。誠爲調養之妙品。有食物本草在。擇其宜者與之。區區管見。不辨然否。聊以爲答。

答九十八　前人

據云　令弟年僅六齡。偶患時症夾食。伍醫用發散消導之藥。服後已汗出熱退。似覺病愈矣。而次早昏沉若睡。余讀至此。不禁有無限感慨。往往庸醫診斷不清。六淫之中。不辨何氣。見寒熱不食。含糊以對病家。但云風寒停食而已。甚且虛實表裡寒熱氣血。概不一顧焉。湯藥下咽。其害可勝言哉。令弟所患時症。究係何種時症。所夾何項食滯。若不窮源追詰。辨證何能明晰。拙見大約　令弟體質素弱。當時未辨虛實。而發散消導。必又太過。以致汗多而心液損。導滯而胃氣傷。故昏沉若睡。液奪氣耗。顯然明徵。試觀陳飛霞夏禹鑄二家之書自知。既而延孫醫。想必見有氣急胸滿。昏憒之象。遂斷爲結胸歟。殊不知液涸氣傷。幾成脫症矣。斯時若用安神益氣。扶正保元方法。必效。矧又以四磨合半夏瀉心湯。重傷胃汁。故現大渴。嘔吐。息促。煩燥。無汗。溺多。舌苔滿白。紋色青紫。脈象浮滑等症。而唐某認爲時邪閉陷。逆傳心胞。服紫雪丹。菖蒲。蘿蔔。生薑等汁。無效而逝。嗚呼。大凡藥果中病。鮮有不效者矣。茲以邪少虛多之病。大隊攻尅。遂令陽脫陰竭。不死得乎。經言毋實實。毋虛虛。必先歲氣。毋伐天和。其幾忘之。閣下言今年九月間。此病貴地大行。小兒尤甚。相繼死者。五十餘人。欲商挽救之法。足見先生熱心濟世。欽佩殊深。而今年秋間久旱。燥氣偏亢已極。敝地以及他方。時疫蜂起。秋燥盛行。死者甚多。非獨貴地已也。斯病原因療治。九十一期報。周小農君答。九十二期報。王壽芝君時疫秋燥療治問答篇。是皆名言至理。發前人所未發。可法可師。毋須鄙人謬述也。此答。

答九十九　　前人

施君舊秋所診女子。年逾三旬。病延月日。證見嗆咳。便溏吐衄。胃納漸衰。施君診斷。決其胎孕。血不養胎。胎熱火熾。血熱妄行。用順氣安胎淸熱和營法。服後吐衄兼除。惟泄瀉咳嗽依然。鄙見彼時續進培土生金法。或可取效。奈病家更醫。陶某治作時邪伏暑。服藥多劑。其謬斷誤治。傷損胎元。爲足深言也。其後忽作腹痛。似產而下。穩婆摸之。外有筋膜包裹。驗之腐臭。既而遂死。鄙見確係胎孕腐爛

先生何其多疑也耶。鄙人邇來治得一婦人。病家疑爲胎孕。延至半月。始延某醫診治云。是冬溫。閱其方。乃蒼朮厚朴荆芥豆豉葛根枳殼木香廣皮乾薑桔梗連翹山梔薑衣等。一種雜亂無紀之方。服後熱熾神糊。崩下如注。余診得脈象左關紘滑。右手三部洪數。舌根苔黃。尖乾絳。病家囑余恐兼胎孕宜顧之。余曰。病本冬溫。而前醫用此無倫次之方。大動營血。以致血熱妄行。其凝結之珠兒。安得不順流由子宮而滑下乎。余即用鮮生地八錢。元參五錢。丹參五錢。益母草三錢。杭白芍三錢。硃染麥冬三錢。硃染

茯神三錢。蒲黄炭錢半。懷牛膝炭三錢。側柏葉二錢。藕二兩。（煎湯代水）令服兩劑病已霍然。一爲胎殞而死。一因胎損而生。觀其生死殊途。而胎殞則一也。豈非有幸有不幸者耶。噫。珷玞亂玉。庸醫殺人。頗爲醫界之汚點。曷勝悼歎乎哉。

答九十五　鎭江劉吉人稿

我國藥物。全屬天產。我國藥業。止知買原料。賣原料而已。問有作丸。蒸露。熬膏者。亦屬故步自封。不肯改良。以求進步。如薄荷。必切作魚子形。蒸露。則用大口磁瓶。盛注。而不用軟木塞。軟木圈。以防泄氣。瑞因此二項。勸之改良。無一家肯服從者。故夏日欲泡薄荷茶飲。而漂滿盃星屑。甚屬難咽。薄荷露。則等於淸水。氣味薄弱。飲之無效。今欲改良。必需用軟木塞。軟木圈。不泄氣之瓶盛注。則蒸露榨油泡水作丁幾浸酒。皆可如意矣。工欲善其事。必先利其器。我國藥業。則居心欺賺而已。殊屬可恨。鎭城内外。惟萬春堂。從吾言。已將薄荷認眞考較。切作粗茶式矣。其貨新鮮。有薄荷冰。薄荷油。其餘各家。有將吾言春風過耳者。有仍用低貨陳貨僞貨者。甚可歎矣。寄語醫家。其留心焉。賤物尙且如此。況貴物乎。提取香質。保全氣味。是有陳法。原不難也。在熱心人提倡之耳。

問九十六　前人

經云。治燥以潤。秋燥之嗽。潤之則已。藥鋪所售之肺露。其方皆用燥品。正助紂之虐也。杏仁。溫肺。膩氣。熱咳服多。則喘。況麻黃陳皮半夏並用乎。苟非氣味不全。已泄走殆盡。其禍甚烈。此蓋藥店不明醫道者。雜湊之方。以謀利耳。仿日本製法。亦無不可。但非對症治療。亦欺人利己之術耳。

答九十七　前人

各地風俗。好尙不同。紅糖。益母。皆溫補品。不利於血熱之產婦。古方芎歸。視爲常用之物。其弊亦有變爲血熱病者。大抵古法俗尙。皆宜於實體之產婦。

熱體者宜變通其用法。平補爲佳。

答九十八　　前人

時逸人之弟。旣誤用發散消導於前。復又誤燥誤攻於後。終且誤認心胞症。妄用紫雪芳香散氣。傷血刼陰之各汁。以致氣血兩傷。津液告竭。安得不死。夫近年之初感時症。大約皆伏熱。由裏而發。病在血熱。而妄用發散以開其表。消導以攻其裏。大汗一出。陰氣已傷。退熱者。熱邪又陷入於內也。安得不昏沉似睡哉。此時。陰氣尙未告竭。救陰尙可求幸免於死。奈又有妄用四磨傷氣。半夏竭陰之醫以助虐。胃汁其能不竭乎。肺陰焉得不喘乎。小便極多。氣虛已甚。此時若遇明白之醫。用甘酸益氣化陰。尙可幸免於卽死。無奈又遇催命之唐醫。妄用有麝香大開毛竅之藥。開心竅以揖盜。用生薑以散肺氣。是恐其不速死也。夫以生薑。與紫雪同用。寒熱混淆。此等方。不知出於何書。惟有費人金錢。絕人長命之能耳。伍孫唐。皆殺人者。而唐爲致命凶手。罪當誅。不

中國近代中醫藥期刊彙編　第一輯

可救。

答九十九　前人

施君惠康。所述張永興女媼之病。由於胃熱沖肺。血熱太甚。不用大黄爲保胎將軍。則其胎必腐。非霉爛也。濕症。則霉爛。而無腐臭。熱症。則非霉氣。而如黄魚之腥穢。胎腐人亡。火熱資熱之功也。以後醫家。當知保胎之法矣。熱症。大黄。卽保胎之聖藥。芎歸。益母。卽墮胎之靈丹。寒症反是。肉桂附子。卽能保胎。經云。有故無隕。其治病尚不暇。焉有餘力以傷胎乎。

問一百　方城陳祖蔭

家慈。現年五旬有一。因操勞過度。故於早十五年間。患最危險之虛損症。延服參著等補劑。賴起沉疴。而尤以補中益氣湯爲對症品。嗣凡內傷外感之症。無不以此劑或單獨或增減服之立收效果。三年前。先嚴逝世。加以舍弟婦病歿。舍妹抱病經年。家慈之痼疾。亦因之陡起變相。近二年來。時患胃脘作痛

問

嘈雜懊憹等症◎若服行氣克積之味◎則更見加劇◎故仍以補中益氣湯爲主◎按脈湊劑◎連服皆效◎客歲冬間◎忽覺吃饃及稠飯◎食管中屢作梗噎◎雖然◎食量猶恒◎故未置意◎自茲往◎見氣則加劇◎或虧症發作◎梗噎之病◎亦從之加劇◎重則胸膈脹滿疼痛嘈雜◎幾稀粥亦不能下咽◎進以補中益氣◎暨舒肝健脾等藥◎則脹滿疼痛嘈雜之苦◎即迎方而解◎食量亦覆原狀◎而梗噎猶是也◎惟恐因噎廢食◎積極治療◎苦無方藥◎服二陳行氣除痰◎噎症或有稍瘥◎懊憹嘈雜之苦必作◎服參耆山蓮等品◎胸膈雖快◎而噎症無益反損◎以上病狀◎不知是何原理◎應由何處施治◎暨應服何藥爲宜◎祈轉質醫藥學會諸高明◎示以津梁爲幸◎

答

前呈病狀◎有未盡者◎茲特補叙◎並望速爲付會研究◎爲荷◎

（一）此病之部位◎却在心口◎約有二寸之譜◎（二）稠飯不能下咽◎每日有不愼◎即將胃口滯塞◎約皆積聚心口◎即口液亦不能通過◎或一伸欠◎或運動◎

即恍然心下一熱。乃通過矣。(三)二便如恒。(四)毫無別苦。(五)若服剝削劑。則心下懊憹嘈雜。確不疼痛。(六)夜眠不覺口出淡水。

問一百另一　潘紹箕

余素肝旺性急。喜酒痰多。二月內午後。喉間如有物梗阻。未識何故。又食時言多即咳云云。

答一百另一　周小農

謹按。喉有物梗阻。是氣火鬱結。挾痰上浮。兼有酒毒。宜禁酒。忌溫補熱炒。戒手談遲眠氣忿。內服之方。代茶則元參。橘葉。花粉。桔梗。并以青鹽梅常含。煎方則用厚朴花七分。蘇梗二錢。宋半夏錢五分。茯苓四錢。生甘草五分。桔梗一錢。另以丸方口含。如花粉五錢。柿霜五錢。月石錢五分。葛花錢五分。川貝三錢。桔梗錢五分。薄荷錢五分。生甘草一錢。研末。煉蜜丸。如彈子大。常咽一丸。

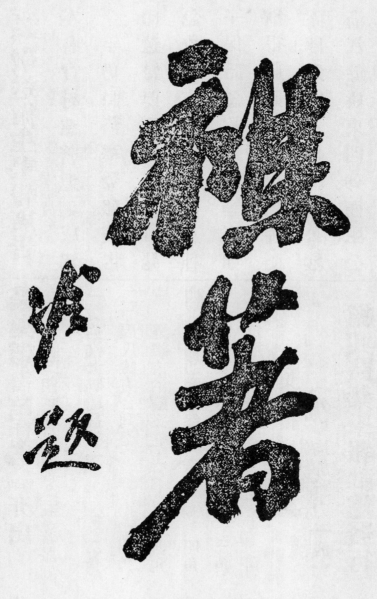

社友治驗錄卷二

醫藥學報社同人著　紹興裘吉生編輯

時疫之新治驗

徐相宸

其一

寧波人葉氏童子。住六馬路祥和里。二十三號半。其家爲成衣店。而用機器者。本人則學洋貨生理。廿二日在號中得病。廿三日人卽昏沉。不知人事。壯熱。身上有紅點發出。似痧疹而不尖綻。似斑而不成片。其色深紅如胭脂。其形如蚊虫着於肉上者。大便洞洩。而不自知。知廿四日早。送回其家。請余拔早往診。見其疫毒尚未發透。汗少神昏。稍稍動之。卽用力呻吟。若欲告人心胸中非常難過者。然口不能言。問之亦不能答。作惡欲吐。余以來勢極急。决爲悶疫之症。斷非尋常溫病。用夙昔研究之大開門法。

廿四方　牛黃(過服)五厘　鮮菖蒲(打)二錢　陳麻黃(先煎去沫)五分　天

社友治驗錄　　二

葵草二錢　藏紅花二分　酒製軍(先煎)二錢　漂中白三錢　車前子二錢
鬱金錢五分　諸葛行軍散(呑)三分　生萊菔汁(冲)一杯

至午後三時。一劑藥俱服完。而神識醒矣。疫毒繼續發出甚多。更大汗出甚透。卽來厲改方。第二劑。去牛黄麻黄製軍三味。藏紅花。諸葛行軍散。俱改爲一分。服後漸得小解。惟熱不退。胸悶頭痛。口渴引飲。夜不安眠。舌苔灰黴帶乾。廿五復診。用

天花粉三錢　金銀花三錢　玉泉散三錢　冬桑錢五分　漂中白錢五分　竹葉茹各三錢　燈蕊三尺　蘆根(去節)一枝　冬瓜子四錢　生萊菔汁(冲)一杯　荸薺(冲)五枚

廿六來改方。稍得安眠。時間不長。餘症如昨。原方去桑葉。加天津梨(去核)一只　細木通(酒炒)一錢

廿七改方。夜寐漸安而長。口渴胸悶皆退。解遇醬糞。知饑思納。惟熱退未

淨◎頭腦未楚耳◎用

天花粉五錢　金銀花三錢　冬瓜子四錢　乾蘆根（去節）一支　鮮竹茹　錢

五分　細木通（酒炒）一錢　燈心三尺　生穀芽八錢　天津梨（去核）半只

荸薺（去皮）五枚

廿八三診◎餘症如前◎舌苔中後黑◎不甚燥◎　亦不甚潤◎邊尖乾絳◎疫毒漸回◎

其狀如瘄◎每點有黃豆大小紫紅色◎營分尚有熱毒◎　前方加神犀丹一粒◎　鮮

生地◎鮮茅根◎

廿九改方◎黑苔漸薄◎口仍渴◎熱不淨◎頭痛◎去神犀丹◎

冬月一日來改方◎舌邊尖絳色已淡◎口渴反甚◎熱退不淸◎　一候已過◎毒火當

解◎口渴當止◎今已止而又發渴◎決爲津液受傷◎去木通加西洋參錢五分◎　大

麥冬三錢◎

初二日又來改方◎身熱已淨◎　黑苔全化◎口渴大減◎惟頭痛甚劇◎前方加羚羊

角五分◎川石斛三錢◎珍珠母六錢◎而頭痛亦漸止◎此後僅需調養矣◎此症初起◎疫毒極重◎設開不出◎不過三日◎便難救藥◎其時用藥◎自平人眼光視之◎似覺極重◎而鄙意則尙嫌未盡◎以方中尙少犀羚鮮地石羔◎所以後來尙費許多周折◎非鄙人之見不到◎不能一齊用◎直恐一齊用◎則病家或畏重而不服◎則此子之性命休矣◎先用一半◎令其見效◎堅其信任◎則在我雖較費手◎而此子之性命◎得以保全◎則余委曲求全之苦衷也◎如癸丑夏間◎治救濟婦孺會穆穆氏◎則一齊用到◎一劑而愈◎并無所用其善後◎此惟義務則可◎不能一概施之於病家◎亦憾事也◎

其二

永安里元甡錢莊◎俞贊卿君◎十月十三日赴診◎先身熱煩擾◎不能安眠◎今日吐瀉交作◎四肢發厥◎上身有汗◎下身無苔◎滿布垢膩◎胸悶異常◎表裏同病◎亟宜開洩◎

薄荷葉一錢　生牛旁錢五分　飛滑石三錢　鮮菖蒲(打)一錢　天花粉三錢　川通草一錢　天葵草三錢　淨銀花三錢　鮮竹茹二錢　生萊菔汁(冲)一杯　荷葉一角　另加自製黃丸一粒

廿五赴診。病少愈。即外出。惡寒起熱。復作上吐下瀉。手足皆麻。又服過黃丸一粒。現吐瀉已緩。胸悶苔膩。仍宜開洩。

北防風錢五分　炙內金三錢　飛滑石(包)三錢　天葵草二錢　晚蠶砂錢五分　川通草一錢　鮮菖蒲(打)一錢　兩頭尖錢五分　漂中白三錢　諸葛行軍散(吞)二分　荷葉一角

廿六來改方。寒熱已退。惟舌苔未淨。胃口未開。去重藥改輕藥和之。一二劑後。亦霍然而愈。

診治北京姚氏醫案

鎮江劉吉人稿

戊午九月念日。至下關與友人姚慕梁。約念一日四點鐘。申刻渡江。乘輪車由津浦路北上。念三日。至京。姚府住前門內。高碑胡同念一號門牌。姚之夫人。李氏。年五十一歲。病由少時卽患胃氣痛。時發時止。近五年。則更甚。自去年春至今。則日日疼痛。申時卽上沖。嘔吐。痛脹。氣急。中脘穴。與胃俞穴。三處皆痛脹。則目黑頭暈。初尚得食稍緩。繼亦不然。診其脈。浮中兩部。皆虛弱而濇。按至沈部。則大而有力。愈按愈有力振指。數至八九至。嘔逆之時。必以指探之。吐時小便不禁。所吐出皆涎沫。無飲食。吐過上沖之力稍鬆。旋又嘔逆。至寅時方稍能寢。寢亦不能安寐。予以肝胃伏熱深入血分。舌苔根腐厚。如圓泡堆積。前半中赤無苔。如無皮。兩邊白刺苔兩條。斷其腸胃之中。有宿糞燥結。當進七液丹兩粒。次日大便不甚通暢。因再進三粒。得快利。至申時不發。與無病等。至寅時皆未發。未交寅時。至丑時則已安睡矣。念五日早起。甚喜。予曰治伏邪。如剿土匪。假肅淸者。必有數次。用藥攻病急。則病如土匪散而爲民。當撤大兵以誘之。戒米穀。賫肉食。以防其助熱。以滋養腸胃之津液。五年所吐者。皆胃汁也。宜日食生雞數枚。以補其損失。三日後。病作。再下之。今但小小之劑。以防其辛發。三日後果大作。進增液承氣湯三劑。下黑垢三堆。又安然不作者三日。此三日內惟以一六橄欖湯以調之。三日內皆日日大解二次。三日後。又發一次。然不似前之甚矣。又進增液承氣二劑。生炒軍已共用至八錢矣。大便下堅鞭鉄毬二三次。又安然三日。後又發作一小次。予見其發時。嘔逆甚。則唇色如青蓮色。知其血中炭養氣太重。因嗅以阿莫尼氣。三日。日嗅二三次。後小有發作。但食香蕉梨子荸薺卽安。三日後。卽小春月念一日。申刻予出京回鎮。今來函未見反覆。彼之五年內。所延醫士。率皆以胃寒肝熱目之。無怪愈醫愈烈也。

北京警察總監吳炳湘。考取醫士方進行道。而於藥店未加調查。以致前門大街。某二百餘年老店。以雞蘇代薄荷無怪服薄荷者。多不救也。安得行政者。認其調查。以維持民命乎。特附記之。

治驗醫案

社友治驗錄

鎮江楊燧熙

六七年間。夏季。吾鎮南門周君受天之大公子。十餘歲。由學校回里。其回時午分行於赤日之中。腦筋不免受熱。卽頭昏發熱。熱甚無汗。遍身痛楚。周君平素最喜瀏覽醫書。於醫藥等學。頗有心得。自診斷曰。爲溫病。用銀翹散。招燧斷決。燧診其脈緩滑異常。舌苔雖黃。津液甚多。渴欲熱飲。飲亦無幾。頭昏而重。兩目如蒙。發熱而寒。移時有汗。骨痛口甜。時或泛惡。斷曰。感暑邪引動伏濕。脾肺失和治之機。發爲濕溫重候。切勿以溫病之法治之。處方用蔻朴各八分。川鬱金二錢。枇杷葉靑蒿佩蘭杏薏滑石通草薄荷神曲車前輕煎。分二次服周受天云。藥與案合。案與病合。服後得涼汗津津。身熱退。渴不欲熱飲矣。次日復診。已見瘥。宗法小其劑。仍得黏汗。舌苔漸退。惟熱退復熱。後用黃芩滑石湯。出入。加大豆卷靑蒿赤芍扁豆衣枳殼雞金枇杷葉蒼朮竹葉等數劑。一星期而健全矣。大概病至末期。邪入於營。熱侵包絡。有燎原之勢。必更他法。經云。邪之所湊。其氣必虛。天之寒溫失度。疾風暴雨。山嵐障氣。久晴久陰。皆與身中之氣逆有密切之關係。膏粱之家。空氣流通。不易受濕。即受較輕。藜藿之輩。斗室安居。不知空氣爲何物。飢飽失時。濕濁薰蒸。罹病在此。夫濕溫禁忌多端。忌表。忌柔。倘誤認傷寒。而投發表攻裡之劑。金匱謂瘡家濕瘧亦忌汗。發表則誅伐無過之地。必致陽傷而成痙厥。攻裡致胃脾陽傷。而成洞泄寒中。若作溫病治。而施柔膩之方。濕無去路。變症蜂起。治濕不利小便。非其治也。氣化濕自化。小便利。則火腑通。而病自退矣。

時症診治

嵊縣竹芷熙同男餘祥擬

敝縣時症。陰歷七月間。已有動機。初起之時。治無不愈。至八月而已加劇。九月後。變症蜂起。執前月所治愈之方以治之。竟若罔效。即日臨數十症。症各不同。且同一症。有今日若此。明日則否。治之者。幾竭腦力。不能窮其究境。是症初起。必先咳嗽。其中變症。不一而足。余診治千餘。幸愈者多。而不愈者少。今擇至劇之症十餘條。貢諸社會。明達之士。必能指疵摘瑕。幸有以教我也。

七月間治案

錢　咳嗽頭痛。但熱不寒。六脈洪數。苔黃厚。其色尚潤。溺短而赤。兩脇作痛。此濕惋脾土。久漸化熱。擬利濕解熱。

河南銀　連翹　苦杏仁　生甘草　飛滑石　白通草　象貝　天花粉　萊豆衣　嫩竹葉　大豆卷

鄭　咳嗽苔白。微熱氣急。胸痞欲嘔。脈數口苦。胃氣上逆。胆汁不舒。擬平胃。

仙半夏　厚朴　苡仁　前胡　橘紅　鬱金　杏仁　藿梗　瓜蔞殼　姜汁炒竹茹

陳　婦年十八。孕八月餘。咳嗽二三日。連殞三胎。殞後咳嗽加劇。痰黏不多。

氣急不得臥。瘀血不下。腹痛脈數。新產必先去瘀。瘀不去。氣必愈急。且有瘀血入肺之患。用降瘀法。

丹參　荊芥　香附　川芎　益母草　澤蘭　紫苑　杏仁　桑白皮

又　服藥後。瘀下痛除。咳嗽仍然。氣急稍寬。維心驚不寐。但熱不寒。口渴脈數。舌邊紅。此因連殞三胎。以爲怪事。疾從驚恐而得。心火內爍。肺恐受燥。擬安心火。清肺金。

黑元參　大生地　茯神　川貝　金石斛　蜜炙枇杷葉　花粉　桑白皮

粉甘草

八月間治案

王　婦年念六。孕三月。下痢赤白。遂成小產。產後痢不止。咳嗽頻加。白痰上壅。舌光而燥。口渴異常。脾土不能輸其津液。悉化爲痰。暑毒又留滯腸間。故後重不已。治痢則害嗽。治嗽則害痢。若作新產去瘀治。則咳痢愈

甚◎擬從生津化痰法着手◎佐以活血解毒之味◎不得用剛燥凝滯之劑◎戕其生機◎

河銀花　花粉　生白芍　扁豆　澤蘭　黑元參　冬花　川貝　生甘草

又連服二三劑◎嗽減◎痢亦轉白◎舌潤已有生機◎病家因路途遙遠◎另易一醫◎醫曰◎新產用生芍大忌◎况痢未除◎瘀血不下◎未可言愈◎遂用古版生化湯◎加厚朴◎木香◎建麯◎枳殼◎服一劑◎乾咳氣急◎腹痛日夜不休◎復延余◎余曰◎此燥氣內結故痛◎即有瘀有痰◎如此炎熱◎深防凝聚◎况加燥烈之藥◎何以能消◎擬用前方◎加　鮮生地　金石斛　北沙參　蜜炙知毋　服數劑始寬◎

余　婦咳嗽四五日而產◎產後仍嗽欲嘔◎瘀血大下◎竟不服藥◎因守不服藥爲中醫之說也◎後遂嘔吐清水◎瀉亦清水◎日夜無度◎咳嗽頻加◎及余視之◎六脉徵細◎寒起四末◎甚爲辣手◎姑擬溫煖中宮之法◎無暇紛紛治嗽◎

別直　淡附子　炒白朮　茯苓　吳茱萸　川連　生姜

服一劑。脉出厥復。嘔止。遂用異功散加味而愈。

別直　炒朮　茯苓　炙草　陳皮　炒芍　炒扁豆　大棗　淮山藥

此葉香巖先生方也。不治嗽而嗽愈。因其陽氣損傷所致。

汪　婦孕五月。咳嗽無痰。脇痛。醫用淸肺安胎法已愈。越十餘日。咳嗽又起。前法不效。舌赤而燥。汗出淋漓。六脉洪數。壯熱口渴。神昏。此必熱鬱成毒。肺金受戕。胎熱內逼。津液愈枯。擬用白虎湯加減。

知母　石膏　生甘草　沙參　靑蒿　川貝　天門冬　花粉　鮮石斛　河銀花　生白芍

服三劑始寬。後以養陰法調理而愈。胎亦不下。

九月間治案

吳　婦咳嗽墮胎。服生化湯二三劑嗽加劇。稍有痰。每餐飲稀粥半盂。以爲無事。越十餘日。胃閉胸痞。時嘔綠水。余診之。六脉虛大。食物難下。灼熱不已。舌邊紅中白。此豈胃虛而木犯土位之故。食物不進。究非吉兆。姑用溫胆湯。加黑梔豆豉。服一劑。嘔雖止而嗽則連聲不休。脇痛背楚。似有痰。似無痰。六脈仍然虛大。恐其久嗽。肺中當有火惋。擬人參瀉肺湯加減。

老東參　生甘草　連翹　杏仁　花粉　桑白皮　黑梔　冬瓜子　蜜炙枇杷葉　霜桑葉

服二劑稍安。又越三四日。嗽少減。而晝夜不寐。譫語發狂。大便不潤。但頭汗出。六脈虛大無倫。四肢牽引。此必心血匱乏。肝風內擾。又擬一方。用息風養肝法。

黑元參　別直　大生地　黑驢膠　辰麥冬　金石斛　龍齒　生白芍　茯神　棗仁柏子仁

服二三劑。神識稍清。而脈仍虛大。汗出在額。他處無汗。余謝曰。是非余所能治也。請另延高明。後越二日而歿。

裘　年五十餘。素飲酒。一日醉甚。當風而臥。遂欬嗽頭痛。苔黃厚。六脈數大。醫恐其酒濕內鬱。擬葛花解酲湯法。舌反化燥。欬愈甚。頭痛欲捶。耳聾目眩。欬欬連聲。不省人事。此木火內爍。刑及肺金之象。擬清木火爲要。

鮮生地　鮮石斛　連翹　羚羊角　川貝　黑梔　薄荷梗　花粉

服二劑。諸恙向安。然至今二十餘日。尚未完善也。

俞　婦產後欬嗽。寒少熱多。脈遲。胸痞。醫用小柴胡湯加杏仁前胡。不應。又易一醫。用紫苑杏仁橘紅桃仁三七丹參延胡。亦不應。而寒則全無。六脈仍然。舌迹稍紅。醫云。久欬不已。則三焦受之。況兼產後。陰血已傷。不得專於治嗽。遂擬大熟地老東參炒芎歸身淮藥茯苓棗杞子等味。欬愈甚。熱愈熾。脈加數。余見之。此必痰聚胸膈。痞滿是其明證。外臺十欬。三曰支飲。心下堅滿。宜作支飲治。

仙夏　鬱金　菖蒲　杏仁　茯苓　橘紅　瓜蔞仁　枳實　苡仁

服二劑。後越四日。又邀余。視其痰飲雖除。欬仍不已。舌色化燥。微有喘大便不潤。余以喻氏清燥救肺湯。至今連服七八劑矣。

祝婦經水適來。咳嗽。胸中痺痛。而厥。日夜十餘次。脉數大。且欲嘔。余以爲肝氣上逆。故胸痺。擬先開胸痺。

杏仁　薤白　蔞仁　枳實　黑梔　豆豉　鬱金　半夏　生姜

服二劑。厥復。而胸中痺痛。連及臍下。且脹滿。手按亦痛。經水雖來亦少。此必氣滯血不流行所致。

金鈴子　小茴　黑梔　淡豆豉　歸鬚　薤白　杏仁　鬱金　蔞仁

服一劑而吐蛔一條。又服一劑。蛔又吐出一條。服三劑。始覺安然。疾亦若失。始知此乃蛔厥也。余見不及此。今得中病。亦幸矣。

古籍選刊

周氏叢社

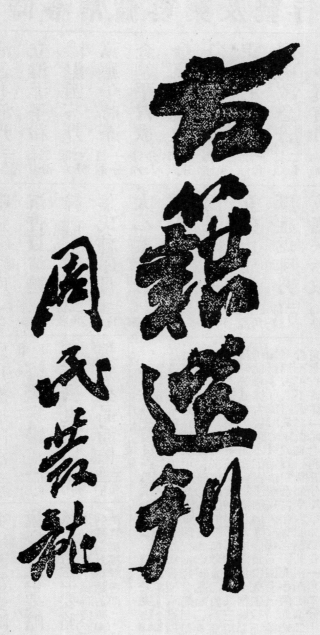

時令常備要藥及發行書目

消暑七液丹	每方二分四
立消疿子粉	每袋二分
滲濕四苓丹	每方二分
萬應午時茶	每方一分
查麯平胃散	每方分六
痧氣開關散	每瓶五分
急救雷公散	每瓶一角
霍亂定中酒	每瓶一角
回陽救急丹	每瓶二角
急痧眞寶丹	每瓶一角
瘧疾五神丹	每瓶一角
痢疾萬應散	每服四分
喉症保命藥庫	每具一元
沉香百消麯	每方四分
樟腦精酒	每瓶二角
葉氏神犀丹	每顆三角
太乙紫金丹	每顆二角四
犀珀紫寶丹	每顆六角四
開閉煉雄丹	每兩八角
立效止痛丸	每瓶三角
厥症返魂丹	每粒二角四
萬應保赤散	每瓶四分
金箔鎭心丹	每瓶三角
肝胃氣痛丸	每瓶二角

鴉片癮戒除法	二册三角
增訂醫醫病書	二册五角
痰症膏丸說明	一册一角
規定藥品商榷	上册三角
喉痧證治要略	一册六分
瘟疹證治要略	一册三角
秋瘟證治要略	一册一角

是書爲治今秋時疫之病源病理病狀診斷治療豫防各法皆屬經驗發明

潛齋醫學叢書十四種出版

是書係道咸年間王孟英先生之著述爲曹炳章君所搜藏復經曹君悉心斟校增以圈點付印行世茲將總目錄下○重慶堂隨筆○徐氏醫砭○言醫選評○霍亂論○女科輯要○願體醫話○柳洲醫話○潛齋簡效方○四科簡效方○古今醫案選○王氏醫案初編○又續編○又三編○歸硯錄等其內容無論審病辨症裁方用藥每多創闢新理然仍能根據古書而不泥古法隨機應變良由先生敏而好學讀書多而能融會貫通悟超象外故楊素園有云議論精透前無古人固是定評實爲吾當今有志研究中西醫藥學者皆不可不讀之書也　每部十六册精裝兩函定價二元五角七折實洋一元七角五分外埠加郵費一角二分半附增秋瘟治要略一册是書係治今秋時疫之經驗各治法亦由曹君炳章所編○徐君友丞作序刊行之

發行所紹興縣西橋南首

和濟藥局啟

紹興醫藥學報　第九卷第一號

重刊霍亂論摘要序

隨息居霍亂論。海昌王夢隱士雄譔。同治癸亥。江蘇上海一隅。時疫盛行。王君以法治之驗。遂有是作。陸九芝封翁。於癸甲間。治此病。嘗以石膏苓連清而愈之者。則暑濕溫熱之霍亂也。以凉水調膽礬吐而愈之者。則飽食塡塞之霍亂也。維時臨此病者。方競用丁附桂薑。封翁每與病家力爭得之。及見王君此論。因篇幅繁富。曾摘其論中要旨。幷闡其立方之義。余因此論之能活人。而尤於夏月爲切要也。爰珍存之雖非全豹。良法具在。用以備檢閱而已。是爲序。

中華民國七年冬月　吳縣張炳翔叔彭氏誌

按霍亂有屬濕者。有屬熱者。有傷冷中寒者。是書係治霍亂之因於熱及因於濕者。爲對症之正治法。若由於傷冷中寒而發者。即俗所謂吊脚痧是也。宜宗徐子默先生吊脚痧方論及余著瘟痧證治要略中各法。爲最妥。然寒熱虛實。其臨證時。務須悉心審認明確。而下藥不致有誤。切勿以此數方統治變化多端之霍亂。

且此證暴發變速。若初方寒熱誤認。必不救藥也。再此書由張君叔彭所藏。原刻於同治九年六月。版存蘇州元妙觀西漱藝齋陶升甫刻字店。在當時刊印贈送。迄今已數十年。原版散佚無存。爲此商請於張君。專鈔重刊。使前賢孤本。不致湮沒不傳。蒙張君不棄。郵我手校原本。炳章捧誦一週。讀九芝封翁摘論中闡明立方奥義。頗多精妙。深理因謀梓之心愈切。幸頁數無多。卽囑徒錄鈔。付刊本報之古籍選刊中。以廣流傳。爰記其得書刊印之緣起如此。以附於張君之序末。

中華民國八年一月十日　四明曹炳章燈下記

隨息居霍亂論摘要

海昌　王士雄夢隱原本
元和　陸懋修九芝摘鈔
吳縣　張炳翔叔彭校刊

原因證治總論

素問六元正紀大論曰、太陰所至爲中滿霍亂吐下。又曰、不遠熱則熱至。熱至則身熱吐下霍亂。又曰土鬱之發、民病嘔吐霍亂。靈樞經脉篇曰足太陰厥氣上逆則霍亂。蓋以春分後、秋分前、少陽相火、少陰君火、太陰濕土三氣合行其政。天之熱氣下、地之濕氣上、人在氣交之中、受其蒸淫之氣、由口鼻入、擾其中、揮霍撩亂而成斯症。其症上吐下瀉。一時並作。不可遽投湯藥。須用開關散。或臥龍丹搐鼻取嚏。得嚏卽鬆。甚者、宜用鹽湯以鵝羚探吐之。或以新汲水調六一散五六錢。得復吐再調前藥之半一二次。禁米飲一日。凡此病一見口渴。卽是伏熱。往往有恣飲井水而愈者。用藥宜黄芩湯、白虎湯、竹葉石膏湯、桂苓甘露飲、香薷飲、平胃散之類。若薏仁、木瓜、卽

霍亂論摘要　二

各用至五六錢不爲多。其涉虛者。霍香正氣、清暑益氣、兩方酌用。而不桃者。則六一散也。霍亂一症。雖有寒熱兩途。而熱者居其九。寒者居其一。（陸九芝封翁云。內經惟氣交變大論。六己年少宮運。歲土不及。民病飱泄霍亂。是爲寒中。然値己巳己亥年。相火在泉。民卽無病。則可見此症之屬寒者少矣）卽其人手足厥冷。六脉皆伏。或更氣短自汗。而察其吐出酸穢。瀉出臭惡。舌苔垢膩。小水黃赤。或吐出皆清水。而瀉出漂注如火。小水點滴淋漓。或竟全無者。甚至目彊臚陷。轉筋搐搦。皆是厥陰經熱深厥深之象。斷不可因其肢冷脉伏。而遂指爲陰寒。投以薑附。此時卽生薑葱薤。及五苓散中之桂枝。亦斷不可用也。蘇州金簠齋云。此症重者。立時脈伏。乃邪閉而氣道不宣。勿信庸工。遽認爲脈絕不救。按營虛氣奪。脈微欲絕者。復脈湯主之。氣散陽飛。脈微欲絕者。四逆湯主之。此爲虛症。若客邪深入。氣機痺塞。脈道不得流通。而按之不見者。爲伏脈。此爲寒症。與絕脈判若天淵。苟遇伏脈。而不亟與宣通疏洩。則脈由伏而眞絕矣。夫此爲邪閉而伏。彼爲元脫而絕。脫者誤開。陽亡而死。閉者誤補

報價表

新報	全年	半年	一月	代派或一人獨定十份者八折五十份七折郵票抑洋九扣算空函恕復
冊數	十二冊	六冊	一冊	
定價	一元	五角半	一角	
舊報	一至十三期	十四至十七期	十八至四十四期	四十五至六十八期
定價	五角	三角	八角	二元
郵費	中國	日本台灣	南洋各埠	
	加一成	加二成	加三成	

廣告價表

等第	地位	一期	六期	十二期
特等	底面全頁	八元	四十四元	八十元
上等	社論前全頁	六元	三十三元	六十元
普通	各襯紙全頁	四元	二十二元	四十元
注意	所稱全頁即中國式之一單面外國式之一配奇如登半頁照表減半算			

投函本社者注意

各處如有函件寄交本社務祈書明（紹城北海橋紹興醫藥學報社收）倘寫個人姓字郵局投遞不轉本社而無論銀洋書籍出入交涉均與本社無涉特此佈告

本社啓

本社出版醫藥書籍七十餘種皆世所罕見之孤本及名家未刊之精稿又代售各處社友手著最新醫書二十餘種定價皆廉因宗旨不爲謀利專爲流通也凡醫藥爲業者固宜爭先購閱以輸進學術於臨證治病大得裨益即普通人民購閱此種書籍稍備醫藥常識未病時得明保衛之法已病時勿爲醫藥所誤費小功宏較之購他種書籍其損益不待贅述印有書目奉送不取分文函索即寄

海內外藏書家鑒

中國醫書汗牛充棟各家藏刻流通者少致日久歸於湮沒此豈先人著作時所願料及耶本社竭力搜求凡藏有各種醫藥書籍者務祈開明書目卷數價銀等示知本社當出重資相求幷可代爲流傳發行

紹興醫藥學報社啓